Dhanwantari

Dhanwantari

UM GUIA COMPLETO
PARA UMA VIDA SAUDÁVEL
SEGUNDO A TRADIÇÃO AYURVÉDICA

Harish Johari

Com Prefácio do Dr. Michael Gerber,
Neuroendocrinologista e Psicofarmacologista

Tradução de Merle Scoss e Melania Scoss

EDITORA PENSAMENTO
São Paulo

Título do original: *Dhanwantari — A Complete Guide to the Ayurvedic Life*

Publicado originalmente nos EUA por Healing Arts Press, uma divisão da Inner Traditions International, Rochester, Vermont.

Publicado mediante acordo com a Inner Traditions International.

Este livro é uma obra de consulta e informação. Os remédios, abordagens e técnicas aqui descritos têm o objetivo de complementar — e não substituir — o tratamento ou os cuidados médicos. As informações aqui contidas não devem ser usadas para tratar uma doença séria, sem prévia consulta a um profissional de saúde qualificado.

O primeiro número à esquerda indica a edição, ou reedição, desta obra. A primeira dezena à direita indica o ano em que esta edição, ou reedição, foi publicada.

Edição	Ano
1-2-3-4-5-6-7-8-9-10-11	00-01-02-03-04-05-06

Direitos de tradução para a língua portuguesa
adquiridos com exclusividade pela
EDITORA PENSAMENTO LTDA.
Rua Dr. Mário Vicente, 374 — 04270-000 — São Paulo, SP
Fone: 272-1399 — Fax: 272-4770
E-mail: pensamento@cultrix.com.br
http://www.pensamento-cultrix.com.br
que se reserva a propriedade literária desta tradução.

Impresso em nossas oficinas gráficas.

Sumário

Prefácio do Dr. Michael Gerber 7
Apresentação 15
Introdução 19
Capítulo 1: Os Três Gunas 21
Capítulo 2: A Ciência da Respiração 30
Capítulo 3: A Glória do Despertar 39
Capítulo 4: Energizando o Corpo por meio da Massagem 52
Capítulo 5: Banho: Um Caminho para a Vitalidade 61
Capítulo 6: O Significado da Meditação 70
Capítulo 7: Dieta: Por que o Vegetarianismo? 90
Capítulo 8: Dieta: Rumo a uma Nova Compreensão 100
Capítulo 9: Dieta: Alimentos Específicos 118
Capítulo 10: Jejum: Reprogramando o Organismo 144
Capítulo 11: Notas sobre o Sono 171
Capítulo 12: A Necessidade de Exercícios 176
Capítulo 13: Remédios Caseiros 182
Capítulo 14: Por que as Jóias Ajudam a Saúde? 236
Capítulo 15: Sêmen, Drogas e Juventude 244
Capítulo 16: Conclusão 252

Prefácio

O segredo da boa saúde é saber lidar com o próprio corpo. As práticas de vida aqui apresentadas não são de natureza mística ou esotérica; pelo contrário, dizem respeito aos hábitos concretos da vida cotidiana que podem produzir uma melhora imensa na saúde mental e física. Os hábitos práticos e cotidianos tratados por Harish Johari neste livro incluem sugestões sobre: regularização dos hábitos intestinais, dieta, sono, meditação, ingestão de água, sexo, consumo de drogas, respiração, massagem, predominância das narinas e dos hemisférios cerebrais, influências dos planetas e da Lua, e mudanças cíclicas no nosso sistema endócrino. Neste livro, o leitor aprenderá a controlar essas variáveis do funcionamento humano que precisam ser reguladas a fim de alcançar uma vida equilibrada, feliz e produtiva.

Em 1966, juntamente com Shyam Bhatnagar,* o autor fundou a Satyam Shi-vam Sundaram, instituição que promove uma síntese do conhecimento oriental e ocidental, em que cada uma dessas culturas acrescenta seus próprios pontos fortes ao objetivo de conseguir uma maior compreensão do corpo e da vida. Dois anos mais tarde, Johari fez sua primeira viagem aos Estados Unidos e iniciou o ensino dos efeitos do som sobre a consciência para os psicólogos e terapeutas da New School of Social Research, na cidade de Nova York. Johari tem convivido e viajado com pessoas notáveis, tanto da Índia quanto dos Estados Unidos, ao longo desses anos e trocado idéias com muitos estudiosos e buscadores espirituais norte-americanos. Ao longo desse processo, pôde apreciar o bom coração e a receptividade do povo norte-americano, mas ao mesmo tempo descobriu que os norte-americanos, em geral, têm pouquíssimo conhecimento prático sobre a maneira de manter o corpo funcionando eficientemente. Durante essas viagens, ele também pôde coletar dados científicos produzidos pela tecnologia ocidental que confirmam a validade desses hábitos de vida ancestrais. Em 1972, ele retornou aos Estados Unidos e, com ajuda de Tariq Hamid — psicoterapeuta, sufi e

* Psicoterapeuta, aluno de Harish Johari e seu amigo de longa data.

cosmólogo interessado na síntese Oriente/Ocidente —, fundou o Tantra Research Institute* (TRI) em Oakland, Califórnia.

Na qualidade de médico, penso que o conhecimento desses hábitos de vida representa um imenso benefício no tratamento dos meus pacientes e também de mim mesmo. Esse conhecimento preenche a lacuna da minha formação médica ocidental, que não estava muito preocupada com esses aspectos práticos do cotidiano. Sem a menor dúvida, meus pacientes e amigos que sofrem de má saúde mental ou física curam-se mais depressa quando são incluídos em seu tratamento esses hábitos de vida que ajudam a preservar a energia. Essas informações dão a todas as pessoas as ferramentas para curar a grande maioria de seus problemas, sem recorrer a uma desnecessária terapia medicamentosa. Quando aplicada, essa rotina diária de atenção ao corpo, realizada em casa, é bem mais eficaz para manter a saúde (especialmente a saúde mental) do que o tratamento clínico esporádico. Nosso sistema médico alopático ocidental somente atende a doença mental e física já presente no paciente. Mas a maioria das doenças é causada por maus hábitos de vida, pela ausência de uma dieta sob medida para cada indivíduo e pelo consumo imprudente de drogas ao longo dos anos. Já que esses hábitos de vida são responsáveis pela criação da doença, é lógico que eles precisam ser tratados durante a terapia se quisermos uma cura duradoura do corpo ou da psique. Nesses assuntos de importância prática cotidiana, os hindus e yogues possuem um conhecimento bem mais sofisticado do corpo e seu sistema controlador do que nós.

O primeiro problema que vejo em fazer meus pacientes adotar esses hábitos é que eles não compreendem como é bom se sentir normal. O hiperestimulante estilo de vida ocidental — com pesada ingestão de carne, consumo de álcool e café, desprezo dos ritmos diários do corpo, excesso de comida, sem prece nem meditação, constipação, sexo rápido e demasiado freqüente, e um viver acelerado e estressante — está produzindo um cidadão com forte tendência para a doença, sem objetivos que valham a pena e sem exemplos de qualidade humana aos quais aspirar. Esse estado de coisas, na verdade, é normal para muitos norte-americanos; mas é bem diferente da definição hindu de normalidade. Nestes, o estado normal de ser ocorre quando a pessoa se sente leve, enérgica, calma e inspirada para fazer o seu trabalho cotidiano. Imaginar a vida nesse tipo de estado "normal" é difícil para os norte-americanos, que hoje vivem num estado de *stress* crônico, fadiga, rai-

* *Tantra* provém de "Tanuvistare", espalhar, distribuir. Refere-se, especificamente, à distribuição da energia pelo sistema orgânico humano.

va e insegurança. Nesse estado "normal" hindu, facilmente alcançável por qualquer pessoa, experimenta-se uma constante alegria de viver, uma sensação de clareza e receptividade, com muito maior energia disponível para o trabalho e para os projetos criativos. A diferença é realmente extraordinária.

Em muitas áreas da pesquisa científica no Ocidente (incluindo a minha área de pesquisa em neuroendocrinologia e psicofarmacologia), esse antigo conhecimento sânscrito está provando ser compatível com as descobertas da pesquisa médica contemporânea. Por exemplo, a existência da glândula pineal e sua relação funcional com a luz foram claramente estabelecidas por pesquisas realizadas no Ocidente. A glândula pineal foi, há muito tempo, identificada pelos yogues da Índia como sendo o sexto chakra, chamado *ajna chakra* ou "terceiro olho". Eles descobriram que a pineal é um potente modificador do comportamento, capaz de desacelerar o organismo e equilibrar a atividade dos dois hemisférios do cérebro. A pesquisa neuroendócrina (hormônio cerebral) demonstrou que o hormônio melatonina, produzido somente pela glândula pineal, é estimulado pela escuridão e por determinados neuroquímicos e drogas. A melatonina age através de um complexo caminho químico que diminui no cérebro os níveis de seis (ou sete) hormônios pituitários e literalmente desacelera o corpo em termos hormonais. A melatonina está relacionada com o sexo e o desenvolvimento sexual, com os níveis do hormônio do crescimento, com os níveis do hormônio tireóideo, com os níveis do hormônio supra-renal e com vários ciclos diurnos do corpo. Esse conhecimento, descoberto no Ocidente, em tempos relativamente recentes vem sendo usado praticamente como um sistema de controle do corpo pelos yogues da Índia já há milhares de anos. O corpo pineal tem desempenhado um papel importante na psiquiatria e medicina ocidentais, à medida que se desenvolve uma nova compreensão das funções da melatonina e dos efeitos dos níveis de manipulação.

Outra importante contribuição do trabalho de Johari é o recente reconhecimento por estudos médicos das extraordinárias semelhanças entre o conhecimento yogue e a pesquisa médica que estuda os sistemas linfáticos.* Os hindus têm usado a massagem e a manipulação dos pontos de pressão há séculos, tratando pontos específicos nas cadeias linfáticas e nodos linfáticos, sem conhecimento da real existência física deles. Somente em anos recentes

* A linfa é um fluido transparente, que circula em vasos próprios e carrega grandes moléculas e bactérias até as estações locais de limpeza linfática (nodos linfáticos) e contém produtos químicos essenciais ao corpo e grande número de glóbulos brancos.

a moderna linfoangiografia (técnicas de pigmentação e raios X) demonstrou a localização exata dessas minúsculas estruturas no corpo. Surpreendentemente, um mapa dos antigos pontos de pressão hindus é quase idêntico a um mapa do sistema linfático, conforme identificado pela moderna linfoangiografia.

Além da glândula pineal e da linfa, a natureza do nosso cérebro bipartido (hemisférios gêmeos) recentemente atraiu a atenção de muitos pesquisadores médicos. Ornstein e outros descobriram que o hemisfério esquerdo ocupa-se mais com as atividades verbais e intelectuais, enquanto o hemisfério direito tem maior capacidade de lidar com o trabalho visual e criativo. Há séculos a ciência da *swar* yoga aplica esse conhecimento dos hemisférios cerebrais e chegou a determinar as funções específicas de cada hemisfério.

Esses yogues também observaram uma relação entre os hemisférios e o funcionamento das narinas. Pela experimentação, descobriram que somente uma narina funciona de cada vez e que, sem intervenção, elas trocam em média a cada hora. Para mudar de narina mecanicamente, tudo que precisamos fazer é deitar de lado, colocar um travesseiro sob o tórax e a axila, deixando o muco do nariz descer durante alguns minutos e abrir a narina que está para cima. Eles descobriram que a narina direita aberta faz o hemisfério esquerdo predominar, e vice-versa. Desse modo, controlando a narina que está aberta, pode-se regular os hemisférios cerebrais.

Eu considero que o controle das narinas tornou-se uma valiosa bênção na minha vida. O prazer relacionado com o comer (narina direita), defecar (direita), banhar-se (direita), fazer sexo (direita no homem e esquerda na mulher), beber (esquerda) e urinar (esquerda) é acentuadamente ampliado pelo controle da narina adequada. A coordenação apropriada entre as narinas (hemisférios) e as funções vitais economiza nossa energia e nos permite entrar em harmonia com essas atividades cotidianas. Depois de praticar algum tempo o controle das narinas, isso se torna tão básico que você se interroga como sobreviveu sem esse conhecimento. Necessitamos dessa informação sobre o controle do cérebro por meio das narinas para assegurar um melhor prazer sexual, a digestão adequada e a eliminação prazerosa.

Há muito tempo, os yogues hindus defendem a crença de que, no corpo humano, a sede da sabedoria reside no estômago. Além disso, eles seguem uma dieta vegetariana, acreditando que a sede da sabedoria não deve ser hiperestimulada por alimentos como a carne. Estudos mostraram que uma dieta rica em proteínas diminui os níveis de serotonina (baixos níveis de serotonina são encontrados em pessoas deprimidas) e, por outro lado, uma dieta rica em carboidratos (dieta vegetariana) aumenta a serotonina. Isso demonstra a ligação entre a dieta e a saúde mental, constituindo mais uma evidência a favor do vegetarianismo. Falando em termos práticos, à medida que a pessoa começa a eliminar a carne de sua dieta, ela se sente mais enérgica, menos nervosa e menos pressionada. Além disso, ela deixa de precisar de desodorantes (um banho diário de imersão ou chuveiro deve bastar) e descobre que o cheiro de suas fezes torna-se bem menos desagradável.

Quanto ao sexo, é importante notar que a prática dos hábitos de vida descritos neste livro amplia acentuadamente o poder e o controle sexuais. Os Estados Unidos, que glorificam a juventude e o sexo, descobrirão um novo nível de sofisticação e satisfação nos relacionamentos homem/mulher se seguirem esses hábitos de vida. As práticas sexuais tântricas, em especial, exigem esse tipo de normalidade e essa pureza corporal para o alcance de elevadas e prolongadas experiências sexuais.

Para os norte-americanos, em geral, a discussão dos hábitos intestinais e das fezes é um tabu cultural. A ignorância sobre o processo de eliminação, daí resultante, produziu uma das áreas de saúde mais dominada pela ingenuidade. A eliminação diária apropriada é uma necessidade vital para a saúde mental de todas as pessoas que vivem neste planeta. A autodiagnose por intermédio da observação da forma e cor das fezes é um conhecimento simples e útil para todo mundo. O maior problema de eliminação dos norte-americanos é a constipação e a defecação protelada. Por exemplo, é comum tratarmos pacientes cujos movimentos peristálticos do intestino ocorrem somente a cada dois ou três dias. Os médicos dessas pessoas lhes dizem que esse padrão intestinal está dentro da faixa normal e, ao mesmo tempo, tratam as enfermidades neuróticas, a ansiedade e a depressão delas com tranqüilizantes, antidepressivos e sugestões dietéticas inconsistentes. O problema básico da constipação e de seu alívio não recebem um tratamento sério dentro do nosso sistema de saúde. Portanto, não é de admirar que tantos norte-americanos sejam tão "enfezados", para usar a expressão coloquial.

Há muitos estudos propondo explicações para essa associação entre constipação e má saúde mental. Um deles provém de investigadores japoneses que encontraram o alucinógeno químico dimetiltriptamina (DMT) na urina de esquizofrênicos. As evidências sugerem que essa substância química anormal se concentra em indivíduos geneticamente suscetíveis depois que grandes quantidades de triptamina (aminoácido aparentado com o DMT) são produzidas por bactérias no cólon, quando o indivíduo está constipado e não consegue eliminar as bactérias. Falando em termos práticos, o quadro clínico de esquizofrênicos em fase aguda (que apresentam um quadro sério de constipação e geralmente passam três ou quatro semanas sem o intestino funcionar) apresenta grande melhora no momento em que eles conseguem defecar; e tende a decair quando seu intestino deixa de funcionar diariamente. Um excesso de funcionamento diário dos intestinos também é nocivo, porque a produção fecal excessiva é causada por uma hiperatividade anormal do aparelho gastrintestinal, indicando nervosismo e má digestão.

Entre os hábitos cotidianos de vida descritos neste livro, talvez o mais significativo seja o ciclo do amanhecer. Este livro explica como extrair benefícios da energia disponível ao nascer do sol.

O aumento de energia e vitalidade que acompanham o ato de acordar cedo é rapidamente perceptível. Acordar antes do amanhecer torna-se o ponto alto do dia quando a pessoa aprende a sintonizar-se, em corpo e mente, com os poderosos eventos elétricos e químicos que ocorrem ao nascer do sol. Acordar cedo torna a pessoa calma, centrada, enérgica e lúcida. As diferenças no humor e na vitalidade são surpreendentes.

A divulgação desses hábitos cotidianos e dos remédios caseiros é bastante oportuna para os norte-americanos. Há, nos Estados Unidos, uma crescente percepção de que a responsabilidade pela boa saúde está no indivíduo e em seus hábitos e dietas, não nos médicos ou nos medicamentos. O primeiro desafio para o norte-americano é aprender a desacelerar seu ritmo e se tornar sensível em relação ao seu corpo.

Também é interessante notar o elo entre esses hábitos saudáveis e aqueles dos nossos ancestrais. Livros notáveis, como *Back to Eden*, de Jethro Kloss e *Family Physician*, de Gunn, ofereciam conhecimentos médicos práticos baseados em nossa própria herança de medicina popular. Há uma surpreendente semelhança entre os hábitos diários e sugestões dietéticas encontrados nessas obras e os apresentados neste livro.

À medida que o seu trabalho fizer progressos no seu próprio corpo, você verá o poder e as implicações vitais que se desenvolvem a partir desse conhecimento. No início, não se sinta desencorajado nem pense que seu corpo está deteriorado demais para você pôr em prática esses hábitos. Eles funcionam para todas as pessoas e aumentarão sua energia já no primeiro dia. Use todo o material que lhe for possível. Este não é um livro "ou tudo ou nada". Os efeitos são cumulativos. Seja paciente consigo mesmo. Leva algum tempo para mudar esses hábitos elementares de vida e, à medida que começamos a aumentar nossa percepção, torna-se claro que não há nada mais importante na vida do que a atenção diária ao nosso próprio corpo.

É de extrema importância o fato de que a grande maioria desses princípios já encontra apoio em dados científicos. Na busca da verdade, essa síntese Oriente-Ocidente de conhecimentos sobre a saúde continuará a ser submetida ao escrutínio científico, para que as técnicas mais eficazes das duas culturas possam ser usadas na prevenção de nosso singular espectro norte-americano de doenças mentais e físicas. O objetivo de Harish Johari, ao iniciar essa síntese, é o de oferecer informações básicas suficientes aos norte-americanos que desejam aperfeiçoar o corpo e a mente, e assim assegurarem a boa saúde e tornarem possível uma grande amplitude de experiências de vida.

Dr. Michael Gerber
Palo Alto, Califórnia

Apresentação

Desde tempos imemoriais a humanidade vem participando do jogo da vida e inventando inúmeras regras e métodos para esse jogo, cujo objetivo é viver com inspiração e ser capaz de suprimir voluntariamente as distrações. No mundo de hoje, esse objetivo tornou-se mais difícil do que nunca, porque nossa mente se transformou num possesso macaco embriagado, ou mesmo numa mosca que vai zumbindo cegamente e pousando em tudo, seja ou não necessário. Na vida cotidiana, a mente encontra um excesso de sinais, um excesso de sensações. A mídia tornou-se um veículo de lavagem cerebral. A vida está andando depressa demais e a humanidade está demasiadamente fora de equilíbrio.

Lembro-me da história do habitante de uma aldeia remota que visitou uma cidade moderna. Quando voltou para casa, os aldeões sentaram-se ao seu redor e lhe perguntaram o que estava acontecendo na cidade. "Deve estar deserta agora", disse o homem, "porque, quando eu estava lá, todo mundo parecia estar correndo para fugir de algum grande perigo."

O problema com a vida moderna é que todo mundo está correndo, mas a cidade se enche em vez de se esvaziar. As pessoas correm, mas não vão a parte alguma. Já que a mídia e outros aspectos da vida moderna nos ensinaram a buscar satisfação, sucesso e emoção fora de nós mesmos, paramos de olhar para dentro. A ciência e a tecnologia nos ofereceram maior conforto material, porém perdemos a capacidade de apreciar o divino. Os cientistas manipulam genes, realizam experimentos com clonagem e fazem outras coisas que pervertem ainda mais o equilíbrio entre humanidade e natureza. A avidez e a competição crescentes, juntamente com os desejos gerados pela mídia, tornam-nos estressados e solitários.

Haverá um fim para esses problemas, ou estamos desamparados?

Estaremos desamparados enquanto permanecermos à mercê da embriagada mente de macaco, pulando de galho em galho na árvore dos desejos. Portanto, aquietar a mente e compreender a diferença entre necessidades e desejos é nossa primeira tarefa. Autoconfiança, fraternidade universal e contentamento são as três pedras fundamentais sobre as quais podemos construir uma nova estrutura de vida que irá fortalecer nossa vontade e domesticar a mente-macaco. Podemos ser seletivos e parar de nos agitar nas ondas da dúvida. Devemos satisfazer os desejos necessários, mas permanecendo conscientes para não gastarmos energia desnecessária nem nos exaurirmos. Devemos compreender nossas limitações psicofísicas e parar de viver em nossas fantasias, pois elas são um produto da mente sem restrições, sem treinamento e sem cultura.

Uma vez que, ao nos tornar humanos, entramos no drama da vida, precisamos seguir todas as leis que governam o organismo humano. O Sol, a Lua e todos os planetas — incluindo a Terra — estão inter-relacionados e não podemos nos separar de suas forças, que são como fios invisíveis. Não temos outra escolha senão agir como marionetes, já que estamos cercados por essas forças.

Certa vez, um buscador visitou um santo em sua morada na floresta. Perguntou ao santo: "Em que medida um homem é livre?"

O santo sorriu e pediu ao homem para ficar de pé. O homem ficou.

"Levante um braço", disse o santo, e o homem obedeceu.

"Levante o outro braço", disse o santo. O homem levantou o outro braço.

"Bom", disse o santo. "Agora levante um pé do chão." O homem levantou um pé.

"Agora", disse o santo, "levante do chão o outro pé."

"Mas eu não posso", disse o homem.

"Esta é a resposta para sua pergunta, meu filho", disse o santo. "O homem é livre até certo ponto, mas precisa sempre manter um pé no chão. Quando nos desapegamos de todas as forças que agem ao nosso redor e dentro de nós, alcançamos então o ponto zero e surge a verdadeira liberdade."

Em algumas áreas, a humanidade alcançou esse ponto zero. Nossos astronautas são rotineiramente lançados ao espaço, não mais presos às leis da gravidade graças à força do conhecimento. O conhecimento foi a chave para transcendermos as leis da gravidade, e o conhecimento é também a chave para escaparmos da armadilha do corpo-mente. O conhecimento é a informação acrescida da experiência. A informação pode ser comprada, mas o conhecimento precisa ser encontrado no nosso próprio tabuleiro da vida. Este é o propósito de *Dhanwantari*: oferecer-lhe informações para você viver segundo as leis naturais que permitirão que seu próprio conhecimento cresça.

Se queremos viver em paz e harmonia, devemos prestar atenção a essas leis naturais, acalmar-nos e retornar à nossa essência. Nosso corpo precisa do nosso consentimento para prestar atenção aos ritmos naturais. Devemos compreender a importância do amanhecer e do anoitecer. Precisamos deixar que nossa ênfase se transfira daquilo que queremos fazer para aquilo que é necessário ser feito no momento, no dia e na estação do ano. Não somos independentes, somos *interdependentes*. Dependemos da natureza.

Dhanwantari lança luz sobre o funcionamento apropriado do corpo, fornecendo informações básicas sobre alimentação, sono e sexo — os três pilares do templo humano. Este livro também explica como conseguimos manter nosso corpo e nossa mente em boa forma quando nos levantamos da cama antes do amanhecer e seguimos as práticas diárias de banho, massagem e meditação. Ele conecta a vida a tudo que é útil e que poderia ser usado para criar equilíbrio interior e exterior, paz e harmonia.

Antes da Era Industrial, o ser humano tinha muito maior facilidade em criar paz e harmonia duradouras. Mas, nos dias de hoje, estamos acorrentados a uma permanente roda dos desejos, que puxa nosso corpo de todos os lados e ameaça nos fazer em pedaços. Precisamos romper essas correntes e nos salvar da tensão e do *stress* indesejáveis.

Os antigos videntes tratavam o problema do *stress* favorecendo uma vida organizada e sistemática, com uma plena percepção consciente do corpo, da mente e do espírito. O corpo e a mente são as ferramentas da consciência — o espírito. Um bom trabalhador não luta contra suas ferramentas; ele as mantém em forma para que possam ser usadas com o menor desperdício possível de energia. Também o corpo, se não for mantido em forma, irá distrair a mente.

A mente pode ser programada, desprogramada e reprogramada. Precisamos programar nossa mente para que ela seja amistosa com toda a vida existente; conseguimos isso ao nos elevar acima dos ganhos e conquistas pessoais, e usar todo nosso ser em prol da felicidade universal. A verdadeira felicidade não é possível se alguém à nossa volta está infeliz; assim, se queremos viver felizes, precisamos tornar felizes aqueles que nos cercam. Se nossas ações são corretas e benéficas aos outros, recebemos um bom retorno, o que, por sua vez, torna-nos felizes e nos inspira a continuar a agir no interesse dos outros.

Um dos Upanishads diz: "Tudo o que existe neste Universo é para ti. Usa-o de acordo com a tua necessidade, deixando o suficiente para os outros." Não há nenhum benefício na acumulação, a qual é buscada devido à insegurança quanto ao futuro. Se temos fé de que teremos o que precisamos, então a acumulação pode ser evitada e todos terão o que precisam.

Fé é a palavra-chave para vivermos uma vida feliz. São as nossas expectativas que criam problemas. Se obtemos o que esperamos, então estamos satisfeitos; se não obtemos, tornamo-nos insatisfeitos. Nossas expectativas nos fazem dar saltos como uma bola. Se abandonamos as expectativas e lidamos com nossos karmas segundo a necessidade do momento, então lidaremos com nossos karmas de modo mais eficiente e o medo do fracasso — bem como a alegria pelo sucesso — não irá mais nos governar. Não deixemos que o sucesso seja a nossa meta. O fracasso é tão real quanto o sucesso; e tão instrutivo. Vamos agir segundo aquilo que o momento necessita, e não segundo aquilo que nos trará benefícios. O que beneficia a todos, também nos beneficiará.

Introdução

Este é um livro para aquelas pessoas que estão buscando um conjunto de princípios — lógicos, científicos e testados na prática — para a vida cotidiana. É um livro sobre o despertar de manhã, a limpeza, a alimentação, a bebida, a massagem, o sexo e os remédios caseiros.

É um livro sobre o viver correto, sobre a sincronização do organismo da pessoa com os ciclos do cosmos que o fizeram nascer. É um livro sobre tornar-se normal.

Há capítulos sobre meditação, exercícios e ciclos da respiração — pois todas essas práticas oferecem meios de sintonizar o organismo num período de tempo mais curto. Mas este não é um livro que ensina alguém a "elevar-se". É um livro sobre o "adequar-se". Quanto mais alto uma pessoa sobe, mais baixo ela irá descer. Essa é uma lei fundamental do Universo, facilmente observável a partir da experiência prática da vida.

Este é um livro sobre técnicas de centramento; sobre a estabilização da nossa energia; sobre a criação de um espaço dentro do nosso ser, ao qual podemos retornar sempre que desejarmos. A pessoa que tem um centro dentro de si consegue olhar com desapego a face eternamente mutável do mundo ilusório. E ela até mesmo pode começar a rir.

Este livro se baseia na minha própria experiência cultural e nas imemoriais tradições da Índia. Nas páginas a seguir, você encontrará práticas da yoga, da medicina *ayurvédica* (um sistema que tem suas origens a milhares de anos antes de Cristo), do antigo sistema *yunani* dos gregos e muçulmanos, e das antiqüíssimas culturas tribais que habitam as planícies, desertos e montanhas do subcontinente indiano.

Mas a validade dessas práticas não se limita aos hindus. Não há nada nestas páginas que não tenha sido tentado com sucesso por — e em — pessoas nascidas e criadas nos Estados Unidos. A verdade, para ser digna de seu nome, deve ser universal.

A maior parte deste livro provém diretamente de conhecimentos ditados a um jovem hindu, Vinod Agarwal, e a um jovem norte-americano, Dick Brenneman (que também compilou esses conhecimentos na forma atual). Eles, junto com muitas outras pessoas, implementaram essas práticas em suas próprias vidas e as consideraram valiosas.

Estou particularmente grato aos psicólogos, fisiólogos e pesquisadores dos Estados Unidos por seu imenso trabalho no desenvolvimento e utilização da tecnologia necessária para detectar e acompanhar o funcionamento do organismo humano. Suas descobertas são admiráveis e, para o pensador nascido no Oriente, são uma experiência prodigiosa.

Minha visita aos Estados Unidos aumentou meu respeito e admiração por minha própria cultura, que converteu em religião os mistérios da atividade da química do corpo e a lei da polaridade e do ritmo. Hoje, a ciência ocidental está divulgando esses mesmos conhecimentos, por meio de seus próprios caminhos e abordagens.

Não há nenhum conflito entre o conhecimento antigo e o moderno. Isso tornou-se cada vez mais claro para mim durante a minha visita aos Estados Unidos. As únicas diferenças reais são as de linguagem, não as de fato.

A humanidade moderna, na jornada da vida, precisa fazer pleno uso de todas as ferramentas que existem, aproximando todos os povos e todas as culturas desde a aurora da criação, por intermédio dos mais recentes refinamentos do presente. A humanidade não pode se alienar da verdade, onde quer que ela exista — seja nos laboratórios, universidades ou culturas tribais, seja nas lições e provérbios populares que aprendemos no colo de nossas avós.

Este é um livro prático, destinado ao uso na vida cotidiana. Espero que ele possa ajudar você a trazer mais alegria à sua própria vida, como já fez com muitas pessoas.

CAPÍTULO 1

Os Três Gunas

Tudo o que existe faz parte do vasto e universal jogo da energia cósmica. Não há nada que tenha existência independente, pois é possível demonstrarmos que cada "coisa" tem elos diretos com as outras "coisas". Independência e individualidade são mitos de origem humana. O ser humano não consegue viver sem o ar. O ar existe porque a massa planetária da Terra e sua velocidade rotacional (bem como uma infinidade de outros fatores) lhe permitem envolver-se num manto de gases. E a própria Terra existe graças ao Sol, o qual, por sua vez, existe como parte da galáxia. A galáxia existe como parte do macrocosmo.

Nesse ponto, a ciência ocidental entra no domínio da astrofísica e da cosmogonia teóricas. O mito da individualidade humana é refutado pela evidência científica, mas a natureza desse Universo, do qual a humanidade faz parte, permanece um mistério intangível e fascinante.

Na Índia, porém, há milhares de anos cada pessoa tem percebido seu papel individual como agente interdependente dentro de um drama macrocósmico. O papel da humanidade é interpretado como uma manifestação da mesma força primordial que fez surgir os sóis e as galáxias. A humanidade é vista sob a luz de uma cosmologia e de uma ontologia (a ciência do ser enquanto ser) complexas e significativas. Parece bem mais do que mera coincidência o fato de essa antiqüíssima cosmologia estar sendo cada vez mais confirmada pelos sucessivos refinamentos do conhecimento contemporâneo das ciências materiais.

É essa cosmologia que está subjacente a toda a ciência clássica hindu, incluindo a ciência da vida cotidiana.

A maioria das visões hindus da realidade pode ser compreendida em termos ocidentais. Mas não existem termos paralelos para as forças que agem no âmago da criação, a tríade que existe no cerne de cada fenômeno. Essas forças que tudo permeiam são os três *gunas*, chamados de *tamas* (inércia), *rajas* (atividade) e *sattva* (essência).

Toda manifestação surge de uma origem comum, *prakriti*. Essa fonte primordial dos seres pode ser comparada a uma árvore invertida, cujas raízes estão para cima e o tronco e ramos, para baixo. A parte da árvore que está oculta da percepção sensorial humana é a parte da raiz, *mool-prakriti* (*mool* = raiz). É dessa raiz que surge toda a criação.

Mool-prakriti, a existência primária, é o estado de completo equilíbrio. Prakriti não tem gênero, nem identificação, nem forma — não tem qualquer qualificação em sua natureza. Nele, a natureza é indiferenciada, está além de todas as percepções sensoriais humanas.

Nesse estágio de unidade indiferenciada, a existência assume apenas suas freqüências mais puras e mais elevadas. Tudo, nesse estágio, é sattva, essência.

Em conseqüência desse estado de totalidade, sattva continuamente gera espaço a partir de si mesmo. E essa geração de espaço é o primeiro passo do ciclo de criação. Durante um tempo, o espaço jorra livremente, como água fluindo livre para o oceano. Mas quando a manifestação se inicia, o impulso é inexoravelmente descendente. À medida que as correntes de espaço são geradas, um bloqueio em seu fluxo se desenvolve à medida que uma corrente revoluteia sobre si mesma. Esse bloqueio, essa obstrução no fluxo do espaço, é tamas.

É tamas a causa primeira da criação porque, sem obstrução, as freqüências *sáttvicas* nunca começariam a descida do sutil ao denso.

A presença de tamas quebra a uniformidade do fluxo de espaço, formando um circuito independente. Esse novo circuito, um sistema fechado formado a partir das freqüências de prakriti raiz, é chamado "ovo dourado" (*hiranya garbha*, em sânscrito).

Enquanto prakriti está inerte, imóvel, nada existe a não ser sattva puro. Mas a geração do espaço cria movimento, atividade. Está na natureza da criação que, começado o jogo da ação, a energia flua inevitavelmente de cima para baixo, do sutil para o denso. Uma vez começada a ação, correntes de energia se formam. E, com a passagem do tempo, é inevitável que uma corrente obstrua a passagem de outra — formando um revoluteio, uma pequena ondulação no curso da evolução.

Por si mesmos, os gunas são imperceptíveis — ou melhor, estão além da percepção. Somente os efeitos de sua ação podem ser vistos.

É exatamente o que acontece com uma pessoa. Tente *ver* uma pessoa. Tudo o que o olho consegue perceber não é a *pessoa*. O corpo que é visto passa por contínuas mudanças à medida que vai evoluindo, amadurecendo e decaindo. As células estão continuamente morrendo e sendo substituídas por novas. Todos os tecidos com os quais a vida começou morrem antes dos 12 anos de idade. Na verdade, temos um corpo novo a cada doze anos. Contudo, há um duradouro senso do "eu" que nunca muda, que permanece além da natureza mutável da forma. É esse "eu" que constitui a essência de uma pessoa — e esse "eu" nunca é visto.

Do mesmo modo, tente *ouvir* uma pessoa. O que se ouve não é a pessoa, mas um código de sinais elétricos dentro do próprio cérebro do ouvinte, causado pela vibração de moléculas de ar que atingem seu tímpano. Por outro lado, o som interno da pessoa, seu próprio ciclo rítmico, existe além das mudanças dos sons externos produzidos por ela. Esse som não pode ser ouvido pelos outros.

E tampouco conseguimos sentir o cheiro de outra pessoa; sentimos somente o cheiro das substâncias químicas que estão sendo exaladas pelo seu corpo — substâncias químicas que têm sua fonte em alimentos, bebidas e compostos. Da mesma maneira, não conhecemos o paladar de outra pessoa, nem conseguimos conhecer o seu tato.

O que experimentamos das outras pessoas é o *efeito*, a manifestação densa de seus seres. Mas a natureza real não pode ser percebida por meio dos sentidos.

Tudo o que experimentamos de outra pessoa é apenas o efeito exterior de um processo causal interior que está acontecendo nela. Assim, também a forma real dos gunas não pode ser conhecida por meio dos sentidos. Tudo o que pode ser conhecido é o efeito de suas inter-relações, sua *maya*.

Gelo, líquido e vapor constituem três manifestações de uma mesma substância essencial, a água. No estado líquido, a essência da água é capaz de fluir livremente dentro dos limites ditados pela forma do recipiente. No estado de gelo, essa mesma essência perde toda mobilidade e se torna confinada a uma forma e a uma posição. No estado de vapor, a essência está mais próxima da sua verdadeira natureza, pois agora preenche qualquer ambiente em que esteja e abre caminho em todos os espaços, todos os recessos e cantos.

A água, em seu estado líquido, é a forma *rajásica* da essência, o estágio de transição entre gelo e vapor, e entre vapor e gelo. Para tornar-se vapor, o gelo precisa primeiro tornar-se água; e para tornar-se gelo, o vapor precisa primeiro tornar-se água. O gelo, portanto, é a forma *tamásica* da essência, a forma mais delimitada pelo tempo e pelo espaço, e a forma na qual o movimento das partículas individuais praticamente cessou. Por fim, o vapor é a forma *sáttvica* da essência, pois ele escapa dos limites da gravidade e da forma e se dispersa no espaço.

Se, nessa jornada, o sutil encontra o conhecimento, esse conhecimento dissipa imediatamente a ignorância que se originou no apego; e o ser se une imediatamente à sua verdadeira natureza, que é pura luz.

A ignorância é o caminho da evolução. A evolução flui nas trevas da ignorância e, nessa ignorância, o ilimitado torna-se limitado, pensando ser ele próprio um corpo limitado.

Essa é a estrutura da árvore de prakriti. Das raízes invisíveis surge o sentimento de individualidade, o ego. O ego, por sua vez, cria os cinco elementos sensoriais com os quais criará o mundo dos nomes e das formas. Depois surge a mente e, com ela, os cinco órgãos sensoriais e os cinco órgãos motores. Por fim, o próprio corpo físico. O fruto da árvore de prakriti é o nascimento, a maturação e o desfrute; o sabor do fruto é o prazer e a dor. De sattva puro, a consciência se tornou ativa (rajas) e encontrou-se impelida para baixo até a limitação (tamas) da forma individual.

A consciência tornou-se delimitada pela forma e, enquanto enredada em seu próprio jogo, precisa obedecer às leis e princípios que governam o reino dos nomes e das formas. Os três gunas e os cinco elementos (espaço, ar, fogo, água e terra) constituem o *ashtadha prakriti*, a natureza óctupla da realidade manifesta. Tudo o que existe no mundo dos sentidos não passa de um jogo dos elementos, dirigido pela sempre mutável interação dos gunas e vivido pela Consciência Una (o *self*, o si-mesmo).

Os gunas podem ser vistos como três fios coloridos que formam uma trança. Às vezes uma cor é aparentemente mais dominante, às vezes outra, às vezes ainda outra. Mas, observando a trança inteira, vemos que essa dominância é uma ilusão: todas as três estão sempre presentes, só que às vezes uma oculta a outra dos nossos olhos. Elas não são três entidades distintas, mas três formas de uma mesma existência. Os gunas não perturbam uns aos outros, nem se contradizem. E nem colocam obstáculos no caminho uns dos outros. Um ajuda o outro a evoluir. Eles agem juntos, em coerência mútua, e estão presentes em todas as coisas, em proporções variadas.

A esfera de ação e o poder dos gunas

Sattva é capaz de produzir luz. É na luz de sattva que vemos os nossos sonhos. A luz vista no estado onírico é a luz de sattva. Os olhos e todos os outros órgãos sensoriais estão fechados, porém a escuridão não governa os sonhos. Por essa razão, sattva está ligado ao hormônio melatonina, produzido pela glândula pineal. Sendo capaz de produzir luz, sattva remove a confusão ao proporcionar uma clara perspectiva.

Rajas tem o poder de dar energia. Este guna motiva e inspira a pessoa a trabalhar. Sua natureza é a dor, pois a dor só surge a partir da atividade.

Tamas pára. Este guna é a fonte da resistência, dos obstáculos e das obstruções.

A função dos gunas

Os gunas tentam dominar uns aos outros sucessivamente. Está bem claro que um guna domina num momento, enquanto outro assume o comando mais tarde.

Quando sattva domina, rajas e tamas são impelidos para o fundo da cena. Nesse momento, desaparecem todos os sentimentos de inspiração para realizar alguma ação, bem como o apego. Desaparece toda a inspiração para o trabalho, toda a ignorância. Não há nada para fazer, nenhum lugar para ir, nenhum trabalho ao qual se atirar, nenhuma vontade de comer, nenhuma vontade de dormir, nenhuma confusão. Tudo o que permanece é luz e bem-aventurança — as quais, por sua vez, criam mais luz, maior paz e maior tranqüilidade.

Quando rajas domina, ele impele sattva e tamas para o fundo da cena. Há então um grande ímpeto de energia e um imenso desejo de realizar trabalho, projetos e atividades. A ação é o modo dominante.

Quando tamas domina, rajas e sattva são impelidos para os bastidores. Nesse momento, a pessoa sente preguiça e apego. Ela não se incomoda de ir a algum lugar, mas preferiria permanecer onde está.

A INTERAÇÃO DOS GUNAS

Todos os três gunas dependem uns dos outros e se ajudam mutuamente no processo de evolução e no processo de autodesenvolvimento, à medida que o denso retorna em direção ao sutil.

No processo de se revelarem reciprocamente, um guna serve de degrau para o outro. Uma coisa que é estável e dominada por tamas recebe, de rajas, motivação e atividade. Esse movimento e essa atividade ajudam no processo de realização, quando algo se move para alcançar sua natureza verdadeira e essencial — que é sua luz, seu sattva. Oculto por tamas, sattva recebe o auxílio de rajas para trazer a si mesmo à luz.

Os gunas nunca se separam um do outro; eles sempre existem como uma unidade e um par. Quando um guna domina, os outros dois formam um par que permanece latente. Mas esses dois nunca estão completamente distantes ou ausentes. Os gunas são onipresentes. Sattva forma um par com rajas. Tamas forma um par com rajas. Somente sattva não pode unir-se diretamente a tamas, porque rajas é necessário para converter sattva em tamas e tamas em sattva. Tamas não tem como se aproximar de sattva sem rajas, e sattva não tem como se aproximar de tamas sem a ajuda de rajas. Assim, rajas é o moderador, pois sem sua ajuda nem sattva nem tamas conseguem agir — rajas é a atividade.

Portanto, sattva pode ser visto como tamas transformado pela atividade em suas freqüências mais altas. Tamas, então, é sattva transformado pela atividade em suas freqüências mais baixas.

A cera da vela é o tamas da luz. Ela precisa da fagulha do fósforo em seu pavio (rajas) para converter-se em luz (sattva). A relação entre tamas e sattva é a mesma relação que existe entre a cera e a luz. A cera é luz em sua forma mais densa; a luz é a forma sutil da cera.

Os gunas são inseparáveis. Eles nunca se separaram e nunca poderão ser separados. Eles são apenas interconversíveis — um pode transformar-se no outro.

A natureza dos gunas

Sattva é luz — luz em peso, luz em sua radiância e brilho, e luz em natureza.

Rajas é atividade, e seu papel é a manifestação. Quando rajas domina o corpo, a pessoa experimenta grande entusiasmo, excitabilidade e energia para o trabalho. É rajas, por sua natureza mercurial, que excita sattva a dar luz.

É tamas que mantém a ignorância, o medo e a superstição. Tamas obscurece a verdade por trás da ilusão e faz a pessoa ter medo de conhecer essa verdade. Tamas é procrastinação, falta de incentivo e sono. Enquanto sattva é propósito e rajas, energia, tamas é inércia, a força que puxa para baixo implorando que abandonemos a atividade.

Em sattva e tamas, a pessoa abandona o mundo dos sentidos. Mas em sattva, ela se une à luz; em tamas, ela se une à escuridão.

Essas são as três forças cósmicas, os gunas, em suas naturezas e em seus papéis. Vimos como eles operam. Sabemos que embora sattva e tamas sejam opostos exatos (um é luz e o outro, trevas), na verdade eles não estão trabalhando um contra o outro. Sattva e tamas ajudam-se mutuamente no processo de evolução do sutil para o denso e no desenvolvimento do denso para o sutil. Eles trazem energia das freqüências mais baixas e as convertem nas faixas mais altas. Não se trata de uma "luta pela vida" ou mesmo da "sobrevivência do mais apto", e sim do intercâmbio incessante dos gunas.

Sattva é leve, tamas é pesado. Tamas dá estabilidade e forma a pedra fundamental. Rajas cria atividade e proporciona inspiração.

O jogo da criação é realmente um jogo entre os gunas e os cinco elementos. Esses oito, sob o olhar da Consciência Una, interagem para criar todo o universo dos nomes e das formas.

Em tudo neste planeta há prazer, dor e apego. Inexiste objeto que não seja capaz de dar prazer a alguém, dar dor a alguém ou um sentido de apego a alguém. Os objetos sensoriais criam uma, duas ou todas as três respostas no indivíduo, segundo as freqüências vibracionais dele e sua capacidade de receber. A pessoa dominada por sattva recebe prazer. Aquela dominada por rajas recebe dor. A que é dominada por tamas experimenta o apego. Uma pessoa dominada por sattva e rajas recebe prazer e dor; uma dominada por rajas e tamas experimenta dor e apego.

Tudo o que existe contém dentro de si algo com o qual podemos identificar sentimentos de prazer, dor e apego — sattva-rajas-tamas.

Os gunas e o autodesenvolvimento

O fluxo natural da evolução caminha do sutil para o denso. O Universo existiu, de início, como um único átomo cósmico, ou ovo dourado. As idéias existem primeiro na mente das pessoas. Depois tornam-se atividade, o que dá início a um fluxo descendente de movimento. O ovo dourado explode, a pessoa começa a executar a idéia. O fluxo descendente de energia continua até que finalmente a energia é aprisionada na forma densa. O sistema solar toma forma; a idéia se torna um produto material.

Esse jogo de energia pode ser visto em todas as dimensões do ser, porque o mundo material dos nomes e das formas não passa de um produto dessas mesmas forças; e também o mundo interior da mente humana é governado pela ação dessas forças.

A humanidade é uma "evoluta" do Universo, consciência trazida para baixo e ligada à forma material.

Contudo, esse processo de evolução não é irreversível. Cada pessoa contém dentro de si uma centelha de consciência que intuitivamente recorda a bem-aventurança da unidade indiferenciada com o cosmos — a natureza mesma da consciência. Cada pessoa tem cinco órgãos sensoriais para perceber o mundo, e cinco órgãos motores com os quais agir.

De sattva para rajas e para tamas é o curso natural da evolução; no entanto, esse mesmo rajas pode ser usado para reconverter tamas em sattva. Com os cinco órgãos sensoriais e os cinco órgãos motores, a pessoa pode escolher entre fluir com a gravidade, descendo ainda mais em tamas, ou criar atividade para subir em direção à luz.

Quando a pessoa dominada por sattva vê uma coisa, num instante o passado, presente e futuro dessa coisa se tornam claros. O objeto sensorial é imediatamente ligado à fonte na mente e essa pessoa traça, desde a fonte, a evolução do objeto por intermédio de seus vários estágios até sua forma presente — e do presente até o futuro.

A pessoa dominada por rajas verá aquele objeto e o enquadrará em seu esquema de ação, apenas em termos do valor presente do objeto.

Já a pessoa dominada por tamas não prestará atenção ao objeto, a menos que tropece nele por acaso.

Sattva é luz, clareza e compreensão. Rajas é inspiração, atividade e dor. Tamas é dúvida, escuridão e apego.

O indivíduo pode escolher entre gerar mais sattva em sua vida ou unir-se ao fluxo de energia que desce até tamas (o qual irá acabar em completa inércia, na morte). Aumentar sattva significa experimentar mais dor, à medida que tamas é consumido pelo fogo da autodisciplina. Mas a dor dá lugar à luz, ao prazer e à clara compreensão da nossa natureza e do nosso papel no Universo.

A pessoa que compreende os três gunas e a natureza deles é capaz de reconhecer a presença e a ação deles dentro de si mesma e, a partir desse conhecimento, assumir a responsabilidade pelo desenvolvimento de seu próprio organismo.

Ela descobrirá que alguns alimentos são sáttvicos, outros rajásicos, alguns tamásicos. Aprenderá que seus próprios sentimentos são o melhor e mais claro guia para o funcionamento dos gunas dentro de si mesma — as atividades e acontecimentos que produzem iluminação, clareza e discernimento são de natureza sáttvica; as coisas que produzem inspiração, atividade e dor são rajásicas; e as coisas que produzem apego, dúvida, ignorância e sono são tamásicas.

Usando rajas para aumentar sattva, a pessoa consegue mover-se contra o impulso gravitacional natural e unir sua consciência à Consciência Una que lhe deu origem. A gota retorna ao oceano.

O prêmio para quem faz esse esforço é *sat-chit-ananda* — verdade, ser e bem-aventurança.

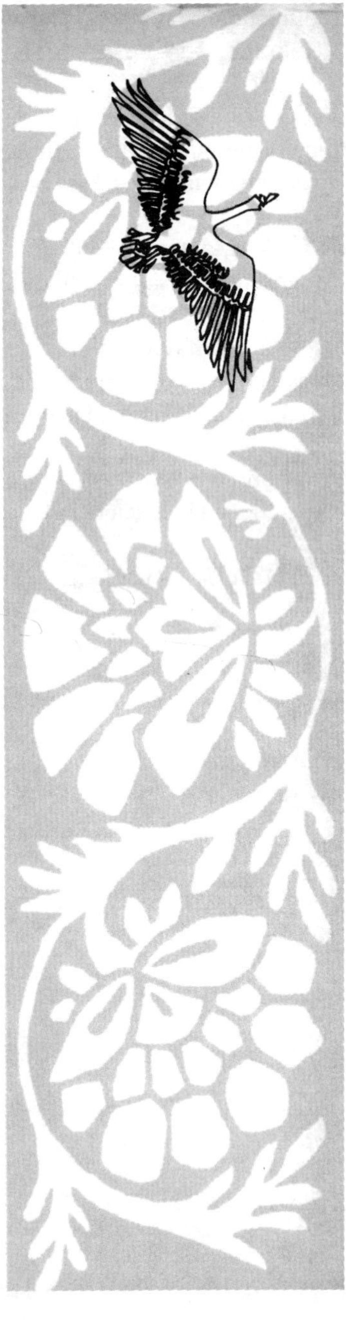

CAPÍTULO 2

A Ciência da Respiração

"Olhe aí, está debaixo do seu nariz!"
(expressão coloquial)

O corpo humano é um organismo autônomo e auto-sincronizado, criado pela consciência com a finalidade de experimentar a vida no mundo dos nomes e das formas. Incluídos no projeto instrumental, há mecanismos acurados que possibilitam a sincronização com os ciclos rítmicos do planeta e do cosmos.

Os mais importantes e eficazes desses mecanismos, e facilmente reguláveis, são as duas narinas.

Cada organismo contém todos os elementos presentes na totalidade do cosmos, e todos esses elementos funcionam de acordo com regras e princípios comuns — independentemente de sua localização no tempo e espaço. Os cristais sempre se formam ao longo do mesmo eixo; a água sempre congela abaixo de zero grau centígrado. As mesmas regras que governam a atividade dos elementos no Sol, na Lua, nos planetas e nas estrelas, governam a atividade dentro do organismo humano.

O princípio fundamental, onipresente e eterno, é o plano dos opostos polares.

Um campo eletromagnético bipolar cerca todas as formas manifestas, desde o menor dos átomos até a maior das galáxias. Em cada campo, um pólo positivo manifesta a energia, enquanto um pólo negativo atrai a energia de volta para si. O intercâmbio entre esses dois pólos forma o próprio evento fenomênico, aquilo que é chamado sólido, líquido, ígneo, gasoso — e mesmo o próprio espaço. Sem esse intercâmbio, sem a separação, só existiria a unidade indiferenciada.

O funcionamento de cada subcampo, de acordo com as mesmas regras e princípios, une toda a criação num todo coerente. Como a ciência da cibernética demonstrou claramente aos povos ocidentais nos anos recentes, não existe sistema fechado, mas apenas o próprio sistema. Todos os eventos, todos os fenômenos perceptíveis, não passam de subsistemas do Uno.

Os eventos são unidos pelas características de funcionamento que têm em comum, e é esse o princípio que está subjacente a todas as ciências — particularmente a fisiologia e a astrologia.

O PAPEL DA RESPIRAÇÃO

O nariz, com suas duas narinas, é o único órgão do corpo em contínuo intercâmbio com o ambiente exterior. O homem adormecido, o homem inconsciente, não ouve, não vê, não cheira, não saboreia nem toca. Mas ele respira.

Através das duas narinas, o organismo humano inspira o ar e a energia vital, bem como todas as vibrações presentes no ambiente externo em sua forma mais sutil e refinada. A respiração é o que mantém o ser humano em contato contínuo com o mundo.

A importância da respiração na manutenção da vida não deve ser menosprezada. Pouco compreendido é o papel das próprias narinas como algo mais do que simples condutos para a passagem do ar até os pulmões.

Se as narinas servissem apenas para transportar o ar até a cavidade torácica, claro que apenas uma delas bastaria. O ser humano tem dois olhos para ver em três dimensões e dois ouvidos para ser capaz de localizar os sons. Mas, por quê duas narinas? A ciência médica ocidental tem praticamente negligenciado essa questão simples e, no entanto, significativa.

Observando cuidadosamente, notaremos que a respiração não passa pelas duas narinas em volume igual, exceto por períodos muito breves e durante casos de séria perturbação emocional. Normalmente, a pessoa respira por uma ou pela outra narina. Uma observação mais prolongada também irá revelar que a respiração se alterna entre as narinas de acordo com um padrão regular.

A pessoa que faz da observação de sua respiração uma ciência pessoal logo perceberá que a natureza da consciência muda de acordo com a predominância de uma narina sobre a outra.

O CÉREBRO DIVIDIDO

A resposta para esse enigma pode ser encontrada dentro dos limites do crânio. Ali, sob a forma da massa cerebral cinzenta, a energia eletromagnética do corpo alcança sua maior concentração e intensidade. Esse órgão está dividido em duas partes distintas, os hemisférios esquerdo e direito.

Somente em ocasiões muito raras a energia está distribuída igualmente entre as metades do cérebro. Sob condições normais, a atividade elétrica — conforme se manifesta sob a forma de ondas cerebrais — está mais concentrada num hemisfério do que no outro. Observações feitas por pesquisadores do cérebro demonstram que cada hemisfério possui formas de comportamento típicas e únicas, e que esses comportamentos estão normalmente presentes quando a atividade elétrica converge para aquele hemisfério.

Quando a energia se concentra no hemisfério esquerdo, a pessoa fica mais ativa, verbal, intelectual, extrovertida, criativa, masculina e solar. Por outro lado, a predominância do hemisfério direito se caracteriza pela passividade, orientação para a vista e os sons, respostas emocionais, introversão, feminilidade e energia lunar.

Apenas em raros momentos a energia é distribuída igualmente. Nesses momentos, a consciência passa por grandes mudanças e a pessoa se torna ou extremamente tranqüila ou extremamente agitada e perturbada.

O cérebro, portanto, contém a essência do jogo dos opostos, a eterna *Lila*.

Já que toda a natureza das nossas respostas muda de acordo com o movimento da energia de um hemisfério para o outro, cada hemisfério (e o estado, quando ambos operam igualmente) usa um procedimento operacional singular e facilmente discernível. As percepções, as ações e mesmo as "respostas involuntárias do corpo" variam de acordo com a predominância de um hemisfério sobre o outro.

Está claro, portanto, que se for possível encontrar um meio de controlar voluntariamente a localização da energia no cérebro, a pessoa poderá controlar livremente seu próprio estado de consciência.

A RESPIRAÇÃO E OS HEMISFÉRIOS

O movimento da energia de um hemisfério para o outro ocorre simultaneamente com a mudança da respiração de uma narina para a outra. Quando a narina direita predomina, é dominante o hemisfério esquerdo; quando a narina esquerda predomina, o mesmo acontece com o hemisfério direito. Quando ambas as narinas funcionam, ambos os hemisférios funcionam em uníssono.

O simples ato de mudar a respiração de uma narina para a outra reverte a predominância do hemisfério cerebral, alterando as reações químicas que ocorrem em todo o organismo. O controle intencional do padrão respiratório permite o controle consciente da química do corpo.

Os estados emocionais humanos são produtos da química do corpo. A mudança do padrão respiratório altera a química do corpo e, assim, produz uma modificação no estado emocional. Os estados doentios também são produtos da química do corpo. A mudança do padrão respiratório altera a química do corpo e, se feita no período de instalação dos sintomas, tem efeitos na prevenção de doenças.

O conhecimento e a prática dos princípios da ciência da respiração nos permitem controlar nosso estado de consciência e prevenir estados doentios.

A SWAR YOGA

O conhecimento da atividade respiratória das narinas forma a base da antiga disciplina da swar yoga (literalmente, "unificação pela respiração"), até hoje praticamente desconhecida mesmo em sua Índia natal.

Os que criaram e desenvolveram essa ciência observaram a atividade respiratória e as mudanças resultantes no estado do corpo e na consciência. O que apresento a seguir são as suas constatações mais significativas e úteis, informações com as quais qualquer pessoa será capaz de sincronizar seus próprios ritmos interiores com os ritmos do cosmos.

1. A pessoa não respira pelas duas narinas ao mesmo tempo, exceto por períodos muito breves durante o dia.
2. Quando uma narina é dominante, a outra é recessiva.
3. Para mudar a respiração de uma narina para a outra, deitar-se sobre o lado da narina operante, com um travesseiro colocado sob a caixa torácica (para estimular os nervos que desempenham um papel importante na respiração). Nos organismos saudáveis, a mudança ocorrerá dentro de três a dez minutos.
4. Quando funciona a narina direita, a química do corpo é predominantemente ácida (o estômago produz mais ácido gástrico durante o funcionamento da narina direita) e mais calor interno é produzido. Essa narina nunca deveria ser usada para a meditação, para urinar ou ingerir líquidos.
5. Quando funciona a narina esquerda, a química do corpo é predominantemente alcalina. Essa narina esfria o organismo e nunca deveria ser usada para a alimentação, o banho ou a defecação.
6. No maior grau possível, a narina esquerda deveria funcionar durante o dia e a narina direita entre o anoitecer e o amanhecer — exceto quando a pessoa executa tarefas específicas que exigem a outra narina. Isso sincroniza o organismo com o tipo de energia mais predominante no planeta. Como o dia é mais quente e solar, usa-se a narina mais fria; o inverso ocorre à noite.
7. Quando ambas as narinas funcionam igualmente, a química do corpo alcança um estado de equilíbrio (estase) adequado apenas e tão-somente para trabalhos de meditação, cânticos ou yoga. Esse estado ocorre normalmente nos momentos exatos do amanhecer e anoitecer, e rapidamente durante a transição de uma narina para a outra (o que ocorre de hora em hora na maioria das pessoas).
8. O ciclo respiratório está diretamente relacionado com os ciclos crescente e decrescente da Lua.
9. Na manhã seguinte à noite mais escura (lua nova) do ciclo lunar, a narina esquerda começa a funcionar no momento do amanhecer e continua durante uma hora. Isso também se aplica à segunda e terceira manhãs.
10. Nas três manhãs consecutivas depois da noite de lua cheia, a narina direita começa a funcionar ao amanhecer, continuando durante uma hora.
11. Depois que uma narina funcionou durante três manhãs sucessivas, a respiração se transferirá para a outra narina durante as três manhãs seguintes, sujeita às variações do ciclo lunar de 28½ dias.

12. Quando ocorre uma perturbação no ciclo natural e a narina apropriada não se abre, a química do corpo também fica perturbada e há maior probabilidade de ocorrerem distúrbios fisiológicos e psicológicos.
13. Uma rápida resposta a esse desequilíbrio pode prevenir efeitos adversos. Simplesmente mudar a respiração, de acordo com o método descrito anteriormente — ou recorrer a um "tampão", feito com uma bolinha de algodão, se não houver transferência de narina. Em nenhuma circunstância se deve respirar pela boca.
14. Mudar a respiração ao primeiro sinal de qualquer perturbação física ou mental impede a piora dos sintomas e promove uma rápida recuperação.

O MECANISMO DE AÇÃO

O intercâmbio entre estímulos sensoriais, resfriamento por convecção e equilíbrio iônico faz a ligação entre o padrão respiratório e a atividade cerebral.

O ar, numa temperatura diferente da temperatura normal do corpo, passa através das narinas numa velocidade relativamente alta, excitando os nervos sensoriais que revestem a passagem interior. Esses nervos são extensões dos bulbos olfatórios no lado inferior de cada lobo — um órgão diretamente ligado com a grande e complexa estrutura do rinencéfalo ou "cérebro olfativo". Esse órgão controla uma vasta rede de nervos associativos ligados com toda a estrutura do cérebro. E, embora seu *input* primário venha dos nervos que levam às narinas, somente um segmento comparativamente pequeno desse órgão lida com o sentido do olfato.

A entrada de ar também resfria e desidrata a superfície interior das narinas e as cavidades nasais. O resfriamento desacelera as reações químicas no hemisfério cerebral do mesmo lado (hemisfério direito, se estiver funcionando a narina direita). A evaporação cria uma necessidade adicional de muco e um desvio adicional de energia a partir do hemisfério do mesmo lado.

Íons eletricamente carregados permeiam a atmosfera e passam para o corpo a cada inalação — e a eletricidade proporciona o mecanismo de ação nervosa. É significativo que a respiração mostre a tendência de encher mais o lobo pulmonar no lado que está funcionando do que o lobo do lado que não está em funcionamento. A interação desses dois fatores cria uma diferença relativamente importante na estimulação iônica da energia nervosa nos dois lados do aparelho respiratório e do corpo. A respiração pela narina direita concentra a energia nervosa no lado direito do corpo; pela narina esquerda, no lado esquerdo do corpo.

A respiração através de uma só narina não apenas resfria o hemisfério do mesmo lado como também estimula o hemisfério oposto. As diferenças na estimulação iônica, na atividade elétrica, no fluxo sangüíneo e na temperatura cutânea sempre podem ser detectadas entre as metades do corpo — exceto quando ambas as narinas estão operando.

A RESPIRAÇÃO E O CICLO LUNAR

O Sol governa o dia, sendo de natureza elétrica e quente. A Lua governa a noite, sendo magnética e fria. As transmissões de rádio viajam maiores distâncias à noite por causa da ausência da interferência elétrica gerada pelo Sol na ionosfera e porque a energia lunar magnética é, por natureza, receptiva. Isso pode ser facilmente observado por qualquer pessoa que ouve uma estação de rádio distante.

A narina direita é a narina solar; a narina esquerda é a lunar. Sol e Lua formam os dois pólos do ciclo diurno e suas naturezas básicas correspondem à natureza dos dois hemisférios cerebrais e das duas narinas.

Das duas formas de energia que governam o nosso planeta, o Sol é a mais constante, atravessando um ciclo de energia a cada 365¼ dias — e nunca completamente ausente durante o dia. No entanto, com a Lua, não é isso que ocorre. Às vezes, ela está cheia e brilhante no céu noturno; em outros momentos, completamente ausente. A Lua cresce e decresce regularmente num ciclo de 28½ dias e governa as marés dos oceanos.

A Lua também afeta os 70% do corpo humano que são constituídos de água. Assim como as marés atingem seu máximo na noite de lua cheia, também há uma maré-cheia na vida emocional das pessoas. E quando as marés atingem seu mínimo com a chegada da noite mais escura, o poder emocional humano está em seu ponto mais fraco.

O ciclo das narinas recomeça a cada quinzena com a chegada da noite de lua cheia ou de lua nova. O poder lunar culmina na noite de lua cheia e então começa sua descida. Nesse momento, o poder solar está aumentando e, por isso, a narina direita irá funcionar durante a hora seguinte à chegada da aurora. Do mesmo modo, o poder solar atinge seu clímax na noite mais escura e as energias lunares começam a se reconstruir — e, por isso, a narina esquerda irá funcionar depois do amanhecer.

Os jejuns de sono

Esses dois eventos celestes marcam os extremos de energia presentes no nosso planeta. E, quando permanece acordada nas noites de lua cheia e lua nova (só indo dormir na noite seguinte, depois que o sol se pôs), a pessoa sensibiliza seu organismo, ainda mais acuradamente, aos ritmos naturais do planeta.

Os textos da swar yoga enfatizam a extrema importância do jejum de sono nessas duas noites. A prática regular dessa disciplina sincroniza o ciclo das narinas e ajuda a libertar nosso organismo do entorpecimento, da sonolência e da inércia.

As narinas, as ocupações e a cura

Cada tipo de respiração — narina direita, narina esquerda e funcionamento conjunto das duas — cria estados psicofisiológicos específicos. Uma tarefa realizada durante o funcionamento de uma narina poderá ou não ser adequada ao estado da química do corpo naquele momento. A narina esquerda é mais adequada a todas as atividades serenas e de longo prazo, que não são empreendidas em função do ganho imediato. A narina direita é mais adequada a todas as ocupações instáveis, de curto prazo e empreendidas em função do ganho imediato, bem como ao trabalho físico pesado. O funcionamento conjunto das narinas é apropriado somente para a concentração, meditação, prece e cânticos.

Ocupações ligadas à narina esquerda: construção de uma casa, início de um novo negócio, obras de caridade, dança, cura da depressão, conversa com os mais velhos ou superiores, ingestão de bebidas não-alcoólicas, encontro ou conversa com amigos e entes queridos, jardinagem, chegada a uma casa nova, casamento, tocar algum instrumento musical, meditação, depositar dinheiro em banco, ingresso numa ordem religiosa, comprar e usar jóias, curar a dor, ler ou escrever poesia, aprender a ler, curar o sentimento de pesar e a inconsciência, fazer viagens curtas, praticar yoga e ingressar numa nova fase da própria carreira acadêmica.

Ocupações ligadas à narina direita: atrair os outros, banhar-se, fazer excursão de barco, ler ou escrever livros, namoro, debate, defecar, comer, diversão, jogos de azar, lapidar pedras preciosas, dar inspiração aos outros, fazer trabalho físico árduo, remover a ansiedade e o nervosismo, aprender composições musicais, dormir, conhecer profundamente textos religiosos, viagens longas, guerrear, fazer escultura em madeira e exercícios de hatha yoga.

Além disso, os homens deveriam usar a narina direita durante o contato sexual; as mulheres, a narina esquerda.

Se você quiser mais informações sobre a swar yoga, consulte meu livro *Breath, Mind, and Consciousness*.

CAPÍTULO 3

A Glória do Despertar

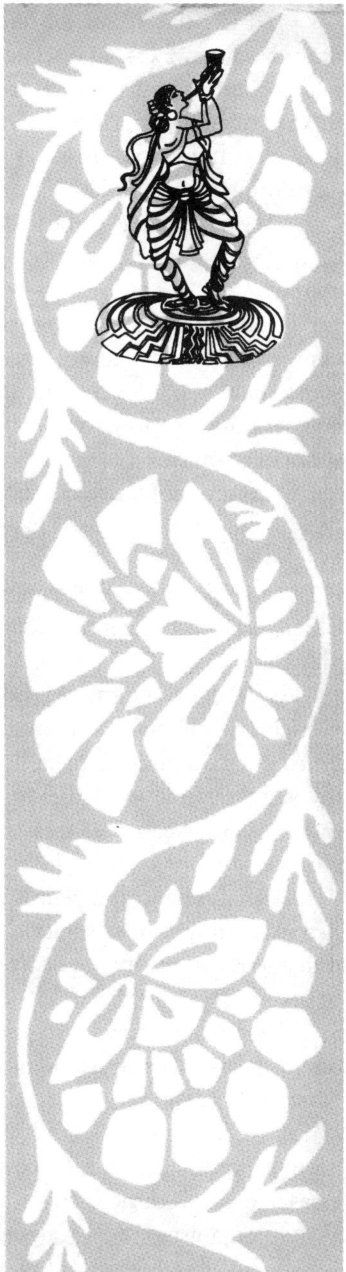

A pulsação do cosmos se reflete no corpo humano, com a batida do coração espelhando o ritmo pulsante do próprio universo. Os elementos que compõem o manto da Terra são os mesmos elementos formadores do corpo humano, e as leis que governam suas formas e suas ações são as mesmas; "assim como é dentro, assim é fora".

Nós, cada um de nós, consistimos numa manifestação microcósmica de todos os elementos, de todas as leis que existem na criação. Não reconhecer que a humanidade ocupa o lugar de evoluta do cosmos é negar o próprio âmago da realidade.

Não podemos fugir disso. Todos nós somos produtos do mesmo princípio causal que é onipresente, onipotente e onisciente.

Mas encobrimos isso, negamos isso. Nós nos ocultamos na ilusão do "livre-arbítrio" e da "autodeterminação". Mesmo assim, de algum modo cada um de nós tem dois olhos, duas orelhas, duas narinas, dois braços, duas pernas e uma boca e um ânus. Cada um de nós precisa respirar. Precisa comer. Precisa dormir.

Os físicos nos dizem que quando um ou mais vetores de força interagem, um novo fluxo é criado e segue o caminho de menor resistência. O ser humano é um produto dos vetores da força cósmica e tem dentro de si um fluxo congênito, uma direção inata. Ao negar os princípios que lhe deram a vida, o ser humano resiste ao fluxo ou o desvia. Nesse caso, o preço é a dor e o sentimento de separação, a ansiedade e a solidão.

A *yoga* é a ciência de buscar o fluxo que ascende e descende em cada um de nós; e depois orientar nossa existência por esse fluxo e nos harmonizar com ele.

Dharma é o fluxo e *karma*, o meio pelo qual a pessoa restabelece contato com essa essência onipresente. O primeiro estágio é a percepção de que somos uma evoluta do cosmos. Somente depois disso podemos começar a colocar nossos ritmos discordantes em harmonia com os padrões maiores da sinfonia cósmica.

O mesmo Sol nasce e se põe a cada dia para todos os seres. E, ao redor do mundo, o ciclo diário de luz e sombra estabelece o ciclo básico para todas as formas vivas.

Com a primeira luz do amanhecer, cerca de noventa minutos antes que o Sol surja no horizonte oriental, ocorre uma grande onda de energia no planeta.

As criaturas adormecidas despertam e sacodem de seus organismos os vestígios da inércia, preparando-se para as atividades do dia.

E então, menos de meia hora antes do amanhecer, uma segunda onda de energia, ainda mais poderosa, corre pela atmosfera. Com esse segundo influxo de radiação, vem o momento mais importante do dia — o momento em que a química corporal é estabelecida para todos os seres vivos.

O ser humano também é afetado por esse ciclo. Fisiólogos japoneses descobriram que uma súbita e dramática alteração na química do sangue humano inevitavelmente ocorre de dez a vinte minutos antes do nascimento do Sol.

Nesse momento, o sangue é diluído e banhado por novas substâncias químicas, as quais se exaurem gradualmente — até serem restauradas no amanhecer seguinte.

A saúde física e o bem-estar emocional são produtos da química do corpo, um fato demonstrado pelas mudanças nesses dois estados; mudanças essas que são produzidas pela adição de substâncias químicas estranhas (drogas) ao organismo. Se as drogas produzem mudanças no estado físico e no emocional, elas devem ser reflexos da química do corpo.

Isso nos leva ao primeiro e mais importante passo para a harmonização do ser individual — despertar pelo menos 45 minutos antes do amanhecer.

O banho do organismo com a nova energia ocorre dez minutos antes do amanhecer, estejamos ou não conscientemente preparados e despertos — mas é bem melhor quando estamos preparados.

As reações químicas acontecem de modo mais adequado em recipientes limpos, livres de impurezas. Nosso corpo é um recipiente de reações químicas. A lógica nos diz que uma reação que ocorre num recipiente livre de resíduos e impurezas produzirá resultados bem melhores do que uma reação num recipiente impuro.

Durante o sono, o organismo humano concentra nos intestinos e na bexiga todos os resíduos e produtos refugados. O baixo-ventre fica cheio de gases carregados de resíduos que serão utilizados, ao despertar, para expelir a urina e as fezes para fora do sistema orgânico.

Se uma pessoa está dormindo quando amanhece, esses gases e resíduos estarão presentes durante o estabelecimento da química do sangue. Porém, se essa pessoa estiver desperta ao amanhecer, com os intestinos e a bexiga vazios, o corpo limpo e sentada com uma disposição receptiva, o resultado será muito diferente!

Ao longo da História, todas as religiões de todas as partes do mundo enfatizaram, nos mais variados graus, a importância de as pessoas se levantarem antes do amanhecer e saudarem o novo dia revigoradas e receptivas. A tradição hindu enumera a incapacidade de meditar nessas primeiras horas da manhã como uma das quatorze falhas.

Somente uma pessoa saudável consegue desfrutar a vida neste mundo e a principal chave para a saúde do corpo é levantar-se dez minutos, ou mais, antes do amanhecer. As escrituras sânscritas chamam esse momento de *Brahma mahoorta* ou *amrit bela*. *Brahma mahoorta* significa o "momento de Brahma", a consciência pura, o eu divino. *Amrit bela* significa o momento do néctar da vida.

Durante esses minutos cruciais, amplia-se a camada de saúde que reveste o corpo, bem como a força física e o poder de concentração. A pessoa é suprida abundantemente com energias renovadas; é inspirada a empreender todo tipo de trabalho — e qualquer projeto iniciado nesse momento será sempre completado. Problemas difíceis, que requerem grande esforço mental, são resolvidos com maior facilidade; a memória está em seu ponto mais aguçado. A pessoa doente se sente livre da agonia que a manteve acordada e aflita durante a noite, muitas vezes caindo num sono profundo e restaurador.

Somente nos últimos cem anos é que as pessoas das nações civilizadas passaram a negligenciar o ato de se levantar antes do amanhecer. E foram esses mesmos cem anos que anunciaram um surto sem precedentes de doenças cardíacas, câncer e uma infinidade de outros distúrbios — bem como o nascimento e fenomenal crescimento da psiquiatria e da psicologia.

As práticas matinais

O ser humano moderno precisa novamente compreender a importância de se levantar de manhã cedo. Ele esqueceu aquelas práticas que deveriam ser seguidas depois do despertar, a fim de sintonizar o corpo e a mente. Cada manhã é o começo de um novo dia.

Qual o propósito de um novo dia se permitimos a nós mesmos ficar emaranhados nas experiências do dia anterior? Quando permitimos o desperdício de nossas energias pensando nas tolices e acasos do dia anterior, as vantagens ganhas por acordar antes do amanhecer são dissipadas de forma destrutiva. Receber energia é importante, mas também é fundamental a maneira pela qual a gastamos.

Da maior importância é nunca ingerir qualquer alimento ou bebida nas horas que precedem o amanhecer. Muitas pessoas são viciadas numa xícara de chá ou café, mesmo antes de colocarem os pés fora da cama. Na Índia, onde o chá é a bebida nacional, essa prática predomina entre os hindus ocidentalizados, sendo chamada de "chá na cama" pela maioria tradicionalista. Ela deveria ser considerada um crime contra o sistema orgânico. Pois o que a pessoa está fazendo é adicionar um estimulante químico ao organismo antes de esvaziar os intestinos e a bexiga.

A manhã é um período em que devemos manter reduzida e tranqüila a nossa velocidade. Adicionar um estimulante não só acelera o organismo, como também faz ascender e circular por todo o corpo os gases carregados de resíduos.

A sintonização

Quando volta à consciência após o sono, você deveria colocar a mão logo abaixo do nariz para ver qual das narinas está aberta. Ao descobrir qual narina está operando, você deveria trabalhar primeiro com aquele lado do corpo, pois é nele que as energias estão mais concentradas. Centrando sua atenção onde sua energia já está centrada, você entrará em harmonia com seus próprios ciclos naturais.

Se você está respirando pela narina direita, olhe para a palma da sua mão direita. Observe as linhas e padrões. Estude-a atentamente, reconheça-a como sua melhor amiga e então a beije. O ato de beijar concede energia — e, ao beijar a palma de sua mão, você está passando as melhores vibrações à sua mais eficiente ferramenta de auto-expressão.

Agora observe como a palma de sua mão se ramifica, expandindo-se até se tornar cinco canais de energias que terminam na ponta dos dedos. Através da palma e de suas cinco extensões, surgiu praticamente a totalidade da mais elevada expressão da humanidade. Poesia, pintura, escultura, música, arquitetura e incontáveis formas artísticas nasceram da mente humana por meio da palma das mãos e dos dedos. Reconheça então que você está contemplando seu maior instrumento para o bem ou para o mal do mundo. Um poder inimaginável flui através dos dedos. Com o simples gesto de um dedo estendido, uma única pessoa consegue influenciar uma multidão.

Esse poder se reflete na extraordinária proporção do cérebro destinada às mãos, a qual excede em muito a porção destinada à maioria das outras partes do corpo. Os fumantes sabem que consomem mais cigarros quando estão nervosos e que sua ansiedade é em grande parte aliviada pela simples manipulação do cigarro entre os dedos. Esse mesmo princípio de manter ocupada a energia consciente por meio dos dedos está presente no uso do rosário e da roda de oração tibetana.

Concentrar a energia nas mãos desviará a atenção do pensamento disperso e centrará a percepção consciente no presente. Depois de olhar a palma de sua mão, beijá-la e olhar seus dedos, friccione com o polegar as pontas unidas dos outros dedos, num ciclo rítmico lento e tranqüilizador.

De todas as partes do corpo, são as mãos e o rosto que transmitem a maior gama de expressões. Aprendemos a disfarçar nossas emoções com o rosto, vestindo máscaras sociais; mas, para o observador astuto, nossas mãos inevitavelmente traem nosso verdadeiro estado emocional. Na ira, o punho cerrado e os nós dos dedos esbranquiçados revelam a raiva interior. Na ansiedade, roemos as unhas ou agarramos alguma coisa e ficamos arrancando pedaços dela. No entusiasmo, nossas mãos fazem gestos espontâneos e efusivos. Na repressão, literalmente "puxamos nossos freios". E o artista, mergulhado em seu trabalho, move as mãos em gestos fluidos, quase poéticos.

Quando estamos sentados ou em pé, nossa coluna vertebral fica num ângulo de 90° com a terra e a gravidade faz a energia descer automaticamente até as mãos. É por isso que, quando acordamos de manhã, essa simples rotina assegura um fluxo adequado de energia para as mãos e ajuda-nos a manter as ações delas sob controle consciente.

Depois do exercício com as pontas dos dedos, você deve girar o punho no sentido horário para liberar os músculos e lhes dar liberdade de movimento. A seguir, inale profundamente algumas vezes o ar fresco da manhã e, durante alguns segundos, sente-se em silêncio e com a mente vazia, evitando qualquer interação com os outros. Evitar a conversa ajuda a manter a suave vibração das primeiras horas da manhã e protege de pensamentos negativos.

SAINDO DA CAMA

Agora, com o organismo calmo e relaxado, saia da cama com o pé que pertence ao mesmo lado da narina operante. Essa seqüência de movimentos, que começa com a observação e o beijo na palma da mão, forma um escudo de energia que repele as influências negativas ao longo de todo o dia.

"Hoje eu saí da cama com o pé errado." Quantas e quantas vezes você já não murmurou impensadamente essas palavras, sem perceber que elas ocultam uma grande verdade?

Já mencionamos aqui que as narinas são governadas por um ciclo natural. Observando o funcionamento delas, observando o seu próprio organismo (em especial as mãos) e então levantando-se da cama com o pé que pertence ao mesmo lado da narina operante, você se coloca em harmonia com as energias presentes no planeta.

Você certamente já notou que, nas manhãs em que acorda tarde e é forçado a pular para fora da cama, tudo parece confuso e caótico. Mas com a simples execução desses pequenos rituais do despertar, você poderá evitar todo e qualquer distúrbio, pois começa o dia devagar e de maneira ordenada, sabendo que o início de qualquer empreendimento desempenha um papel fundamental na determinação do seu resultado.

Uma vez fora da cama, sente-se por um minuto ou dois diante de um espelho e sorria para si mesmo, faça algumas caretas e desfrute da sua imagem. Com esse simples ato, você livra das tensões os músculos da face e evita a pior de todas as enfermidades matinais, a seriedade. Por isso, seja expressivo, deixe vir à tona o palhaço. E então veja como é difícil ser sério a respeito de si mesmo. As crianças executam esse exercício espontaneamente.

As escrituras hindus também declaram os benefícios de olharmos para algo branco nesse momento, especialmente iogurte, flores brancas ou pássaros brancos. Uma vaca ou um cervo também seria adequado. Todas essas coisas constituem imagens tranqüilizadoras que acalmam e relaxam o organismo. Provavelmente nenhuma delas produzirá uma cadeia de pensamentos negativos.

Sob nenhuma circunstância você deveria olhar para uma pessoa desconsolada ou alguém enraivecido. Um rosto desconsolado, um avarento, um pecador, um criminoso ou uma pessoa enraivecida — todas essas visões drenam a energia e possivelmente causam uma perturbação nos padrões mentais ao longo do dia, assim como o desvio de um rio na nascente altera todo o seu curso até o mar. Se alguma dessas visões estiver presente, feche os olhos até ela ir embora ou olhe imediatamente em outra direção e saia do ambiente.

Em todo caso, não fale com ninguém. Tente manter a mente vazia de pensamentos. Olhar apenas os visuais certos e realizar de modo consciente as ações sintonizadoras mantém você livre das más vibrações; qualquer conversa poderá lançá-lo facilmente de volta a elas.

Uma boa idéia é dar uma caminhada devagar no ar fresco da manhã, respirando profunda e lentamente aquela atmosfera carregada de energia vital. Não ande depressa. Conserve suas energias. Essa caminhada matinal preenche seu organismo com *prana*, a energia vital, e estimula o fluxo descendente dos gases, necessário para o bom funcionamento dos intestinos.

LIMPANDO O TRATO INFERIOR

Antes de mais nada, saiba que é um péssimo hábito pular da cama e correr para o banheiro. Você nunca deveria pôr os pés para fora da cama sem antes verificar as narinas e realizar os exercícios de sintonização. Depois de cumprir essas atividades e dar um passeio ao ar livre, verifique novamente suas narinas. Se a narina direita estiver em funcionamento, evacue; se for a esquerda, urine e, depois, mude a respiração para a narina direita a fim de evacuar.

Em nenhuma circunstância a pessoa deve passar tempo demais no banheiro, pois isso pode interferir nos gases do trato inferior, resultando numa profusão de enfermidades, graves ou leves. Muitas pessoas lêem enquanto estão sentadas no vaso esperando que os intestinos funcionem. Esse é um hábito potencialmente perigoso. Os jornais são particularmente ruins, porque em geral dão um destaque desproporcional aos acontecimentos negativos. E as notícias já têm um dia de idade quando aparecem na imprensa, de modo que o que você está fazendo é se deixar aprisionar pelas vibrações negativas de ontem. De toda maneira, qualquer tipo de leitura é ruim nesse momento por duas razões importantes: primeiro, a energia é necessária nos intestinos e a leitura a traz para a cabeça; segundo, a leitura encoraja a pessoa a ficar sentada, durante longos períodos, numa postura que pode causar-lhe muitas enfermidades. Mantenha o material de leitura na biblioteca, não no banheiro.

A maioria das queixas relacionadas com os intestinos pode ser eliminada, bastando a pessoa adotar a postura adequada à defecação. A invenção do moderno vaso sanitário trouxe uma era de imenso sofrimento humano, desde a constipação até distúrbios intestinais correlatos. Hoje em dia, a pessoa é forçada a se sentar numa posição não-natural, que exige que a força seja aplicada de um modo muito perigoso. Hemorróidas e muitas outras compressões anais estão diretamente relacionadas com o desenho do vaso sanitário.

A prática da boa saúde prescreve que a defecação seja feita na única posição natural, aquela que você é forçado a adotar quando está fora de casa, num acampamento ou numa caminhada. Agachado ou de cócoras. Essa é a postura que os seres humanos sempre usaram, exceto na sociedade "civilizada" moderna. Seu uso reduz rapidamente as hemorróidas e depois as elimina. Essa postura abre completamente o ânus, sem necessidade de se aplicar força. Na maioria dos países asiáticos e em alguns países europeus, mesmo os vasos sanitários providos de descarga têm pequenas plataformas, em cada lado da bacia, que permitem a fácil adoção dessa postura. Mas os outros povos terão apenas de equilibrar os pés nus na bacia, o que funciona bastante bem, especialmente se ao lado houver uma parede que sirva de apoio.

Depois que os intestinos tiverem funcionado, o ânus deve ser limpo com água fria. O papel higiênico, surpreendentemente, é uma maneira muito imperfeita de limpeza e, na verdade, pode irritar os tecidos sensíveis. Por outro lado, a água nunca irrita e é também um condutor de eletricidade.

A água atrai a energia elétrica para a superfície do corpo, vitalizando o sistema e assegurando a distribuição adequada da energia por todo o organismo. Ela também impede o ressecamento da pele.

Todos os nervos do aparelho digestivo, uma passagem contínua desde a boca até o ânus, estão conectados ao plexo localizado no esfíncter anal. Na evacuação, uma pressão é aplicada em todos esses nervos pelas contrações musculares que expelem as fezes. Lavando o ânus com água fria, a energia elétrica é atraída para a superfície. Essa ação estimula todo o sistema nervoso, incluindo o cérebro.

A IMPORTÂNCIA DO FUNCIONAMENTO DOS INTESTINOS

Por que toda essa ênfase no funcionamento regular dos intestinos? A importância de um funcionamento ordenado e regular, logo depois da realização dos rituais do despertar, nunca poderá ser enfatizada em excesso. A boa saúde depende do fluxo adequado de gases no organismo, o qual, por sua vez, depende da descarga adequada dos dejetos do corpo.

Já que nenhuma meditação, nenhuma concentração, nenhuma atividade física e nenhuma ingestão de comida ou bebida devem ser feitas antes da defecação, segue-se que a constipação matinal crônica é a grande inimiga de *sadhana*, a disciplina espiritual.

A LIMPEZA PRELIMINAR

Depois de urinar e evacuar, a pessoa sempre deve lavar muito bem as mãos e o rosto. De manhã, deve-se também limpar os dentes e os olhos.

A temperatura da pele sobe durante o sono. Os cobertores mantêm a temperatura cutânea consideravelmente acima da temperatura ambiente, em especial num quarto cujas janelas foram deixadas abertas para assegurar a circulação apropriada de ar fresco.

A lavação ajuda a colocar o organismo dentro de um equilíbrio adequado às condições do ambiente e previne o tipo de choque provocado pela súbita mudança de temperatura que ocorre quando a pessoa pula de imediato para um chuveiro quente ou frio.

O rosto, especialmente os olhos, deve ser lavado com água fria e refrescante, numa temperatura um pouco abaixo da temperatura ambiente.

Devemos lembrar que todo o rosto constitui uma unidade e como tal deve ser tratado na hora da limpeza. A limpeza parcial cria problemas, por causa da diferença de temperatura e condutibilidade elétrica entre a parte limpa e a parte não limpa. Essas diferenças podem provocar um desequilíbrio na energia, afetando a visão, o olfato, a audição e o paladar.

No corpo, os olhos representam o elemento fogo. Eles só funcionam quando estimulados pela luz. A água é o combustível do fogo. O que permanece depois que o fogo acabou é apenas cinza ressecada, porque a água evaporou. A água conduz o calor e a energia elétrica do fogo. Assim, quando você borrifa água nos olhos, a pequena quantidade de força aplicada pelas suas mãos carrega eletricamente a água — estimulando e acalmando os olhos e os nervos ópticos (os quais são extensões diretas do cérebro).

Quando for limpar os olhos, primeiro encha a boca de água e depois borrife água, na mesma temperatura, nos olhos. Os textos hindus prescrevem borrifar água nos olhos várias vezes enquanto se faz bochechos, passando a água entre os dentes.

Os olhos também podem ser limpos com algumas gotas de água de rosas (que deve ser mantida em geladeira, num frasco azul, quando fora de uso). Mel e óleo de mostarda também são excelentes limpadores. Como os dois últimos criam uma sensação de queimação, talvez você prefira usá-los somente à noite, quando os olhos não precisam ser abertos de novo. Para outros conselhos sobre a melhora da vista, consulte o capítulo sobre remédios ayurvédicos.

Lembre-se deste simples conselho:

> Sempre que lavar as mãos, lave o rosto;
> sempre que lavar a boca, lave os olhos.

Limpar as orelhas e o nariz também é uma boa prática diária. Nas orelhas, deve-se usar somente óleo de mostarda ou água oxigenada, porque a sujeira que nelas se acumula não é solúvel em água. Coloque umas poucas gotas de um desses produtos nas orelhas, deixe impregnar durante um ou dois minutos e depois remova com um chumaço de algodão.

Limpar o nariz deveria ser entendido como limpar a testa a partir de dentro. Inalamos uma infinidade de substâncias químicas que são percebidas por nós como cheiros. Essas substâncias químicas se alojam no nariz e nas cavidades nasais. Por isso, a limpeza do nariz compreende muitas funções e deveria ser incluída como parte da limpeza rotineira. O melhor método é sugar um pouco de água morna através das narinas, cuspindo-a pela boca. Pode parecer estranho — ou mesmo desconfortável — na primeira vez, mas essa sensação desaparece já na vez seguinte. Esse método funciona melhor com ½ litro de água morna à qual tenha sido acrescentada uma colher de chá de sal e outra de manteiga.

Depois da lavação, aplique em cada narina algumas gotas de óleo de mostarda, gergelim, oliva ou óleo mineral, deixe permanecer por um minuto e então lave novamente.

Escovar os dentes é sempre importante. Os hindus usam um raminho fresco, que mascam numa ponta para decompô-lo em fibras que penetram nas frestas entre os dentes. Uma escova de dentes bastará. Use-a com creme dental ou bicarbonato de sódio. Fio dental também pode ser utilizado.

Os modernos aparelhos que usam água pressurizada também podem ser empregados, mas não mais do que uma vez por semana, porque as vibrações da bomba elétrica são perturbadoras nas primeiras horas da manhã. Em todo caso, lembre-se sempre de lavar os olhos junto com a boca.

As funções naturais

Para criar e manter o bem-estar físico e mental, uma regra se destaca acima de todas as outras: *Nunca reprima as funções naturais do organismo.* A imensa maioria das doenças humanas provém de violações dessa regra. "Não saia da classe para ir ao banheiro — espere a aula acabar." "Seja homem, segure!" "Isso é falta de educação." De mandamentos como esses provém uma infinidade de distúrbios fisiológicos e mentais.

O único caminho para a boa saúde é a observância do nosso próprio ser, prestando atenção a todos os chamados da natureza. O que acontece quando ignoramos essas indicações do corpo? Eis uma lista parcial das respostas:

Reprimir a urina: dor na bexiga, dor nos órgãos genitais, incapacidade de urinar, dor de cabeça, distensão dos músculos abdominais, doenças do sistema urogenital e confusão mental.

Reter as fezes: cólica intestinal, constipação, retenção de fezes e flatulência, cãibras, distensão abdominal, confusão, ansiedade, embotamento, sonolência, raiva, fadiga, dor na região abdominal e uma infinidade de outros distúrbios.

Inibir a ânsia de vômito: pruridos, pápulas, anorexia (perda de apetite), anemia, febre, dermatoses, náusea e infecção aguda generalizada.

Segurar um espirro: rigidez do pescoço, dor de cabeça, paralisia facial, tiques faciais, perda das percepções sensoriais e enxaqueca.

Reprimir a eructação: soluço, dispepsia, anorexia, tremores e distúrbios cardíacos e pulmonares.

Impedir o bocejo: hipertonia muscular crônica, espasmos, contrações, entorpecimento, tremores e calafrios.

Ignorar as pontadas de fome: emaciação, fraqueza, perda da cor, dor no corpo, anorexia e vertigens.

Deixar de saciar a sede: ressecamento da garganta e da boca, fadiga, depressão, dor cardíaca e surdez.

Reter as lágrimas: inflamação crônica das vias nasais, doenças oculares, distúrbios cardíacos, anorexia e vertigens.

Abster-se de sono: bocejos, dor no corpo, torpor, doenças da cabeça e peso nos olhos.

Não manter a respiração profunda: distúrbios cardíacos, estupor, tensão crônica no peito e nos músculos abdominais, tensão, ansiedade e incontáveis outros distúrbios.

O PAPEL DAS FLORES

O contato com as flores, nas primeiras horas do dia, refresca e energiza o sistema humano da maneira mais agradável e benéfica possível. As flores não são apenas visualmente atraentes, elas também têm um elo psíquico com a mente humana. A flor é a parte mais evoluída da planta, a essência da planta. É voltada para a flor que a planta inteira germina, cresce e se desenvolve. A flor é a parte que reproduz a planta inteira em sua microcósmica forma de semente.

As flores são a parte sáttvica da planta e o contato com elas, logo antes do amanhecer e nas primeiras horas da manhã, carrega o espírito humano com energia sáttvica.

As flores podem ser divididas em duas grandes categorias, com base na cor e no aroma. Ao primeiro grupo pertencem as flores que possuem cores fortes mas pouco ou nenhum aroma. O segundo grupo é formado pelas flores relativamente incolores que, mesmo assim, têm uma fragrância forte. O propósito da cor e do aroma é atrair insetos para a polinização, o mais sáttvico dos propósitos — pois é a polinização que mantém o elo do crescimento da consciência.

A cor das flores reflete a cor da estação e, contemplando esses matizes sazonais da natureza, o sistema nervoso humano se sintoniza com a energia do momento. O mesmo é verdadeiro para a fragrância do pólen, que, estimulando nosso sistema olfativo, é um fator no processo de sintonia do nosso sistema nervoso com a energia do momento.

O pólen também contém complexas combinações de substâncias químicas que fornecem ao nosso organismo uma energia sáttvica altamente concentrada, sob uma forma que é diretamente assimilável pelos tecidos.

É costume usar flores como oferenda a Deus. A flor, por causa de sua fragrância, simboliza a forma mais pura do elemento terra. O corpo humano é feito de terra — a pele, a carne, os ossos, os cabelos, os nervos e os vasos; tudo isso pertence ao elemento terra.

O frescor e a delicadeza das flores também servem como elo psíquico entre o ser humano e a planta. A literatura está repleta de louvações às flores e os poetas não se cansam de comparar as glórias florais com as fantasias humanas. As flores também exercem um efeito imenso sobre a sexualidade humana, aumentando o vigor e o prazer em ambos os sexos.

Do mesmo modo, há centenas de doenças que são curadas pelo uso de flores junto ao corpo. Uma pessoa que carrega consigo buquês e ramalhetes de flores vê amplificado o magnetismo e brilho de sua aparência, dissipadas as más influências, aumentada sua energia sexual, banidas as doenças e ampliada a abundância. Essas razões já seriam suficientes para as flores se tornarem uma parte da nossa vida cotidiana.

As flores coloridas também ajudam o organismo humano, absorvendo a corrente expansiva de energia irradiada pelo corpo e restituindo sua própria coloração ao sistema. As flores também captam as vibrações emocionais humanas. Elas permanecem vivas por tempo mais longo quando bem tratadas e atendidas.

As flores perfumadas têm um maior efeito mágico e são mais sensíveis às vibrações humanas; sua cor geralmente é muito suave e, em termos visuais, mais tranqüilizadora que a das flores brilhantes, o que as torna extremamente agradáveis e benéficas.

De todas as flores, o lótus é a mais benéfica. Das flores comumente disponíveis nos Estados Unidos, a rosa silvestre é a melhor. Ela não só proporciona aromas e visuais, como também suas pétalas são comestíveis e, quando misturadas com açúcar e cardamomo e mantidas na luz solar direta numa jarra de vidro selada durante quarenta dias, proporcionam um bom tônico que tranqüiliza a química do corpo e é nutritivo para o coração. A imagem e o aroma das rosas, por si só, são um tônico para os corações perturbados e para todos os que sofreram sérias doenças cardíacas. A água de rosas usada no alimento também tranqüiliza o coração; ela é indicada na limpeza dos olhos, previne muitos distúrbios oculares e ajuda a manter alcalina a química do corpo. Acrescentar algumas gotas de água de rosas à água potável ajuda os tecidos do aparelho digestivo.

CAPÍTULO 4

Energizando o Corpo por meio da Massagem

Poucas práticas diárias oferecem tantos benefícios prazerosos — ou tantos danos potenciais — como a massagem matinal. Quando feita de acordo com as leis naturais da anatomia humana e do fluxo de energia, a massagem rotineira energiza e faz vibrar simultaneamente a pele, os músculos e os nervos.

O calor e a vitalidade do corpo aumentam à medida que o coração e o sistema circulatório começam a fornecer oxigênio puro e energia vital para todas as partes do organismo — ao mesmo tempo que lavam os gases tóxicos e as substâncias químicas.

No entanto, poucas práticas são tão potencialmente prejudiciais quanto uma massagem que vai contra os princípios sobre os quais o corpo humano foi construído. Qualquer prática que crie sensação de dor eleva automaticamente o nível de tensão e resistência do organismo, abrindo caminho para desequilíbrios estruturais. Danos permanentes podem resultar de técnicas impróprias de massagem.

Mas a massagem, quando executada adequadamente, ajuda o corpo a ficar leve, ativo e enérgico. A massagem regular, mesmo uma vez por semana, impede o desenvolvimento da maioria das doenças de pele — incluindo eczema, bolhas, sarna e seborréia. E também a massagem aumenta a inteligência, a presença de espírito, o vigor, a vitalidade sexual (o sêmen), a autoconfiança e a beleza.

POR QUE MASSAGEAR COM ÓLEO?

De todas as práticas de massagem, aquelas que envolvem o uso de óleos são as mais benéficas. O corpo nunca deveria ser massageado a seco, porque nesse caso são produzidos atrito, calor e dor, que prejudicam o organismo e perturbam o equilíbrio dos gases no corpo. O óleo suaviza a pele, lubrifica-a evitando o atrito, distribui uniformemente o calor e garante camada de proteção, força e resistência contra os extremos de temperatura no ambiente — bem como às súbitas mudanças de pressão.

O óleo impede o ressecamento da pele, aumenta sua flexibilidade e durabilidade e evita muitos efeitos do envelhecimento precoce.

Os hindus rotineiramente passam óleo no ânus, nos órgãos genitais, no nariz, nos olhos, nas orelhas e no umbigo, num processo tanto de limpeza quanto de lubrificação — assim como qualquer usuário de uma máquina põe óleo regularmente nos mecanismos para impedir que o atrito estrague rápido demais as partes custosas do equipamento.

O óleo é fogo puro, pura energia calórica. Se você colocar uma mecha de algodão num pires cheio de óleo e a acender com um fósforo, o óleo queimará sem deixar resíduos. Nesse caso, na forma líquida, está concentrada a energia do calor — o fogo. O óleo dissipa o atrito porque conduz o calor prontamente, sem evaporar.

Para a massagem ser a mais macia possível, as mãos devem estar cobertas com uma fina camada de óleo e algumas gotas de óleo devem ser espalhadas na parte do corpo a ser massageada. Desse modo, é possível fazer movimentos macios e regulares — sem a dor da fricção a seco ou o roçar dos pêlos do corpo.

Os princípios da massagem

Ao seguir os contornos e fluxos naturais do corpo assegura-se a massagem mais eficaz possível. Já quando se trabalha contra eles, são criados o desequilíbrio e a doença.

Para compreender o corpo, tudo o que se precisa fazer é olhar para a formação e função da musculatura. Para esse fim, o organismo pode ser dividido em três grandes regiões: primeiro, o torso e a cabeça — a região que vai da base da coluna vertebral até o topo da cabeça; em segundo lugar, a região que vai da pelve até os dedos dos pés; e em terceiro, a região que vai das clavículas até os dedos das mãos.

A forma dos músculos da primeira divisão — do crânio ao cóccix — é arredondada e a energia flui de cima para baixo e de baixo para cima. No segundo setor, a energia desce da pelve para os pés, pois o corpo é empurrado, por intermédio das pernas, contra a terra e a força da gravidade. Essa é a parte do corpo projetada para exercer a função de empurrar. Na terceira seção, ombro, braço, cotovelo, antebraço, punho, palma e dedos formam um todo coordenado que atrai a energia para dentro do corpo. Essa é a seção do puxar. Nessas duas regiões, segunda e terceira, a formação da musculatura é linear e a energia flui do torso para baixo ou para fora.

Embora as mãos sejam usadas para atrair energia para dentro do corpo, as pontas dos dedos descarregam uma grande quantidade de energia. Há muitos milagres relacionados com a sensação do toque e com a transferência de energia, através das pontas dos dedos, de uma pessoa para outra (ou de Deus para uma pessoa, como pintou Michelangelo no teto da Capela Sistina). E as pontas dos dedos sempre apontam o caminho.

O óleo deve ser aplicado de acordo com a estrutura de cada uma dessas três grandes divisões. Quando se trabalha na parte frontal do torso, as mãos devem mover-se para baixo, do rosto para o pescoço, o peito, o abdome, a cintura. Nas costas, porém, as mãos devem mover-se para cima, da base da coluna vertebral até o topo do crânio, e para fora na área da caixa torácica.

A massagem da segunda divisão começa na região do umbigo, na frente, e na junção de coluna e pelve, atrás — e desce pelos dois lados até os dedos dos pés. Do mesmo modo, a massagem da terceira divisão começa nas clavículas e segue para fora e para baixo até as pontas dos dedos das mãos.

Se a massagem da porção posterior do torso for iniciada no pescoço, descendo ao longo da coluna até a pelve, a energia é atraída para baixo com as mãos. A maioria dos jogos sexuais começa dessa maneira, com carícias na parte de trás do crânio e as mãos descendo gradualmente. Esse fluxo de energia funciona de modo contrário aos princípios da massagem e não deveria ser usado, exceto na atividade sexual.

A aplicação de óleo na junção entre coluna e crânio acalma todo o sistema nervoso, fortalece a memória e melhora a visão. A aplicação no topo do crânio, perto das têmporas, seguida por massagem de toda a cabeça, também é muito benéfica para a memória, a visão, a audição e a saúde do cabelo e do couro cabeludo. O óleo pode ser aplicado na região do coração e umbigo, axilas, região púbica, panturrilhas e solas dos pés. Uma atenção específica a esses cruciais centros de energia vitaliza todo o corpo.

QUAIS ÓLEOS USAR?

Há diversos óleos que podem ser usados na massagem:

Óleo de mostarda: Óleos orgânicos e prensados a frio são melhores em todos os casos, pois tudo o que aplicamos na pele acaba sendo parcialmente absorvido pelo corpo, através dos poros. O óleo de mostarda é extremamente benéfico porque tem o poder de limpar os poros. Esse é o único óleo que pode ser aplicado nos olhos sem causar danos; nenhum outro óleo, exceto o de sândalo e de amêndoa, deveria ser usado no nariz, orelhas, garganta, ou no ânus e órgãos genitais. O óleo de mostarda possui também uma grande capacidade de fortalecer a pele e aumentar a pigmentação.

Óleo de oliva: Este é outro óleo orgânico com muitos atributos positivos. Ele é particularmente útil para as pessoas que vivem em climas frios, pois torna o corpo saudável e mais receptivo à radiação solar. Também é benéfico para idosos, doentes e bebês debilitados.

Óleo de gergelim: Este é um bom óleo de massagem, e usado como base na fabricação de preparados especiais para massagem. Certifique-se de estar comprando apenas o óleo de sementes de gergelim preto. O óleo de sementes de gergelim branco, quando aplicado nos cabelos, torna-os precocemente grisalhos, enquanto o óleo de sementes de gergelim preto absorve mais prana (energia vital).

Óleo natural e óleo mineral: Embora aceitáveis, são substitutos inferiores aos óleos com base vegetal.

Óleo para bebês: Estes óleos em geral são inorgânicos e, invariavelmente, seu perfume não é natural.

FÓRMULAS DE ÓLEOS

Eis algumas combinações de óleos destinadas a massagens específicas:

Massagem geral do corpo: A 950ml de óleo de mostarda acrescente 30ml de óleo (não a essência) de sândalo. Se o problema for de pele seca, acrescente três colheres de sopa de óleo de germe de trigo. Para massagear um homem, acrescente uma pitada de curcuma a fim de aumentar a virilidade. Aqueça a curcuma numa pequena porção de óleo de mostarda, até ela dissolver. Filtre, esprema e depois adicione à mistura.

Massagem na cabeça: Misture 470ml de óleo de mostarda com 30ml de óleo de sândalo e 60ml de óleo de amêndoa. Essa mistura é excelente para a memória, presença de espírito e inteligência.

Para regiões do corpo afetadas por insensibilidade, frio e má circulação: Misture 15ml de óleo de gualtéria e 15ml de óleo de eucalipto com 30ml de óleo de oliva e 950ml de óleo de mostarda. Essa mistura fornece calor e estimula o fluxo de energia.

Massagem para resfriado do peito: Aqueça 950ml de óleo de mostarda em fogo médio, acrescentando dois dentes de alho quando o óleo estiver quente. Deixe o alho carbonizar completamente. Espere esfriar e então massageie sobre a região do peito com uma pitada de sal. Essa mistura pode ser guardada para uso posterior, num frasco vermelho.

Mulheres jovens: Em vez da mistura de óleo de mostarda, que produz calor, as mulheres jovens devem ser massageadas com uma mistura preparada com 950ml de óleo de semente de gergelim preto ou óleo puro de coco, combinado com 30ml de óleo de sândalo.

Mulheres com mais de 40 anos: Use a mesma mistura básica descrita acima para as jovens, acrescentando 30ml de óleo de amêndoa para fornecer proteínas à pele.

Mulheres com mais de 50 anos: Misture 475ml de óleo de gergelim preto com igual quantidade de óleo de coco, acrescentando 30ml de cada um dos seguintes óleos: sândalo, germe de trigo e amêndoa.

Recém-casados e jovens: A 950ml de óleo de coco adicione 475ml de óleo de jasmim orgânico, 30ml de óleo de amêndoa e 15ml de óleo de germe de trigo.

Para excesso de calor corporal: Óleo de gergelim preto e óleo de essência de rosa.

Para o cabelo feminino: O óleo de *Bhringraj* (importado da Índia) fortalece, faz crescer e intensifica a cor.

Como os óleos têm a capacidade de absorver e armazenar os efeitos das freqüências luminosas quando conservados em frascos de diferentes cores, as misturas devem ser conservadas em frascos coloridos expostos à luz solar direta durante quarenta dias para produzir efeitos especiais. Essa prática é descrita em detalhes na seção "Tratamento com luz" do capítulo "Remédios Caseiros".

Resumindo, um óleo conservado num frasco vermelho adquire uma natureza mais quente; o mesmo óleo, conservado num frasco azul, torna-se mais frio. Quando um calor extra é necessário, mantenha as misturas para massagem geral, para área afetada por insensibilidade e frio e para resfriado num frasco vermelho (ou prepare as misturas usando óleo que tenha sido conservado num frasco vermelho). O efeito resfriador da luz azul é adequado para as misturas destinadas à massagem na cabeça e ao excesso de calor no corpo.

MASSAGEM NA CABEÇA

O óleo aplicado à cabeça é absorvido pelas raízes dos cabelos, as quais, por sua vez, estão ligadas com as fibras nervosas que levam diretamente ao cérebro. O óleo fortalece os cabelos e reduz o ressecamento — responsável pelo cabelo quebradiço e por muitos distúrbios do couro cabeludo. A massagem no couro cabeludo também ajuda a prevenir a queda de cabelos.

A massagem na testa acalma o organismo e cria sensações agradáveis no cérebro, fazendo a pessoa se sentir leve e "voando alto". Também aumenta os poderes de visão e concentração.

A massagem nas têmporas melhora a vista e cria um estado centrado de percepção consciente.

A massagem nas sobrancelhas relaxa todo o corpo e é especialmente benéfica para os olhos.

As massagens em geral melhoram a circulação e estimulam o relaxamento. E a massagem na cabeça, em especial, melhora o suprimento de oxigênio puro para o cérebro, bem como o nível de energia prânica. Ao relaxar os músculos e nervos, essa massagem elimina a fadiga do organismo. A massagem na cabeça deveria ser incluída na programação diária.

Qual óleo usar: Para a massagem na cabeça, os homens deveriam usar, se possível, uma mistura na proporção de 1:32 de óleo de sândalo e óleo de mostarda (15ml de óleo de sândalo — *não a essência de sândalo* — para 480ml de óleo de mostarda). Os óleos de oliva ou de gergelim preto também podem ser usados. As mulheres obterão melhores resultados para o cabelo e o couro cabeludo usando óleo de coco; o óleo de jasmim (repito, *não a essência*) também é muito benéfico.

MASSAGEM NOS PÉS

Uma simples massagem com óleo de mostarda nos pés toda noite, antes de se deitar, cura o entorpecimento dos pés, previne as rachaduras causadas pelo frio e a pele escamada, reduz ou elimina as infecções causadas por fungos e bactérias, diminui a agitação e estimula o sono profundo.

Segundo as antigas *Shastras* (escrituras) hindus, "As doenças não se aproximam de quem massageia os pés antes de dormir, assim como as serpentes não se aproximam das águias".

Simplesmente siga os contornos naturais dos pés.

MASSAGEM DE LIMPEZA

A medicina popular hindu desenvolveu uma prática que combina os melhores elementos da limpeza do corpo com todos os benefícios da massagem diária. Esse processo é conhecido como *ubtan*.

Faça uma pasta com uma xícara de grão-de-bico ou farinha de trigo integral, meia xícara de óleo de mostarda e uma colher de chá de curcuma. Depois de misturar muito bem, acrescente água suficiente para formar uma pasta com consistência de massa de bolo leve. A pasta de ubtan deve ser aplicada sobre todo o corpo, incluindo os cabelos. Quando a mistura começar a secar e rachar, ela deverá ser removida por esfregação — seguindo os mesmos princípios de movimento descritos acima.

De acordo com a medicina popular hindu, a aplicação de ubtan cura os distúrbios causados pelo desequilíbrio dos mucos, aumenta o sêmen, amplia a força e o vigor, estimula a circulação e cura doenças e infecções da pele. O uso do ubtan no rosto relaxa os músculos da mandíbula e das bochechas e proporciona um aspecto saudável e livre de impurezas.

Assim como o sabonete é o maior inimigo da pele (porque remove os óleos e substâncias químicas naturais tão necessários e desidrata os poros), assim o ubtan é o grande limpador e amigo da pele. A curcuma adicionada à mistura fornece iodo sob uma forma que pode ser absorvida diretamente através da pele, estimulando os nervos em todo o organismo. O óleo e a farinha limpam e lubrificam — e o óleo dá maciez e brilho.

De início, a aplicação dessa pasta retira do organismo o excesso de calor, em grande parte devido à presença do iodo na curcuma. A esfregação, iniciada depois que a pasta começou a secar, restaura a temperatura normal e atrai energia renovada para a superfície de todo o organismo.

Como veremos no capítulo sobre o sêmen, este é transportado pela corrente sangüínea por todo o corpo — sendo levado até a próstata e os testículos, e por eles expelido, apenas quando acionado pela glândula pituitária, no cérebro. De acordo com a medicina popular hindu, o *bindu* (como o sêmen é conhecido) é responsável pelo brilho intenso (*ojas*) que aparece no rosto das criancinhas e dos adultos saudáveis. Com a aplicação de ubtan, o sêmen é fortalecido e as doenças de pele e todos os três elementos da química corporal são curados no devido tempo.

QUEM NÃO DEVE RECEBER MASSAGEM?

As pessoas que estão com febre não deveriam ser massageadas, nem aquelas com constipação ou acometidas por vômitos. Quem tomou purgativos ou se envolveu com a prática *basti* da *kriya yoga* também deveria evitar a massagem.

A MASSAGEM E A LINFA

A massagem trabalha diretamente com os três sistemas circulatórios do corpo humano: sangüíneo, nervoso e linfático. O sistema linfático é o mais diretamente beneficiado pela massagem apropriada, e o mais facilmente prejudicado por técnicas inadequadas.

Para compreender a importância da linfa na massagem, é necessário entender as funções desse complexo sistema de gânglios e vasos. O sistema linfático restaura nos espaços intercelulares a proteína perdida pelos capilares sangüíneos, e transfere para o sistema circulatório sangüíneo as gorduras e fluidos absorvidos pelos intestinos.

O sistema linfático também ajuda na circulação do sangue, drenando o excesso de líquido da corrente sangüínea e facilitando a carga de trabalho do coração. Também é o sistema linfático que proporciona uma linha de defesa para o corpo, por intermédio de seu exército de linfócitos, fagócitos e tecidos produtores de anticorpos.

Esse sistema complexo e essencial pode ser estimulado para um funcionamento mais saudável por meio de exercícios, compressão dos nodos individuais (ou pontos de pressão, como são chamados), pela aplicação de calor (fomentação) e pela respiração (práticas de respiração profunda).

Ao estimular o fluxo linfático e gerar calor por meio da fricção e da aplicação de óleos, a massagem limpa e vitaliza o corpo sem causar o acúmulo de toxinas e o cansaço que freqüentemente acompanha o exercício. Basta essa razão para que a massagem seja ideal para as pessoas mais velhas, cujo corpo já não mais consegue repor prontamente os fluidos vitais perdidos no exercício enérgico, nem suporta um esforço sobre músculos e tendões enfraquecidos pela idade.

O aumento do fluxo linfático reduz a pressão sangüínea, enquanto o alívio das dores e tensões promove um padrão respiratório mais profundo e mais natural.

A massagem regular relaxa o organismo e ajuda a digestão, mantendo o adequado equilíbrio e circulação dos gases e fluidos corporais.

Maiores informações sobre o assunto podem ser encontradas em meu livro *Ayurvedic Massage*.

CAPÍTULO 5

Banho: Um Caminho para a Vitalidade

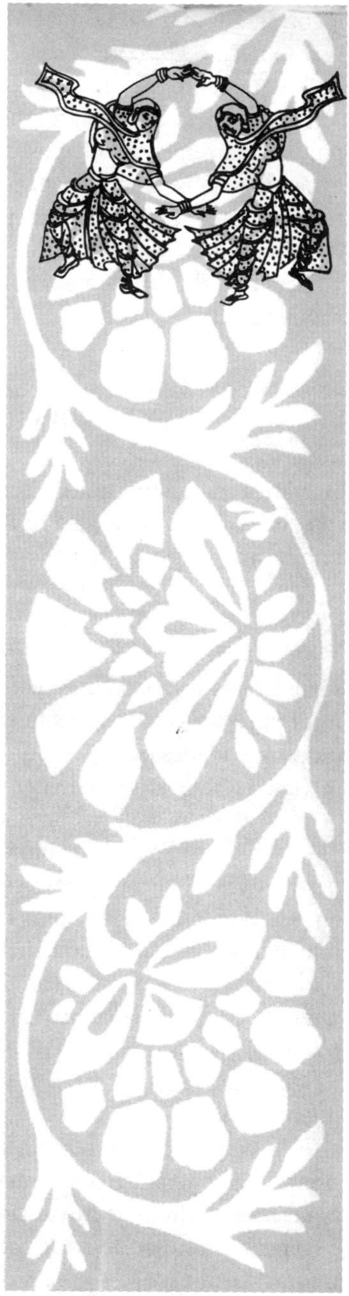

Com exceção do funcionamento dos intestinos, nenhuma outra ação ajuda tanto a estabelecer o tom vibracional correto para o dia quanto o banho no começo da manhã.

O banho diário purifica a mente e o corpo, aumenta o sêmen, promove a longevidade, alivia a fadiga, detém a transpiração, aumenta a força, proporciona o brilho vital da saúde, remove o sono, dissipa a irritação, elimina comichões e aplaca a sede crônica.

As virtudes do banho são inúmeras. Bom para todos os órgãos motores e órgãos sensoriais, o banho purifica os nervos, cura o embotamento e a sonolência, dissolve a tristeza, cria sublimidade, aumenta o entusiasmo e fornece energia vital ao sistema. Quantas coisas boas provêm de uma simples rotina diária!

Como ocorre com todas as práticas, o banho pode criar tantos problemas quantos resolve, se abordado de maneira incorreta. Tomar banho mais de duas vezes por dia deve ser evitado, pois isso sobrecarrega o organismo. Do mesmo modo, devemos evitar o banho com água muito quente ou muito fria.

Os banhos com água fria aumentam a quantidade de frio nos nervos e podem acarretar vários tipos de dor muscular. O calor do banho quente expande os músculos, tornando-os gradualmente frouxos e flácidos. Os efeitos dessas duas práticas talvez não sejam sentidos na juventude; mas, se elas forem continuadas, certamente seus efeitos irão manifestar-se mais tarde na vida, em geral sob a forma de fraqueza, cãibras, problemas renais e deficiência de sêmen.

A TEMPERATURA DO BANHO

A prática mais importante a ser seguida antes do banho matinal é permitir que a temperatura da pele se iguale à temperatura ambiente do banheiro. Súbitas mudanças de temperatura criam distúrbios orgânicos e sempre deveriam ser evitadas. A temperatura do corpo e a do ambiente devem ser iguais — bem como a temperatura da água do chuveiro ou da banheira.

A temperatura da pele aumenta depois do sono, da defecação, do ato sexual, da refeição, do exercício e da massagem. É necessário, portanto, permitir um intervalo de aproximadamente 30 minutos depois de qualquer uma dessas atividades para que a temperatura da pele se aclimate. Uma vez normalizada a temperatura do corpo, pode-se tomar banho.

Os sistemas médicos hindu e grego louvam as virtudes da água morna para o banho. Prescrever uma faixa de temperatura específica para cada pessoa seria tolice. Algumas pessoas têm uma quantidade excessiva de calor em seu organismo (especialmente as pessoas dominadas por *pitta*) e requerem, em compensação, uma quantidade de frio; enquanto outros têm demasiado frio (os dominados por *kapha*) e fariam bem em tomar banhos mais quentes. O Capítulo 8 introduz os princípios da dieta e discute esses tipos psicológicos em detalhe. Por enquanto, pode-se dizer que as pessoas "de sangue frio" precisam de banhos mais quentes que as pessoas "de sangue quente".

As pessoas que se sentem incomodadas pelo calor excessivo deveriam tomar banho com água levemente abaixo da temperatura do ar, enquanto aqueles que sofrem de frio deveriam utilizar água ligeiramente mais quente. Se a pessoa sofre de dores de cabeça, embotamento ou sonolência, a temperatura do banho deve ser reduzida. De maneira alguma a água deve ser quente a ponto de provocar condensação no espelho do banheiro (um aferidor excelente) ou fria a ponto de arrepiar a pele.

O uso de água mais fria que a temperatura ambiente é especialmente recomendado em dois casos: nos meses quentes do verão e quando a pessoa perdeu energia devido ao prazer sexual prolongado e excessivo. Banhos com água fria e com água moderadamente fria são benéficos para as pessoas com distúrbios do couro cabeludo e embotamento e sonolência habituais.

A pessoa pode experimentar banhar-se em água de morna para quente durante quinze dias seguidos; depois em água morna, por igual período; e finalmente uma quinzena com água moderadamente fria e outra com água fria. Essa prática permite estabelecer rapidamente qual é o melhor para o seu organismo. O melhor indicador da temperatura certa do banho é o estado da pessoa depois de se enxugar. Se ela se sente refrescada, revigorada, animada e inspirada, a temperatura do banho foi adequada.

A temperatura pode ser considerada conveniente quando nos sentimos refrescados e enérgicos, comemos e digerimos adequadamente, nossos intestinos mantêm um funcionamento regular e temos um corpo saudável.

PROCEDIMENTOS NO BANHO

Antes de entrar no chuveiro ou na banheira, lavar os pés, depois as mãos e então despejar a água do banho (se for um banho frio ou moderadamente frio) sobre a cabeça. Os dois primeiros passos removem o maior acúmulo de sujeira e substâncias químicas nocivas, enquanto o terceiro previne dores de cabeça.

Se a temperatura da água é diferente da temperatura do ar, expor o corpo devagar, começando com os pés e subindo gradualmente.

Se antes do banho a pessoa aplicou óleo ou pasta de óleo com farinha no corpo, nenhum agente de limpeza adicional será necessário. Mas se não é esse o caso, os produtos de limpeza orgânicos são sempre preferíveis a detergentes, sabonetes e xampus. Com poucas exceções, os sabonetes comerciais contêm lixívia cáustica. A pele absorve os produtos químicos através dos poros e tudo que eles contêm acaba chegando aos órgãos. Além disso, praticamente todos os produtos de limpeza — sintéticos e orgânicos — removem os óleos vitais da pele, do couro cabeludo e do cabelo. O corpo é forçado a repor esses óleos à custa de energia adicional.

Se você utiliza um produto de limpeza comercial, aplique óleo de mostarda ou de oliva à pele, antes de se vestir, para aliviar o ressecamento.

Cantar ou cantarolar "zumbindo" no chuveiro ou na banheira provou ser uma prática muito benéfica. Em especial, zumbir (isto é, emitir apenas a sílaba "hummm") ajuda a uniformizar a temperatura do corpo.

Enquanto você se banha, esfregue o corpo de maneira uniforme, rítmica. Essa esfregação é bastante facilitada pelo cantar ou zumbir. Os "cantores de banheiro" são famosos na Índia. Lá, a pessoa que não canta é logo assediada por perguntas aflitas sobre seu estado de saúde. A vontade de cantar ou zumbir só desaparece quando há transtorno físico ou mental.

Banheira ou chuveiro: qual é melhor? A principal desvantagem dos banhos de banheira é a sensação de relaxamento, que facilmente pode levar ao sono, o qual, por sua vez, aumenta a temperatura do corpo. Por outro lado, banhos de banheira são bons para pacientes com enfermidades abdominais e hemorróidas. O chuveiro previne o sono e geralmente é uma maneira melhor de se banhar.

Depois do banho

Ao sair da banheira ou chuveiro, o corpo deve ser enxugado imediatamente. Uma esfregação vigorosa com uma toalha grossa e felpuda (sempre de algodão) melhora a circulação e energiza o organismo.

Deve-se sempre vestir roupas limpas depois do banho, pois do contrário entra-se em contato com vibrações e cheiros antigos. É impossível uma pessoa se sentir tão confortável em roupas usadas e sujas quanto se sente em roupas limpas e frescas. Se for necessário vestir roupas já usadas, pelo menos a roupa de baixo deve estar limpa. Esses artigos não devem ser usados mais de um dia sem lavar.

Quando não se banhar

Para a manutenção da boa saúde, o banho diário é essencial em quase todos os casos; mas há exceções.

Pacientes com febre devem evitar o banho. As infecções de ouvido impedem o banho, bem como os transtornos gástricos e a constipação.

O banho também deve ser evitado quando a narina esquerda ou ambas as narinas estiverem funcionando.

OUTROS CUIDADOS COM A HIGIENE PESSOAL

Além das práticas abordadas na limpeza preliminar, há vários outros procedimentos que deveriam ser seguidos para assegurar o funcionamento mais eficaz do sistema corporal.

Lavagem dos pés: Antes e depois de comer, a pessoa deveria lavar os pés, bem como as mãos e o rosto. Também ao chegar de uma saída longa ou curta, ela deve imediatamente tirar os sapatos e as meias e permitir que a temperatura dos pés se iguale à temperatura do ar. Sandálias abertas são o melhor tipo de calçado e deveriam ser usadas sempre que possível. Depois que os pés alcançaram a temperatura ambiente, lavá-los com água moderadamente fria. Essa prática aumenta a vitalidade e cria bons sentimentos no coração. Lavar os pés três ou quatro vezes por dia (antes e depois das refeições e antes de dormir) é muito benéfico. Lavá-los antes de ir para a cama ajuda a ter um sono profundo.

Corte de cabelo: Os homens deveriam cortar o cabelo toda semana — ou, pelo menos, todo mês. Mas as mulheres não deveriam cortar os cabelos, porque elas precisam da energia solar extra que é recebida por meio dos cabelos ao longo do dia. Homens e mulheres deveriam manter o cabelo sempre limpo e nunca permitir que ficasse ressecado.

Xampu: O cabelo deve ser mantido sempre limpo e cheio de óleos naturais. O ressecamento provoca perda de energia elétrica, enfraquece a memória e estimula as fantasias. Uma mistura de óleo de mostarda e farinha de grão-de-bico aplicada nos cabelos pouco antes do banho, limpa os óleos. O iogurte também serve como um excelente limpador natural dos cabelos. Em nenhum caso os preparados comerciais deveriam ser usados.

Penteação: Esta prática mantém a parte superior da cabeça livre de sujeira; o pentear freqüente (muitas vezes por dia) é benéfico para a saúde geral e para a visão, porque atrai o fluxo de energia elétrica para a porção superior da cabeça, assim como tocar um gato produz cargas elétricas. A prática freqüente da penteação é especialmente recomendada para os idosos.

Pentes feitos de madeira são bons para a vista; de chifre, para os cabelos; de prata, para o coração; e de ouro, para o cérebro. Deixar que as crianças nos penteiem os cabelos também é extremamente benéfico. A prática de correr os dedos pelos cabelos é desaprovada porque desperta as energias sexuais e estimula as fantasias, por meio do aumento da função da glândula pituitária. Se não houver pente disponível, dê palmadinhas nos cabelos.

Unhas: As unhas devem ser aparadas e limpas para se obter seu crescimento adequado e um visual mais agradável.

Já que a natureza da energia no planeta varia de um dia para o outro, certos momentos são mais benéficos do que outros para se realizar essas funções de higiene pessoal. Os hindus acreditam que os homens devem fazer a barba somente às segundas, quartas e sextas-feiras. As mulheres devem aparar o excesso de pêlos do corpo em intervalos de cinco dias. Ambos os sexos devem evitar o corte de qualquer pêlo do corpo ou do cabelo às terças e quintas-feiras e nos fins de semana. Aparar as unhas deveria ser feito nos mesmos dias que o barbear ou depilar.

Diz-se que fazer a barba ou cortar os cabelos nas terças-feiras resulta em ferimento corporal; nas quintas-feiras, perda de dinheiro ou do emprego; nos sábados, sofrimento e doenças nos filhos; nos domingos, medo de humilhação. Além disso, diz-se que a pessoa deve evitar lavar roupa nas quintas-feiras e só lavar os cabelos com água pura e limpa.

Para os olhos

Os olhos são órgãos delicados e sensíveis que se ferem e enfraquecem facilmente — eles só saram com o tempo e com cuidados especiais. O maior inimigo da boa visão são as mudanças súbitas de temperatura, tais como um banho de sol seguido de esguichos de água fria nos olhos ou uma sauna seguida de chuveiro frio. Apertar os olhos e forçá-los a fim de conseguir enxergar objetos distantes também prejudica a vista, bem como dormir durante o dia e resistir ao impulso natural de dormir à noite. (Por essa última razão, a pessoa que está fazendo jejum de sono deve fechar os olhos para relaxá-los naqueles momentos em que se sente desperta e alerta, e caminhar ou mover-se quando se sente sonolenta. Sob circunstâncias normais, não se deve fazer jejum de sono mais do que duas vezes num mês lunar, isto é, nas noites de lua nova e lua cheia.)

O choro excessivo estraga a vista, como também a tristeza, a raiva e a repressão emocional. As lágrimas de tristeza são ácidas e prejudiciais aos olhos. As lágrimas de alegria limpam os olhos e a cabeça. Prazer sexual excessivo, ferimento físico, consumo excessivo de vinagre e frutas cítricas e ingestão de muitos alimentos produtores de gases também causam problemas visuais. A pessoa que resiste à vontade natural de urinar, defecar, arrotar e tossir sofre igualmente de problemas oculares. Tanto o vômito excessivo quanto a repressão do vômito levam a distúrbios oculares, como também andar por lugares poeirentos, permanecer perto de água quente (expondo os olhos ao vapor), exposição a gases tóxicos, repressão do choro e distúrbios biliares.

Em geral, os olhos sempre deveriam ser poupados da fumaça, do ar de má qualidade, do choro em excesso e do uso excessivo de bebidas alcoólicas (que fazem os olhos ficar raiados de sangue e o globo ocular perder seu brilho natural e sua capacidade de refletir a luz). A pessoa nunca deve tentar ver objetos minúsculos sem ajuda de uma lente de aumento, nem escrever com letra pequenina. O indivíduo que permite que seu cabelo fique ressecado e sem óleo também prejudica seus olhos, como aquele que lê ao anoitecer e tarde da noite. Ler com luz artificial ou lampião de querosene provoca vista cansada. Andar num carro em alta velocidade deveria ser evitado sempre que possível, porque o ar em rápido movimento resseca os olhos.

Também há muitas maneiras de ajudar a preservar e melhorar a visão. Olhar objetos verdes é excelente e, por isso, trabalhar ou caminhar num jardim ou bosque ajuda os olhos. A pessoa também pode massagear a cabeça com diferentes compostos de acordo com a estação: pasta de sândalo no tempo quente, óleo de mostarda no tempo frio, óleos de coco e gergelim preto nas estações moderadas. A aplicação de pasta de sândalo na área entre as sobrancelhas também ajuda a visão, especialmente quando se adiciona cânfora e açafrão à pasta (os nervos absorvem as substâncias químicas voláteis da cânfora e o iodo do açafrão, estimulando e nutrindo diretamente o nervo óptico). Sempre que sentir os olhos cansados ou tensos, a pessoa deve lavar a boca três vezes com água fria — um excelente método preventivo!

O topo do crânio deve ser massageado diariamente com óleo para manter intacta a vista, ou pelo menos de duas a três vezes por semana. A massagem com óleo também deve ser feita imediatamente depois do corte de cabelo. Se aplicar *ghi* (manteiga bovina clarificada) no topo da cabeça enquanto come uma pequena porção de ghi e açúcar-cande, a pessoa trará grandes benefícios para seus olhos. Se o ghi for preparado com manteiga fresca e sem sal, a prática da massagem combinada com o ato de comer uma pequena quantidade de ghi aplacará os distúrbios da bílis e do sangue, aumentará *ojas* e o sêmen no organismo, transmitirá força a todo o sistema orgânico e fornecerá não só proteínas novas e utilizáveis como uma vitalidade natural. O ghi preparado desse modo tem uma natureza fria e é benéfico ao organismo.

Há uma ligação direta entre os pés e os olhos, por meio de dois importantes nervos espinais. O uso de sapatos que não permitem que os pés respirem prejudica a função desses nervos e estraga os olhos (como também ocorre quando expomos os pés ao fogo ou outros tipos de calor excessivo). Manter os pés limpos ajuda a visão. Massagear os pés com pastas de argila, lama e hena também melhora a vista. A hena é especialmente boa, mas apenas para uso em climas quentes por causa de seu forte poder resfriador. Ao aplicar óleos e pastas nos pés, complementados de uma massagem suave, a pessoa estará regando a planta da boa visão e assegurando uma vista acurada mais tarde na vida.

Uma solução preparada com uma xícara de água misturada a uma colher de chá do pó das frutas secas *amla*, *harrar* e *bahera* (as três em medidas iguais) e conservada num recipiente de prata ou cobre durante a noite pode ser usada de manhã para lavar os olhos. Contra os efeitos naturais do envelhecimento, essa solução é o melhor remédio para a vista. Lavar a cabeça uma vez por semana com essa mesma solução também melhorará a vista, assim como um banho com a pasta feita da fruta seca amla.

Uma pasta de sementes de gergelim preto, massageada na cabeça antes do banho, melhorará a vista e acabará com a gastrite. Usar rapé uma ou duas vezes por mês também ajuda a visão, purgando as cavidades nasais e os lobos frontais do cérebro. Também é muito benéfico nadar com os olhos abertos em água límpida e sem tratamento (mas *nunca* se deve fazer isso em água clorada). Os pêlos do nariz nunca devem ser arrancados, porque isso representa uma grande tensão para os nervos e músculos do rosto, perturbando assim a visão.

Ler à luz de uma lamparina cujo combustível seja óleo de mostarda ou ghi é excelente para a vista.

No processo de envelhecimento, o calor interno do corpo vai diminuindo gradualmente. Isso, por sua vez, afeta o funcionamento de todos os sistemas, em especial os olhos. A pessoa que seguir algumas das práticas descritas acima, ou todas elas, poderá, se começar antes dos 40 anos de idade, salvar a visão por toda a sua vida, impedindo doenças ou acidentes graves.

Um último preparado para os olhos é *kajal*, a fuligem (pigmento negro de carbono proveniente de combustão) resultante de uma chama cujo combustível é ghi ou óleo de mostarda. Esse pó, quando aplicado na borda da pálpebra inferior, absorve a luz excessiva e proporciona um meio de assegurar que nenhuma intensidade destrutiva de luz chegará até os olhos.

SENTAR-SE DIANTE DO FOGO

Sempre que possível, a pessoa deveria dedicar a primeira parte do começo da manhã a sentar-se diante de um fogo feito com madeira natural, tendo o peito de frente para as chamas. O fogo contém íons eletricamente carregados que enchem a atmosfera próxima e entram no nosso sistema através das narinas e pulmões, transmitindo energia vital a todas as partes do organismo.

De frente para o fogo, os músculos do peito e o coração são inundados de calor, o que promove uma respiração regular e batimentos cardíacos lentos e regulares. O calor e os íons elétricos também permitem que o sangue se torne mais fino e, assim, penetre mais eficazmente nos tecidos. Todo esse processo estimula o fluxo apropriado de gases no organismo.

O fogo é o equivalente à luz do Sol, numa forma que é muito benéfica e facilmente utilizável — e um fogo de lenha é o melhor. Os santos da Índia, logo depois de se levantar, acendem um fogo e se sentam por uma hora antes de fazer as preces matinais. Eles sabem que as plantas, por meio do processo da fotossíntese, convertem a luz solar numa forma utilizável (a lenha).

Toda nutrição vem do Sol. Todos os alimentos são formados pelas plantas, que estão na base da cadeia alimentar. Mesmo os animais carnívoros consomem luz solar, que foi convertida em carne pelos animais herbívoros. E todas as plantas criam nutrimentos a partir das substâncias químicas do solo, da água e do dióxido de carbono do ar. Esses três elementos, quando combinados com a luz solar, criam os tecidos da vida.

Assim, a lenha é energia solar armazenada, e o fogo consegue libertar na atmosfera a luz e a energia da madeira.

CAPÍTULO 6

O Significado da Meditação

Os momentos mais preciosos da vida de uma pessoa vão desde o instante em que ela completa a limpeza matinal até os minutos seguintes ao raiar do novo dia. As ações que ela realiza no espaço desses poucos minutos ficam indelevelmente registradas no organismo, determinando o curso das 24 horas posteriores.

Purificado por dentro e por fora, o sistema orgânico converte-se num estado "em branco".

Quem usa com sabedoria esses momentos consegue construir um campo de energia capaz de funcionar como um escudo contra tudo, exceto contra as vibrações negativas mais fortes. E mesmo estas, quando penetram, perturbam a pessoa bem menos do que ocorre com os indivíduos que não usaram corretamente os preciosos minutos da manhã.

A pessoa que cumpriu as práticas matinais do despertar e da limpeza assegura que seu organismo está livre de dejetos e toxinas, e assim os benefícios produzidos são muito mais valiosos do que aqueles obtidos com um pouco mais de sono.

Mas o processo não acaba aqui...

No sono, as energias se dispersam por todo o organismo, revitalizando cada feixe de fibra muscular. Pelo mecanismo do sono, as energias drenadas pelas ações do dia são restauradas por esse processo primordial de cura.

Mas há dois órgãos que nunca param de trabalhar — o coração e o cérebro.

O que acontece com o coração? Essa incansável massa de tecido, do tamanho de um punho, trabalha incessantemente, bombeando o sangue vital através do organismo. Na raiva, bem como em todos os estados de extrema excitação, ele bate mais depressa. No sonho, devaneio e relaxamento, ele bate mais devagar. Mas o coração nunca pára. Enquanto houver vida, ele precisa trabalhar.

E quanto ao cérebro? O que acontece com esse complexo de tecidos nervosos que, estejamos acordados ou dormindo, dirige e controla as ações do nosso organismo? O cérebro nunca dorme. Durante a noite, mesmo quando o corpo relaxa, o cérebro continua a comandar. Além disso, ele precisa processar a sobrecarga sensorial do dia anterior, descarregando os desejos irrealizados por meio do mecanismo conhecido como "sonho".

O sono, a massagem e o exercício relaxam e estimulam o corpo a recuperar o tônus apropriado. Mas, o que se pode fazer pelo coração e pelo cérebro? Esses dois órgãos protegem o organismo humano enquanto existir vida. Se qualquer um deles for destruído, a morte sobrevém imediatamente.

Coração e cérebro, trabalhando juntos em harmonia, são as personificações da força preservadora do sistema humano. Mas mesmo o preservador precisa de repouso e relaxamento, uns poucos instantes em que sua carga de trabalho seja diminuída. Portanto, também esses dois órgãos precisam de repouso — para que cada uma de suas células possa ser permeada e carregada com as energias renovadoras da vida.

A desaceleração dos ciclos cardíacos e cerebrais ocorre somente quando a pessoa experimenta uma total absorção no momento presente e uma total concentração de energia. Nesse estado, todas as tensões e defesas são abandonadas e a energia liberada corre para o coração e o cérebro. Desacelera-se o ritmo da respiração e, com ela, o ritmo do coração. O cérebro fica centrado numa única percepção, ignorando todas as demais. As ondas cerebrais se desaceleram e sincronizam, enquanto os padrões desarmônicos se desvanecem.

Nesses momentos, não existe nada mais além daquilo que é percebido: o objeto da concentração. Não fluem pensamentos estranhos nem se registram sinais perturbadores vindos do corpo. A pessoa deixa de se preocupar com as coisas, pois a preocupação implica separação e nesse estado não existe qualquer separação. Não há vontade de falar, nem vontade de se mover, nem vontade de pensar, nem vontade de sentir, nenhuma vontade.

Mas, como se alcança esse estado?

Toda pessoa que está lendo este livro já experimentou esse estado pelo menos uma vez, porque é somente provando esse estado de bem-aventurança ilimitada que somos induzidos ao caminho da mudança pessoal e da evolução.

A causa pode ter sido qualquer uma: o relaxamento depois de completar um projeto árduo e longo; o encontro com uma nova pessoa; uma composição musical; um panorama majestoso; um livro de tema muito profundo; uma doença grave; uma droga. Qualquer uma dessas coisas pode ter sido o gatilho.

Qualquer que seja a causa, a pessoa que passou por essa experiência foi transformada para sempre, assim como toda a maneira de uma criancinha ver o mundo se transforma depois que ela dá os primeiros passos sozinha. E depois desse momento, a vida tem um único significado, uma única meta: voltar até ele, recuperar a bem-aventurança que foi sentida uma vez. Inutilmente, a pessoa repete os atos que a levaram até essa primeira experiência, mas sempre em vão. Aconteceu daquela vez, a pessoa logo percebe, justamente porque ela *não* estava buscando; pois inevitavelmente o ego se envolve sempre que se busca de modo consciente o estado de não-eu.

Inutilmente, a pessoa tenta tornar sua mente vazia, um vácuo. Mas a mente não é tão fácil de controlar. Por um momento, ocasionalmente, parece que a pessoa está quase chegando lá, pronta para dar o salto — e então a própria percepção de que está quase chegando lá puxa sua consciência de volta para o mundo das distrações. Ela se lembra da ocasião em que foi a certo lugar, ou do jantar agradável de ontem, ou dos sapatos novos, ou do gato arranhando a porta ou de uma conta por pagar. A lista é infindável, ela logo percebe.

Quanto mais fantasias surgem, maior é a sensação de frustração. E quanto maior a frustração, mais distante se torna o estado que é buscado.

Para essa pessoa, até esse momento, a meditação tem sido uma palavra sem valor pessoal — uma palavra "interna" que flutua periodicamente na corrente da consciência. Mas ainda só uma palavra. Agora ela retorna, trazendo consigo a luminosa promessa de que aqui pode estar a chave para abrir aquela teimosa porta dentro da mente, o portal que leva ao êxtase inefável.

No instante em que a meditação se estabelece na mente consciente, a pessoa começou uma longa e difícil busca. O buscador se defronta com centenas de livros, tratados, revistas, discos, fitas gravadas, imagens e até mesmo máquinas — todos prometendo oferecer o único caminho garantido para a iluminação.

Mas neles todos há uma mesmice depressiva, alguns *slogans* já muito explorados e bastante verborragia mística. Em parte alguma se descobre uma real compreensão da meditação. Poucos trabalhos enfatizam a importância de limparmos o corpo; poucos enfatizam a importância de nos levantarmos antes do amanhecer. Poucos, na verdade, chegam a explicar porque só devemos meditar quando estamos relaxados e de estômago vazio.

É muito freqüente os professores exigirem total subserviência, transformando seus seguidores em autômatos sem mente própria, fazendo lembrar, desagradavelmente, um batalhão de soldados.

A MEDITAÇÃO TÂNTRICA

O propósito do trabalho em si-mesmo é criar luz e incorporar a verdade em todos os pensamentos e ações. Criar luz significa dissolver as trevas, destruir o ocultismo e o misticismo. *Oculto* quer dizer, literalmente, escondido, ocultado da luz; *místico* quer dizer escondido, misterioso.

A antiga ciência da *tantra yoga* oferece métodos empiricamente comprovados para centrar a energia. Suas técnicas, quando praticadas ao longo do tempo, prometem uma lenta, porém genuína, evolução da energia psíquica.

A principal dessas práticas é o *tratak*.

A palavra tratak provém do sânscrito *trut*, o ato de chegar às lágrimas. Tratak é uma prática utilizada para excitar o nível da energia cerebral e concentrar todas as energias mentais num único centro de atenção visual. Embora o uso popular no Ocidente tenha transformado o tratak numa simples meditação diante de uma vela, o conceito original transmite muito mais do que a mera concentração numa chama.

Qualquer fonte de estímulo visual, próxima ou distante, sobre a qual o meditador consiga fixar o olhar sem piscar até que as lágrimas comecem a fluir pode ser usada como objeto de concentração. Tratak é o processo de criação de um estado de ponto focal único, centrando a atenção por intermédio dos olhos.

O tratak consiste em três estágios fundamentais: o relaxamento, que se alcança acalmando o organismo por meio da regulação da respiração; a concentração, na qual o meditador centra a atenção visual num objeto ou num ponto até que as lágrimas fluam; e a meditação, quando os olhos estão fechados e o objeto é visualizado tal como aparece na forma de pós-imagem retiniana.

A MENTE E OS SENTIDOS

Para compreender o tratak, primeiro é preciso ter uma sólida compreensão da natureza da mente em si e das correntes de energia que operam na consciência humana. Os yogues vêem a mente como um dos quatro atributos da consciência: *manas*, *buddhi*, *ahamkara* e *chitta*. Manas é a mente; buddhi é o intelecto; o ego é ahamkara; o ser — a essência da criatura humana — é chitta.

Tudo o que acontece manifesta-se dentro de um *continuum* de ações e interações. Os órgãos sensoriais são as janelas da mente (manas). Cada mensagem vinda do mundo dos fenômenos passa através dessas janelas para ser apresentada a buddhi (o intelecto) pela mente. O intelecto é o conselheiro que armazena tudo o que aconteceu nas experiências passadas e todas as possibilidades contidas no futuro. Ele está cônscio dos aspectos positivos e negativos de tudo o que a mente apresenta, e sua percepção sempre ocorre por intermédio de uma moldura tridimensional de passado, presente e futuro.

Como um amigo honesto, buddhi guia o organismo humano ao mesmo tempo em que permanece desapegado de todas as coisas; um juiz amistoso, mas imparcial.

Ahamkara (o ego) é quem identifica e age. Enquanto o intelecto julga, ahamkara age conforme esses julgamentos, negando o que for inaceitável e passando à ação o que for aceitável. O ego é a auto-imagem, aquilo que cria um senso de separação em relação aos outros seres. O ego é a faculdade de estender a existência ao mundo dos fenômenos.

Chitta é o eu sensível, o âmago do ser. Todas as ações do ego são registradas em chitta. Os atos que estiverem em harmonia com essa essência, ou natureza interior, produzirão sentimentos de bem-aventurança. As ações contrárias criarão sentimentos de dor e desprazer. Chitta está além dos sentidos e além de toda avaliação e identificação.

A energia — na forma de luz, som, aroma, paladar ou tato — chega aos olhos, aos ouvidos, ao nariz, às papilas gustativas e aos receptores táteis. Ao entrar, essa energia excita o órgão sensorial, dando início a um processo que culmina no cérebro. Essas correntes entrantes causam mudanças perceptíveis nas funções do organismo.

As percepções sensoriais energizam a mente e uma duplicata do estímulo original é apresentada ao intelecto e ao ego dentro do crânio, dentro dos tecidos do próprio cérebro. A energia de fora do organismo penetra no cérebro (a manifestação densa da mente) através dos órgãos sensoriais e do sistema nervoso, indo manifestar-se como mudanças na consciência. As percepções do mundo exterior são, na verdade, acontecimentos dentro da mente/cérebro, acionados por uma fonte exterior de energia. Por exemplo, aquilo que ouvimos não é o som exterior, mas pulsações eletromagnéticas do sistema nervoso, vibrando em ressonância com a fonte externa. Aquilo que ouvimos não é o estímulo externo em si.

Estamos sempre cercados por objetos de estimulação sensorial e, freqüentemente, o ato de centrar a atenção sobre uma única fonte só é alcançado com grande dificuldade. Outras fontes competem com o objeto de concentração, causando lapsos no tempo total da atenção. E é por meio da mente que todas as distrações chegam à consciência.

Você está concentrado em escrever uma carta quando, com o canto dos olhos, vê um movimento qualquer. A mente apresentou uma percepção sensorial ao intelecto. Nesse instante, o intelecto registra esse movimento como sendo de origem indefinida e com possíveis conseqüências, também indefinidas, para o organismo. O ego, preocupado com a presença do desconhecido e tentando formar uma identificação positiva, faz a cabeça e os olhos se voltarem na direção da fonte de movimento. Aí você descobre que é apenas o vento agitando uma cortina. Satisfeito e relaxado, você volta à tarefa de escrever a carta.

Nessa seqüência corriqueira, todos os quatro elementos estão claramente visíveis. A mente apresentou ao intelecto um vislumbre do movimento. O intelecto deu ao ego um sinal de "desconhecido". O ego, insatisfeito com a incerteza, empenhou-se em fazer a identificação mandando o corpo agir. O eu sensível, uma vez feita a identificação, registrou o alívio.

Você foi desviado da tarefa original em direção a um processo longo e envolvente que fragmentou a seqüência original do pensamento. Para voltar à carta, você precisa agora de um momento de reflexão e esforço para relembrar, um momento para "recobrar o espírito".

As percepções sensoriais são apresentadas ao intelecto para avaliação e depois passadas ao ego para a ação. O intelecto é a função da consciência que analisa o conteúdo bruto das percepções sensoriais, procurando aspectos que se correlacionam com as experiências passadas. Cada um desses aspectos é então integrado a um único julgamento e, com base nesse julgamento, o ego atua. O ego se apega aos objetos sensoriais, querendo obter para si aqueles que foram considerados necessários para manter ou ampliar a identidade.

O próprio ato de avaliação, unido à ação subseqüente, é um processo de projetar energia para fora, sob a forma de apego aos objetos sensoriais. Isso, o fenômeno do desejo, explica o esvaziamento cotidiano da energia (psíquica) consciente.

Recebemos a energia do mundo material sob a forma de percepções sensoriais. Essa energia é então projetada de volta no mundo material sob a forma de desejos e apegos. Normalmente, esse fluxo e refluxo de energia através dos portões da mente alcança um equilíbrio — mandamos de volta tanto quanto recebemos.

Mas para alcançar o estado de meditação, para trabalhar conscientemente a fim de elevar o nível de nosso ser, precisamos elevar o nível de energia presente no interior da nossa mente. Devemos começar a perceber o mundo sem apegos, sem juízos de valor, sem desejos. E para alcançar esse estado, a energia do organismo precisa primeiro focar-se num único ponto. Isso, o estado de concentração, é o precursor necessário da própria meditação.

O tratak induz esse estado mental indiviso ao focalizar a percepção consciente sobre uma chama ou um círculo preto. Depois de desacelerar e sincronizar a respiração, o meditador contempla, com os dois olhos, o objeto de concentração.

O tratak induz esse estado mental indiviso ao serenar e harmonizar a respiração, em primeiro lugar, e depois proporcionar uma fonte fixa de estímulo sensorial, que a pessoa contempla com os dois olhos diretamente focados, até que a própria mente se liberte de todas as distrações externas.

Costuma-se usar uma chama ou um círculo preto, pois esses dois objetos podem ser percebidos facilmente sem a vinculação de valores. Isso permite ao meditador serenar o fluxo de pensamentos que geralmente começa com a percepção de um objeto sensorial. A lente ocular, por sua vez, focaliza a imagem na superfície da retina, de onde essa imagem é transmitida, por meio dos nervos ópticos, para os lobos occipitais do cérebro. Desse modo, toda a energia que entra e sai é focalizada num único ponto. Forma-se um circuito fechado.

Quando as lágrimas fluem, o meditador fecha os olhos e visualiza internamente a chama (ou o círculo), onde ela aparece como uma pós-imagem na retina — a superfície do nervo óptico cerebral. Os olhos são conduzidos para um ponto interior, um pouco acima do centro da linha das sobrancelhas. Depois eles são direcionados para o plexo (rede) formado pelos três nervos que são considerados os mais importantes na fisiologia yoga. Esse é o plexo ativado pela glândula pineal.

A glândula pineal, localizada no centro do cérebro, entre os dois hemisférios, é a única glândula do corpo humano receptiva à luz. Por esse motivo, a literatura espiritual tradicional costuma chamá-la de "terceiro olho". É essa glândula que converte a energia luminosa nas freqüências eletromagnéticas usadas para governar o funcionamento de todo o sistema glandular.

A glândula pineal se alimenta, literalmente, de luz; e quando lhe é negado o estímulo apropriado, normalmente ela se atrofia por volta dos 16 anos de idade. As famílias hindus tradicionais mantêm uma lamparina a óleo queimando no quarto do bebê, vinte e quatro horas por dia, durante os cruciais quarenta primeiros dias de vida. E embora a maioria das formas de meditação seja expressamente proibida para crianças, o tratak é prescrito desde tenra idade.

A yoga há muito reconheceu a importância da glândula pineal e a necessidade de disciplina para impedir a atrofia da "glândula mestra" do corpo.

Felizmente, a glândula pineal nunca fenece por completo. Ela permanece sempre sensível à luz e pode, com estimulação apropriada, desenvolver-se de novo. Concentrando todas as freqüências do espectro luminoso visível numa única fonte compacta, mas não intensa demais — como ocorre com a chama de uma lâmpada cujo combustível é manteiga clarificada —, a luz e o calor podem ser transmitidos à glândula pineal por intermédio dos nervos ópticos. A prática regular do tratak com uma chama inicia o processo gradual de um novo desenvolvimento. Quando a função adequada da glândula pineal é restaurada — o que é virtualmente impossível sem alguma forma de concentração regular num ponto de luz —, a luz é convertida em energia elétrica e enviada pela glândula pineal, sob direção consciente, para as outras glândulas do sistema endócrino, por meio da confluência nervosa na região da testa, para onde os olhos se erguem tanto na meditação quanto na inconsciência.

Quando a pessoa está consciente e sentindo o fluxo de energia através desse plexo, ela vivencia intensa bem-aventurança. Esse momento, quando a energia é trazida pela primeira vez para debaixo do controle consciente, é chamado de *abertura do terceiro olho*.

Com a plena função da glândula pineal restaurada, o corpo adquire um novo equilíbrio. A energia nervosa flui harmoniosamente através das metades do organismo. Não predominam nem as correntes elétricas nem as magnéticas. Nesse estado, a passagem central da medula espinhal se abre e a energia flui para cima, por meio da coluna, até o cérebro. É essa subida da energia que se experimenta como sendo bem-aventurança, o estado que o meditador conheceu muito tempo antes — e que o impeliu a buscar as disciplinas de auto-evolução.

A abertura da glândula pineal leva tempo. Algo que levou anos para fenecer não vai se regenerar milagrosamente da noite para o dia. Tratak é uma disciplina da yoga que requer prática regular e persistente. Mas também há efeitos imediatos: uma melhor capacidade de concentração, uma maior percepção consciente do reino visível, um estado mental mais centrado e relaxado e os sentimentos positivos que afluem do conhecimento de que finalmente a pessoa descobriu um meio de elevar a consciência.

A concentração numa chama abre a porta para o estado mental indiviso; e todas as potencialidades nada mais são que extensões de um ponto único. As escrituras hindus dizem que a pessoa que pratica o tratak regularmente desenvolve as faculdades da intuição e da imaginação. O passado, o presente e o futuro aparecem com igual clareza dentro de um estado de puro êxtase, além de todas as limitações e apegos.

A prática do tratak

A primeira necessidade do meditador é um local quieto da casa onde possa praticar regularmente. A regularidade da prática é essencial para alcançar as metas da meditação. O meditador deve sentar sobre uma pele (os yogues preferem pele de tigre ou corça), uma esteira de palha ou um cobertor de lã. Esse *asana* serve para impedir a descarga da energia elétrica do corpo na terra.

O asana deveria ser utilizado unicamente para a meditação e não ser trocado de um dia para outro. Com o passar do tempo, os objetos usados como parte integrante da prática de meditação absorvem as energias do meditador. Essa energia ajuda o meditador a entrar no estado meditativo e mantê-lo. Do mesmo modo, para manter intacto o padrão vibracional, ninguém mais deveria ter permissão de usar ou manusear o asana.

A pessoa sempre deve adotar a postura que achar mais adequada, na qual ela se sinta mais confortável e tenha o menor número possível de sensações físicas capazes de distraí-la. Os yogues preferem a *sidha asana* (na qual a perna direita cruza sobre a esquerda, com o calcanhar esquerdo posicionado a meio caminho entre as regiões anal e genital, mantendo uma

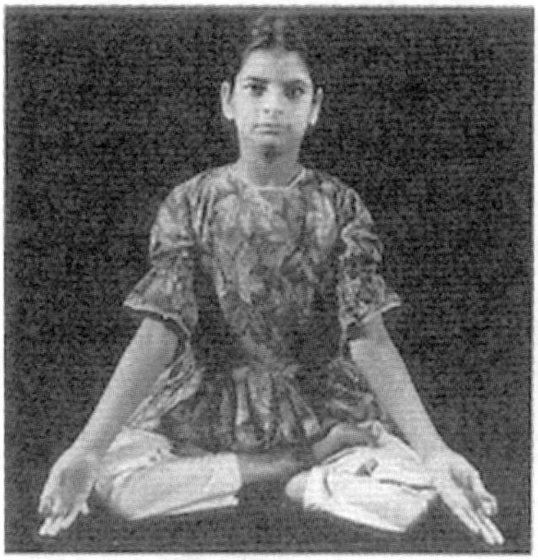

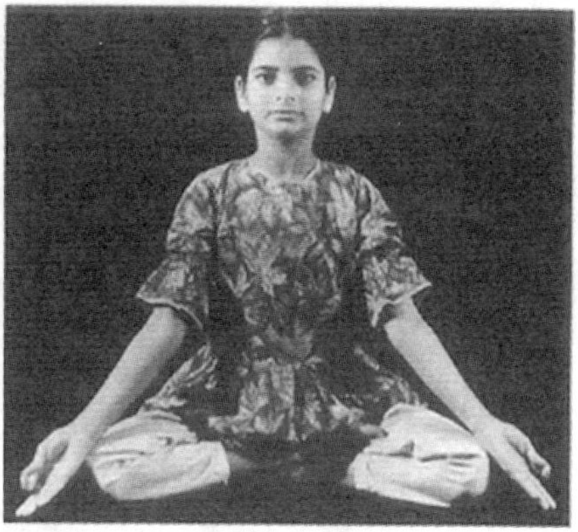

suave pressão sobre a base da coluna) ou a postura de lótus com as pernas cruzadas. O tempo todo, a coluna deve ser mantida na vertical em relação ao solo. Se a pessoa sentir desconforto, um travesseiro pode ser usado como assento, sobre o asana. Deve ser um travesseiro de algodão ou lã, nunca de tecido sintético. Os joelhos devem sempre tocar o chão.

Agora, o meditador fecha a narina direita e inala durante uma unidade de tempo, segura a respiração durante quatro e exala durante duas unidades de tempo através da narina esquerda; depois inverte o procedimento e respira pela narina direita, mantendo a narina esquerda fechada. Esse ciclo é mantido até que a pessoa seja capaz de respirar por ambas as narinas simul-

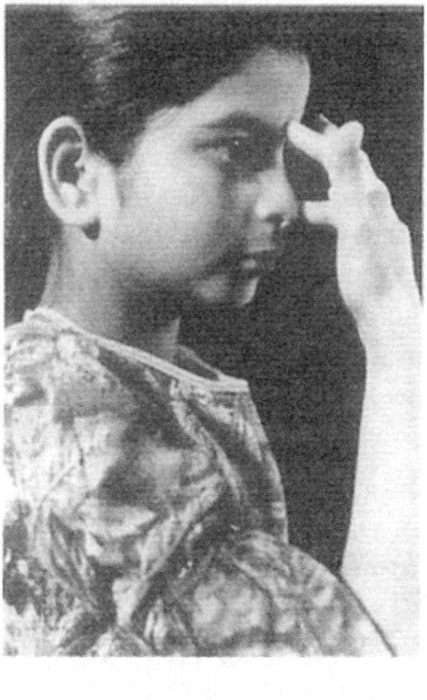

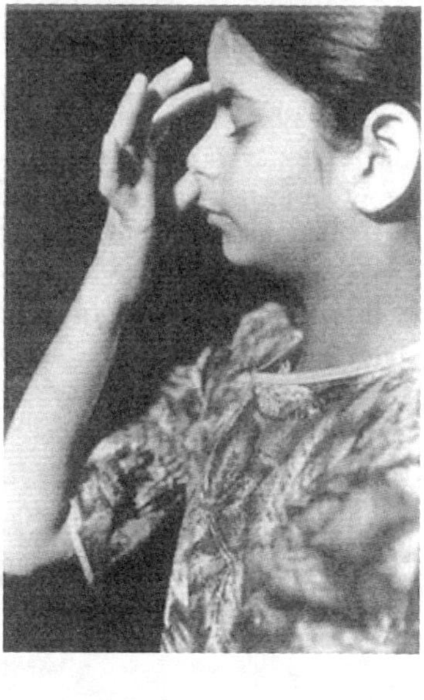

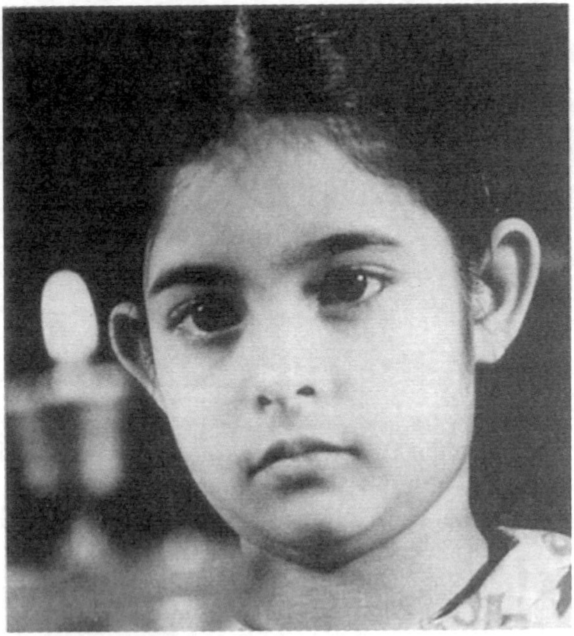

taneamente, num processo que cria um estado de equilíbrio na respiração e ajuda na meditação.*

O meditador acende a lamparina de ghi, que foi posicionada a trinta centímetros de seu rosto, no nível dos olhos. Respira então profundamente cinco vezes, retendo a última respiração. Esta é detida nas narinas, e não segurada nos pulmões. Isso deve ser feito tão lentamente que não se ouça o som da respiração. Com os pulmões cheios, o meditador abre os olhos, sorri e contempla o ponto central da chama sem piscar, até que as lágrimas comecem a fluir dos dois olhos. O tempo que decorre entre o início da contemplação da chama e o fluxo das lágrimas talvez esteja além da capacidade do meditador de reter o ar nos pulmões, especialmente no início da prática. Se ele precisar respirar, deve fazê-lo com muita profundidade e lentidão, de modo que não cause mudanças rápidas de pressão nos pulmões. Em nenhuma circunstância, contudo, a pessoa deverá deixar que as pálpebras se fechem

* Normalmente, no decorrer do dia predomina uma narina ou a outra no processo de respiração. Quando esse fluxo é uniformizado e a pessoa respira igualmente por ambas as narinas, as energias do corpo se equilibram. Nesse estado, a energia consegue fluir para cima, pelo *sushumna* (o conduto central da coluna vertebral), até o cérebro.

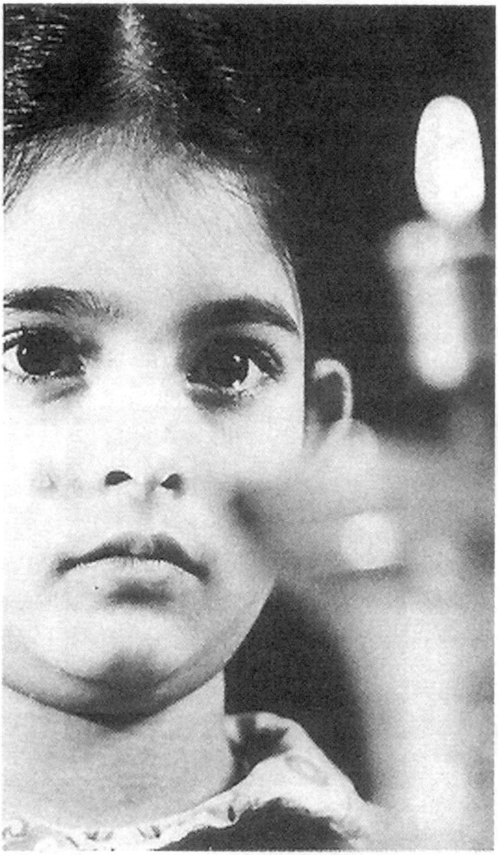

antes que as lágrimas fluam de ambos os olhos. Ela sempre deve sorrir enquanto contempla a chama. Isso relaxa os músculos da garganta e do maxilar.

Quando as lágrimas começam a fluir, a pessoa fecha as pálpebras e ergue os olhos em direção ao terceiro olho, logo acima do centro da linha das sobrancelhas, enquanto os pulmões se esvaziam. Ela consegue ver a chama como uma pós-imagem retiniana no ponto em que sua atenção está centrada. Enquanto a imagem permanecer, os olhos ficam fechados e voltados para cima. A pessoa talvez comece a ver formas reconhecíveis no interior da imagem. Se isso acontecer, essas formas devem ser observadas sem apego, sem tentativas de mudá-las ou as eliminar.

Quando a imagem se desvanece, o meditador inala e segura o ar nos pulmões. Ainda retendo o ar, ele massageia o rosto; primeiro movendo as

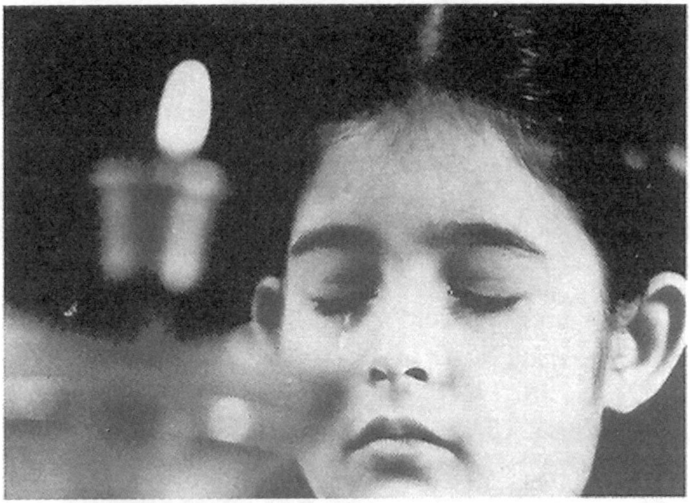

mãos a partir do terceiro olho ao longo da linha das sobrancelhas até as têmporas; depois trabalhando para fora, a partir da raiz do nariz e ao longo dos músculos na base das órbitas oculares. Na mesma inalação, o meditador trança as mãos atrás do pescoço e empurra para trás o topo da cabeça, alongando e endireitando a coluna vertebral. Por fim, ainda na mesma respira-

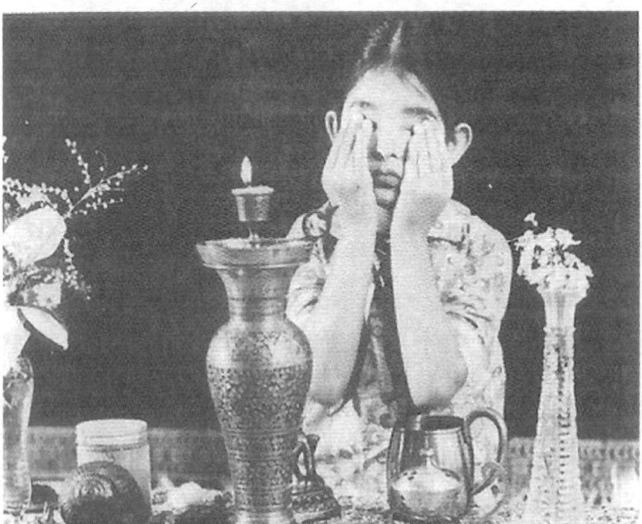

ção, ele abaixa as mãos até o coração, a mão esquerda sobre a direita, com as palmas voltadas para dentro.

Agora o meditador exala, tirando totalmente o ar dos pulmões, e medita sobre o coração até que outra respiração se torne necessária. Quando a respiração precisar ser retomada, os olhos serão mantidos fechados durante o tempo de cinco ou mais respirações profundas, o que ajuda a estabilizar a temperatura do corpo.

O tratak agora foi completado. O meditador abre os olhos, em qualquer direção exceto o sul, de preferência vendo o verde de uma planta viva ou

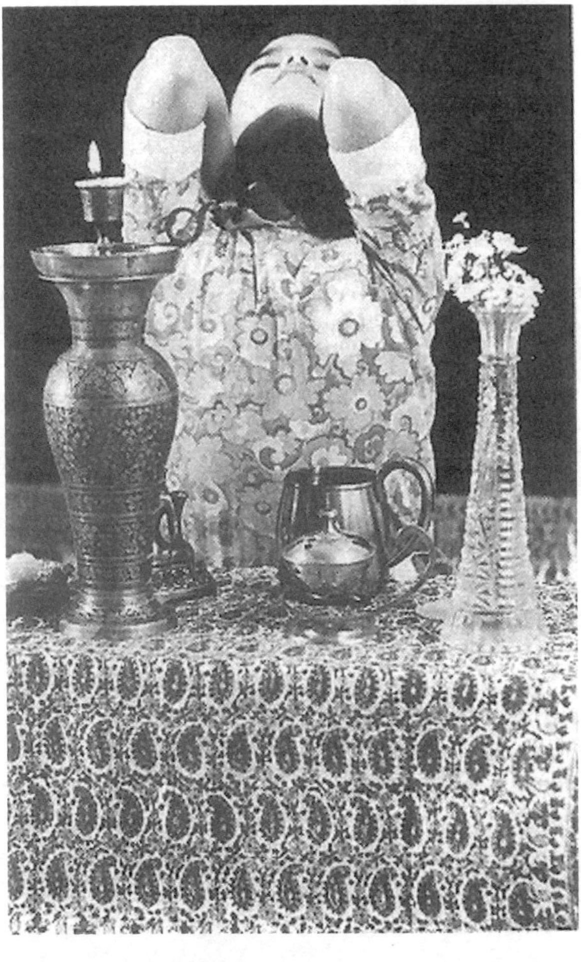

uma flor recém-colhida. É importante que ele não reveja a chama por dez minutos, para conservar os efeitos da meditação.

Como a concentração na chama de uma vela aumenta a quantidade de calor e energia luminosa nos olhos, é de especial importância limpá-los e refrescá-los após o tratak. Depois de abrir os olhos, o meditador deve lavá-los com água de rosas ou introduzir água através das narinas, expelindo-a pela boca. Pode usar uma gota de água de rosas em cada olho; ou pegar água morna, levemente salgada e acrescida de um pouquinho de ghi, e sugar pelas narinas. Ambos os métodos resfriam e limpam os olhos.

Depois de limpar os olhos, o meditador senta-se serenamente e os fecha, movendo-os da esquerda para a direita, da direita para a esquerda, e para cima e para baixo. Isso descarrega a tensão acumulada pela resistência ao impulso de piscar e mantém o meditador em estado de relaxamento.

A HORA DE MEDITAR

Para ser mais eficaz, o tratak deve ser praticado diariamente numa hora regular. As melhores horas para praticar são aquelas que sincronizam a vida cotidiana do meditador com os ciclos maiores do planeta e do cosmos.

As condições do planeta mudam dramaticamente nas horas do amanhecer e do anoitecer. Essa mudança, que começa cerca de trinta minutos antes de o sol tocar o horizonte e que dura uma hora, também produz mudanças acentuadas na química do sangue.

Além disso, no exato momento em que o sol toca o horizonte, o organismo respira automaticamente por ambas as narinas ao mesmo tempo. Esse é o estado em que a energia consegue subir pelo conduto central da coluna vertebral, o *sushumna*, até o cérebro — o mesmo estado induzido pela técnica de respiração por narinas alternadas, descrito anteriormente. Durante a subida pelo sushumna, a química do corpo é equilibrada. Como ambas as narinas estão trabalhando, a temperatura do ar nas cavidades nasais é igualada. A temperatura de ambos os hemisférios cerebrais é equilibrada e o metabolismo fica estável. Os hemisférios podem agora funcionar em sincronia. Esse é o estado ideal para a meditação.

O meditador deveria sempre fazer uso desses ciclos planetários e das mudanças de energia no organismo. Essa prática lhe permite viver em maior harmonia com o fluxo natural da vida e é por isso que a meditação ao amanhecer e ao anoitecer tem sido prescrita, de uma forma ou de outra, por todas as religiões do mundo.

Devemos sempre nos preparar para a meditação banhando o corpo (um chuveiro moderadamente frio é o melhor) e colocando roupas limpas, de preferência roupas folgadas e de fibras naturais. Isso purifica o corpo e estimula o fluxo de energia através do organismo. Os poros estão abertos e nenhum odor corporal permanece nas roupas.

O tratak nunca deve ser praticado mais de duas vezes por dia. O amanhecer é o momento mais importante e mais benéfico para a prática. Ao amanhecer, em especial, há um imenso aumento de energia. As plantas e os animais saltam para a vida, refrescados e rejuvenescidos. A prática ao anoitecer também é benéfica, mas não essencial.

A meditação na hora mais escura da noite, a meio caminho entre o anoitecer e o amanhecer, é prescrita pelas escrituras hindus como a ideal quando a pessoa está enfrentando um problema aparentemente insolúvel. Pratique o tratak durante quarenta noites consecutivas, diz o tantra, e você encontrará a resposta.

A regularidade na prática e o tratak ao amanhecer são essenciais.

A CONSCIÊNCIA TESTEMUNHAL

A meditação com a chama de uma lamparina produz o estado mental chamado de "consciência testemunhal". Essa testemunha do "eu" não tem idade e é atemporal; é aquela essência que sobrevive a todas as transformações da personalidade, a todas as tempestades emocionais, a todas as mudanças de pensamento, a todas as experiências.

A testemunha é aquilo que permanece quando todas as experiências sociais e todas as características hereditárias foram removidas. Aquilo que permanece é comum à totalidade da experiência humana. Chamada de inconsciente coletivo na literatura psicológica, a testemunha está centrada na região do terceiro olho. De acordo com os yogues, a pessoa que centra seu ser nesse ponto ganha acesso ao reservatório de toda a experiência humana — passada, presente e futura.

O conceito de personalidade individual é ilusório. Os pensamentos mudam, as emoções vêm e se vão. As células do corpo morrem aos milhões entre um e outro nascer do Sol, sendo substituídas por igual número de novas células. Nada no corpo, na mente, no intelecto ou no ego deixa de mudar, de uma maneira ou de outra. Ainda assim, existe sempre a continuidade do ser.

O indivíduo é um mito; a testemunha é o verdadeiro ser. O tratak permite a erosão gradual da barreira de ilusões que oculta a essência do ser. O tratak extingue completamente o mito da personalidade individual e restaura o contato com o divino na experiência humana.

E nesse processo gradual, porém eficaz, a pessoa também ganha uma nova e valiosa compreensão da dinâmica da energia em seu próprio organismo. A prática diária de se concentrar na chama fornece os indícios. Enquanto contempla a chama, geralmente um olho verte lágrimas antes do outro. O meditador deve sempre observar qual olho verte primeiro as lágrimas. O hemisfério direito do cérebro governa a metade esquerda do corpo, enquanto o hemisfério esquerdo governa a metade direita. Do mesmo modo, o olho esquerdo está associado ao hemisfério direito (por causa de um cruzamento dos nervos ópticos) e vice-versa.

O lado direito do corpo é dominado pelo intelecto, pela razão e pela energia (elétrica) criativa. O lado esquerdo é emocional, intuitivo e receptivo (magnético). Lágrimas no olho direito significam que a pessoa é dominada pelo intelecto e pela razão. Lágrimas no olho esquerdo significam que são as emoções que seguram as rédeas. Lágrimas simultâneas mostram que o equilíbrio foi alcançado.

De um dia para o outro, pode-se notar que há uma mudança no olho que lacrimeja primeiro. Isso indica que as experiências do dia estão produzindo mudanças. Assim, o meditador pode aprender quais atividades são mais benéficas na busca do equilíbrio de energias.

OUTRAS FORMAS DE TRATAK

Os yogues tradicionalmente agrupam as formas de tratak em três categorias. A primeira delas é o *aantar tratak*, no qual o meditador fecha os olhos e concentra sua percepção consciente no terceiro olho, no coração ou no umbigo. Também chamado de "tratak interior", esse é o estágio final da forma de tratak já esboçada neste capítulo.

A segunda categoria é o *madhya tratak*, ou tratak do meio. Nela, sem piscar os olhos, o meditador contempla uma pedra, um objeto metálico, uma escultura, um ponto preto, o caractere sânscrito para Om, a ponta do nariz ou uma chama.

A terceira é o *vahiya tratak*, ou tratak exterior, no qual o objeto de concentração está distante. O Sol, a Lua, os planetas, o topo de uma árvore ou de uma torre podem servir como ponto de centramento.

Numa prática completa, todas as três formas de tratak são incorporadas.

Olhar fixamente para o Sol custou a visão de muitos aspirantes. A radiação solar queima a retina irreparavelmente. O tratak com o Sol nunca deveria ser praticado sem a orientação de um yogue muito experiente nessa técnica. *Nunca olhe fixamente para o Sol!* A retina queima rapidamente, antes que o perigo se evidencie na mente consciente.

A pessoa pode meditar utilizando um desenho: um círculo preto de 2,5cm de diâmetro numa folha de papel branco simples ou um papel com um círculo preto que tenha um furo no centro, por meio do qual o meditador se concentra numa chama. Mas o tratak direto com a chama de uma lamparina de ghi é o único meio que produz luz de todas as freqüências visíveis num nível de intensidade não prejudicial ao organismo.

O meditador deve sempre fechar os olhos depois que ambos vertem lágrimas e lavá-los com água de rosas (ou limpar as narinas) e não olhar de novo para a chama até se passarem dez minutos do final do processo completo. Seguindo essas duas regras simples, a prática do tratak só poderá ajudá-lo no caminho da autocompreensão.

A LAMPARINA DE GHI

A natureza do combustível que alimenta a chama de meditação é um aspecto integrante do tratak. Embora qualquer fonte de fogo possa proporcionar a chama, cada tipo de substância queimada produz certos produtos químicos que lhe são peculiares. O meditador inteligente é aquele que queima uma substância que proporcionará produtos químicos que o ajudarão a se tornar mais receptivo à meditação.

O cérebro recebe esses produtos químicos à medida que a chama converte o combustível em vapor gasoso, o qual preenche o ambiente onde está o meditador e alcança seu cérebro por intermédio das narinas. A maioria das velas é feita de parafina. E quando o meditador queima uma vela de parafina, o que ele inala são os vapores de um destilado de petróleo, parte do qual alcança suas células cerebrais e afeta o funcionamento delas.

De acordo com o tantra, uma lamparina, alimentada por manteiga de leite de vaca que tenha sido clarificada por calor, proporciona a melhor chama, embora os óleos de gergelim e mostarda também sejam bons. Os gases produzidos pela queima do ghi suprem o cérebro com maior energia e vitalidade do que qualquer outra substância. As emanações do ghi ajudam o fluxo das correntes de energia a entrar na mente do meditador e, assim, tornam-se aliadas na busca da experiência da bem-aventurança. Os yogues também dizem que as emanações do ghi têm o poder de eliminar do ambiente imediato as radiações atômicas.

O ideal é queimar o ghi numa lamparina aberta, renovando diariamente o pavio, feito a partir de uma bola de algodão comum, como aquelas usadas para fins médicos e cosméticos. Qualquer recipiente pequeno, com um ligeiro rebordo para segurar o ghi derretido, servirá como lamparina (mesmo uma tampa de garrafa funciona).

Para fazer o pavio, pegue ¼ de uma bola de algodão e estique-a ligeiramente, puxando na direção das fibras. Com o polegar e o indicador da mão esquerda, segure o corpo central do algodão e estique uma porção curta, enrolando-a firmemente no sentido horário. Agora vire o algodão e repita o processo, formando dois pequenos pavios — um em cada ponta do corpo central da bola. Agora junte as duas porções, lado a lado. Torça-as rápida e firmemente, dessa vez enrolando em sentido anti-horário. O corpo agora se torna a base do pavio e deve ser alargado e ligeiramente achatado para manter-se de pé na posição vertical. Mergulhe a base do pavio no ghi e acenda-o depois que o óleo tiver impregnado todo o pavio. Mantenha a chama no nível dos olhos, a 30cm do seu rosto.

Para fazer o ghi, pegue uma quantidade qualquer de manteiga e derreta-a em fogo de médio para alto. Bolhas de uma substância cerosa amarela subirão à superfície, deixando em baixo um fluido transparente. Apanhe essas bolhas com uma colher e jogue-as fora à medida que forem aparecendo. Elas são os sólidos lácteos da manteiga, responsáveis pela deterioração.

Quando as bolhas pararem de subir, despeje o ghi lentamente numa garrafa, jarra ou outro recipiente com tampa, tomando o cuidado de deixar no fundo da panela o sedimento de sólidos lácteos queimados. A manteiga clarificada dessa maneira pode ser conservada indefinidamente numa prateleira aberta e também é indicada na cozinha. A cada dia, basta derreter a quantidade suficiente para o tratak.

Resumo: Os dez estágios do tratak

O tratak é uma forma de meditação destinada a elevar o nível de energia da consciência por meio da concentração da atenção numa fonte de luz ou num ponto. A lamparina de ghi é considerada o mais benéfico objeto de concentração. Esse processo de concentração e meditação com a luz pode ser dividido em dez estágios:

1. Sentar-se confortavelmente num tapete de lã ou de pele ou numa esteira de palha, logo antes do amanhecer e do anoitecer.
2. Respirando por narinas alternadas ou esperando até o momento em que sushumna comece naturalmente, fazer as duas narinas trabalharem simultaneamente.
3. Reter a respiração nos pulmões e, com um sorriso, contemplar o ponto central da chama de uma lamparina de ghi, colocada ao nível dos olhos e a trinta centímetros do rosto. Respirar se for necessário, mas sempre de modo profundo, vagaroso e inaudível.
4. Quando as lágrimas rolarem, esvaziar os pulmões e fechar os olhos.
5. Dirigir os olhos até o terceiro olho e concentrar-se na pós-imagem até que ela desapareça, respirando vagarosa e profundamente.
6. Encher os pulmões, reter o ar e acariciar o rosto. Movimentar as mãos para fora, a partir do terceiro olho, ao longo da linha das sobrancelhas até as têmporas e depois, a partir da raiz do nariz e para fora, movimentá-las ao longo da base dos olhos até as têmporas.
7. Na mesma respiração, trançar os dedos atrás do pescoço e empurrar para trás o topo da cabeça para soltar e endireitar a coluna.
8. Soltar o ar dos pulmões à medida que movimenta as mãos, a esquerda sobre a direita e as palmas para dentro, indo repousá-las sobre o coração. Meditar no coração enquanto os pulmões permanecerem vazios.
9. Retornando à postura original, respirar fundo cinco vezes e abrir os olhos em qualquer direção, exceto sul, e olhar fixamente por uns instantes para uma flor ou planta verde. Não olhar para a lamparina de ghi durante dez minutos.
10. Limpar os olhos com uma gota de água de rosas em cada olho, ou inspirar água morna salgada pelas narinas e depois eliminá-la pela boca. Após a limpeza, fechar os olhos e exercitá-los movendo-os diversas vezes da esquerda para a direita, da direita para a esquerda e para cima e para baixo.

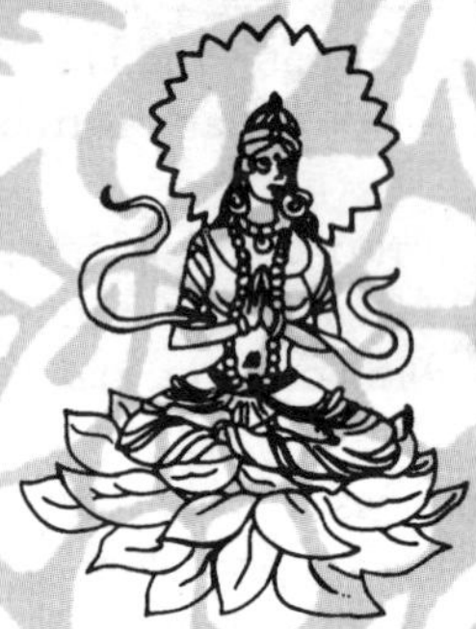

CAPÍTULO 7

Dieta: Por que o Vegetarianismo?

A possibilidade de viver uma vida harmoniosa, livre das toxinas que causam a ansiedade e a tensão, inevitavelmente nos faz levar em consideração a dieta — em especial, a questão do vegetarianismo.

A importância do consumo de carne é constantemente exaltada pelos porta-vozes das escolas públicas e dos departamentos de agricultura estaduais e federais. Desde criança, instila-se nas pessoas a crença de que a carne é essencial, parte da dieta balanceada, necessária para a boa saúde e o bem-estar. No entanto, é evidente que milhões de indivíduos levam uma vida plena e vigorosa sem nunca terem provado sequer um pedaço de carne.

A pessoa que está ponderando sobre essa questão dietética básica logo se defronta com uma avalanche de argumentos e contra-argumentos conflitantes. Quando condensados em sua forma essencial, os argumentos a favor do consumo de carne se baseiam na questão da "necessidade dietética", enquanto os contra-argumentos têm por base a nocividade das toxinas encontradas na carne e a resistência emocional para matar um ser animado para obter alimento.

A primeira pergunta que deve ser feita quando se pensa em dieta é: Por que comer, afinal? A resposta, de início, parece óbvia — comemos para viver. Mas veja os casos bem-documentados de yogues que não tocaram em qualquer espécie de comida ou bebida durante anos a fio. A bem da verdade, é preciso acrescentar que esses raros indivíduos passam o tempo todo imóveis, sentados num estado de meditação profunda.

O alimento fornece combustível para o organismo quando este está ativo. Enquanto a pessoa precisar realizar ações físicas no mundo, o alimento é necessário para restaurar a energia consumida nesse processo de desempenho do papel kármico. O movimento gasta energia e o alimento dá energia.

Especificamente, o alimento é energia química introduzida no organismo a fim de fornecer glicose, que nutre as células, e determinadas substâncias químicas necessárias para construir e sustentar os tecidos vitais. E já que nenhum único alimento que forneça todos os nutrientes exigidos pelo organismo está disponível o ano todo, precisamos selecionar, dentre uma variedade de alimentos disponíveis, aqueles que satisfazem as necessidades do nosso sistema orgânico individual.

A NATUREZA DA CARNE

A carne é um alimento morto, em geral há muitos dias, quando chega aos balcões frigoríficos dos supermercados. Na maioria dos casos, são acrescentados conservantes (um eufemismo para os produtos químicos que matam os microrganismos que, do contrário, se desenvolveriam na superfície da carne morta) e corantes (para disfarçar a cor marrom que a carne assume quando começa a deteriorar).

Além disso, a energia vital abandona o organismo no momento da morte, deixando para trás apenas substâncias químicas inertes. O alimento morto, incluindo todas as frutas e vegetais em conserva, tem uma natureza *tamásica*. Por outro lado, frutas e vegetais frescos contêm energia viva. As sementes desses alimentos podem germinar e crescer.

O alimento permanece no organismo humano durante aproximadamente um dia, até ser eliminado. Assim, com o consumo de carne e enlatados, a energia inerte, já algum tempo morta, é acrescentada ao organismo, no qual ainda permanecerá mais um dia.

Pode-se compreender facilmente as implicações desse fato elementar por meio de um experimento bastante simples. Encha dois copos com água de torneira na temperatura ambiente. Num deles, coloque o botão de uma flor; no outro, um pedacinho de carne de igual tamanho. Mantenha os dois copos na temperatura ambiente e observe o estado de seu conteúdo no final do terceiro dia. O botão da flor terá desabrochado, mostrando sinais de vida e crescimento, enquanto a carne terá apodrecido e poluído a água.

Os alimentos e a digestão

Os animais carnívoros possuem estômago forte e intestinos simples e curtos, permitindo que os alimentos sejam processados e expelidos num ciclo de 24 horas. Esse curto ciclo digestivo minimiza tanto a deterioração quanto a absorção de substâncias químicas tóxicas. Mesmo assim, a maioria dos carnívoros dorme de dez a 24 horas depois de uma refeição completa, de modo que toda sua energia possa ser concentrada no processamento do alimento. E os carnívoros, em sua maior parte, só comem carne de animal recém-morto.

A ciência médica ocidental sabe há muito tempo que comer carne provoca um aumento drástico de substâncias químicas tóxicas na corrente sangüínea humana. Pacientes com graves distúrbios renais rotineiramente são postos sob uma dieta isenta de carnes. (Os rins são os mecanismos purificadores do sangue que filtram os venenos nele presentes.) Essa medida é tomada porque a taxa de ácido úrico no sangue dispara depois da ingestão de carne (de vaca, porco, peixe ou ave) e isso, quando a pessoa não tem rins saudáveis, pode iniciar um processo de coma grave ou até mesmo a morte. Essa mesma substância química tem sido apontada como fator causal e principal agravante na arteriosclerose e outras doenças circulatórias. Mas o ácido úrico não é a única substância química nociva ao bem-estar físico e mental.

A ansiedade e a carne

Ao deixar as granjas ou fazendas, as vacas, ovelhas e porcos são transportados até o matadouro para ser abatidos. O animal é subitamente arrancado do ambiente familiar onde passou toda sua vida, empurrado para compartimentos escuros e superlotados onde terá de permanecer por horas a fio e, nessa viagem de caminhão ou de trem, ele é constantemente exposto a vibrações irritantes, súbitas partidas e paradas, mudanças radicais de temperatura e sons perturbadores. E então, chegado ao destino, homens armados com aguilhões elétricos descarregam o animal e o levam através de um atordoante labirinto de rampas, escorregadores e banhos químicos. Finalmente o animal chega ao matadouro propriamente dito que está impregnado do cheiro de sangue e cheio dos gritos de centenas de animais aterrorizados.

Os animais têm emoções, como pode verificar qualquer dono de um bicho de estimação, e experimentam o estado de medo e pânico produzido durante o processo de transporte e abate. Quais são os estados fisiológicos que acompanham essas emoções?

O medo é a resposta psicofisiológica do organismo às situações ameaçadoras. O pânico é o medo levado aos extremos. Em termos fisiológicos, o aparecimento de um forte estímulo de medo aciona uma complexa cadeia de eventos que começa no cérebro e acaba atingindo todas as células e fibras do organismo. No instante em que a ameaça é percebida, o hipotálamo transmite uma série de comandos, por intermédio da coluna vertebral, aos centros nervosos do corpo todo. Na garganta, grandes quantidades do hormônio tireotrófico são liberadas no organismo, enquanto os rins despejam um fluxo de hormônio adrenocorticotrófico. Esses hormônios, por sua vez, acionam uma série programada de respostas em todo o corpo.

Os músculos do rosto e dos membros são saturados com o sangue que sai dos vasos da pele e do sistema digestivo, agora contraídos. O baço também se contrai, despejando um fluxo de glóbulos brancos e plaquetas na corrente sangüínea. A pulsação, a pressão sangüínea e o ritmo respiratório se elevam, e todos os músculos ficam tensos. O fígado expele uma profusão de açúcar no sangue para alimentar as exigências extremas feitas pelo organismo excitado. As narinas se expandem para absorver a máxima quantidade de ar, e os olhos se dilatam para captar a maior gama possível de estímulos visuais. Os gases abdominais descem e forçam as fezes e a urina a sair, aliviando o organismo.

As substâncias químicas que produzem essas reações no animal produzem as mesmas reações no ser humano. A adrenalina do cavalo tem uso medicinal e serve para produzir no homem os mesmos resultados da adrenalina humana.

No estado de hiperexcitabilidade, todas as células do corpo são preenchidas com essas substâncias químicas, as quais permanecem depois do processo de capitulação do animal. O consumo regular da carne desses animais aumenta a presença dessas mesmas substâncias químicas no organismo humano, no qual produzem exatamente os mesmos resultados, embora numa escala reduzida. O corpo da pessoa que come carne está sempre num estado de hiperexcitabilidade doentia, o que cria tensão e ansiedade crônicas e sentimentos de insegurança e confusão.

Com as substâncias químicas da excitação já presentes em excesso no organismo, a excitação natural é mascarada. A pessoa deixa de ser capaz de responder naturalmente às diferentes situações. O excesso de energia presente no organismo exige liberação — seja por meio do sexo, das drogas ou da violência sublimada da televisão, cinema ou imprensa. A pessoa simplesmente se torna perplexa, confusa e fora de contato com os verdadeiros sentimentos e impulsos interiores. A sutil e constante sensação de medo gerada pelas substâncias químicas cria o medo do "eu", a repressão psicológica.

Em nenhuma outra época a carne esteve tão fartamente disponível. Com a crescente abundância trazida pela era da eletricidade e da refrigeração, surgiu um aumento correspondente de distúrbios cardíacos, câncer, morte prematura e uma infinidade de outras doenças.

A carne já era consumida antes, mas nunca em tamanha quantidade como hoje. E também se deve notar que, antes da era da refrigeração, geralmente os animais cresciam no próprio local de abate e sua carne era consumida ainda fresca, exceto nas grandes áreas urbanas. Na época em que os animais eram mortos na fazenda de criação, o nível de substâncias químicas relacionadas ao medo era bastante reduzido, porque não havia esse prolongado transtorno no seu modo de vida antes da morte.

É interessante observar o paralelo entre a urbanização e o rápido aumento de distúrbios relacionados com a tensão. À medida que o atrativo dos altos salários arrancava os jovens das áreas rurais para as cidades recém-industrializadas, a densidade populacional no campo começou a decair, o que se mantém até os dias de hoje. Na cidade, o tempo é orientado pelo relógio ("das 9 às 5"), enquanto o tempo rural é orientado pelo Sol ("levantar-se com as galinhas"). Os camponeses comem alimento produzido no próprio local, enquanto os habitantes das cidades voltam-se mais para os produtos de conveniência. Assim, a mudança para as cidades rompeu os ciclos diurnos, os ciclos sazonais (comer o que está fresco e disponível no local, conforme a estação do ano) e o padrão dietético básico. Essa perda dos padrões naturais, com os quais nosso corpo foi projetado para trabalhar, é sem dúvida parcialmente responsável pelo aumento dos distúrbios relacionados com a tensão.

CARNÍVOROS E VEGETARIANOS

Mesmo a mais casual observação das diferenças fundamentais entre os animais carnívoros e os herbívoros proporciona uma valiosa percepção intuitiva dos efeitos desses dois padrões dietéticos.

Consideremos primeiro os cheiros produzidos pelos carnívoros. Compare a diferença entre o hálito de uma vaca e o de um gato. Uma visita atenta ao zoológico produzirá uma amostragem mais ampla — e com os mesmos resultados. O hálito dos animais que comem carne cheira mal, bem pior do que o de qualquer herbívoro.

O cheiro do hálito é produzido não só pelas partículas residuais na boca mas também pelas excreções descarregadas nos pulmões pelo fluxo proveniente das veias. O hálito revela o funcionamento interno da química do corpo. O mau hálito do alcoólatra emana não do álcool em sua boca, mas do álcool em forma gasosa expelido por seus pulmões, indicando que o organismo está saturado da droga. Do mesmo modo, o hálito do animal carnívoro exala os odores das substâncias químicas presentes em seu sistema orgânico.

Nosso olfato também pode detectar facilmente outra diferença: nesses dois grupos, há uma acentuada diferença entre o cheiro das fezes. As fezes de um gato provavelmente têm um cheiro muito desagradável, e os felinos são os mais carnívoros de todos os animais. O estrume de vaca, por outro lado, há milênios tem sido queimado em ritos sagrados por membros das mais diversas culturas. Ele também constitui o material básico que dá liga à maioria dos incensos exportados para os Estados Unidos.

Seguindo o mesmo raciocínio, podemos detectar uma importante diferença entre os odores naturais exalados pelo corpo de seres humanos carnívoros e pelo de vegetarianos. Desde que tome um banho diário, o vegetariano (aquele que nunca come carne, ovos ou peixe) não precisa usar desodorantes ou desinfetantes bucais.

O ritmo de respiração dos carnívoros é rápido e superficial, enquanto os herbívoros respiram profunda e lentamente. No ser humano, a respiração rápida e superficial está associada com ansiedade, tensão e dor; por outro lado, a respiração profunda e lenta está associada com paz, tranqüilidade e relaxamento. A adrenalina, que permeia a carne dos animais que foram abatidos, estimula os ciclos respiratório e cardíaco. No indivíduo normal, a adrenalina superexcita e provoca tensão crônica, pulsação acelerada e respiração rápida. Nenhuma dessas condições conduz à boa saúde física e mental.

Enquanto grupo, os carnívoros são acentuadamente animais noturnos, enquanto os vegetarianos em geral são diurnos — a lista de comparações possíveis encheria volumes e mais volumes. Mas todas essas diferenças culminam numa idéia fundamental: o estilo de vida harmonioso, com um ritmo equilibrado, procurado pela humanidade coincide muito mais com a natureza dos animais herbívoros do que com aquela dos animais comedores de carne.

Por que existem carnívoros?

Os animais carnívoros evoluíram especificamente para preencher uma determinada posição na cadeia ecológica. Como prática geral, um animal carnívoro caça quase que exclusivamente os animais herbívoros por causa da ação de duas forças básicas: a capacidade de autodefesa dos outros carnívoros e o baixo nível de energia encontrado na carne deles.

Já há bastante tempo os ecologistas perceberam que os carnívoros são diretamente responsáveis pela manutenção da boa saúde e bem-estar dos herbívoros, pois os animais mortos pelos predadores são quase sempre jovens, fracos, doentes ou velhos. Somente os adultos mais saudáveis sobrevivem. A caça aos animais assegura o processo de seleção natural, pelo qual somente os membros mais aptos e bem-adaptados sobrevivem, assim preservando a melhor linhagem genética.

São bem poucas as pessoas que já provaram a carne de um animal predador. Essa carne revela-se dura, fibrosa e de difícil digestão. Também produz odores e sabores desagradáveis.

Dieta e escolha

Os animais carnívoros, por causa de sua especialização, não têm escolha quanto à dieta. Ou eles comem carne ou perecem — eis seu destino natural. As pessoas, porém, podem sobreviver muito bem sem consumir carne. O fato de que milhões de seres humanos o conseguem deveria servir de prova concludente. E se as pessoas podem sobreviver sem carne, por que então precisariam matar outras criaturas, suas companheiras, para obter comida?

Comendo carne, o indivíduo participa indiretamente da morte de um ser vivo que, se lhe fosse dado o poder de escolha, certamente iria resistir e fugir. No caso do alimento vegetal, a pessoa come um fruto destinado a ser consumido pelos animais.

As plantas se tornam alimentos adequados para o ser humano em duas circunstâncias básicas: no final do ciclo de reprodução ou no final do ciclo de vida. As plantas contam com o consumo de seus frutos para a perpetuação de sua espécie. Por exemplo, quando um tomate é comido, suas sementes não são decompostas pelo sistema digestivo; elas saem intactas nas fezes — as quais então se tornam a fonte de nutrição para as sementes durante a fase mais crucial do crescimento. A maior parte dos frutos e vagens com sementes tem, conseqüentemente, cores vivas e exala aromas agradáveis, que servem para atrair a atenção dos herbívoros. Trata-se de uma simbiose perfeita, uma relação biológica na qual os dois lados se beneficiam. E quanto à maioria dos outros alimentos vegetais, usualmente eles só são colhidos quando maduros — ou seja, no final do seu ciclo de vida.

Muitas pessoas que alegam ser vegetarianas comem ovos para fornecer mais proteínas à sua dieta. Os ovos, como todos os tipos de carne, são formas de energia consideravelmente menos eficazes do que os alimentos vegetais. Afinal de contas, são formas vivas em embrião. Nos Estados Unidos, a maioria dos ovos à venda é infecundada, carecendo de energia vital. Esses produtos foram criados pela estimulação química das galinhas e nunca produzirão um animal vivo. Também os ovos produzem cheiros fétidos nos gases do aparelho digestivo.

A FONTE DA VIDA

Toda a energia vital do planeta provém, em última análise, do Sol. De acordo com a astronomia, até mesmo este nosso planeta já foi uma parte do Sol — o centro do nosso sistema solar e fonte da nossa existência.

De todas as fontes de energia, as mais eficazes são aquelas que ficam próximas da fonte, o Sol. Do mesmo modo, a comida vegetariana é a nutrição mais eficaz para o organismo humano porque as plantas formam a base da cadeia alimentar, mais perto da fonte da própria vida. Elas retiram o dióxido de carbono da atmosfera, acrescentam água e minerais do solo e, por meio do processo da fotossíntese, utilizam a luz solar para produzir glicose, o alimento básico de todos os organismos vivos. A simples lógica diz que, quanto mais perto alguém estiver da fonte de alguma coisa, mais pura será a substância.

Em conclusão, todas as formas de vida dependem do processo de fotossíntese, a produção de glicose pelas plantas. Mesmo os animais carnívoros, afinal, dependem indiretamente da energia fotossintética — depois de convertida em carne pelo metabolismo de sua presa herbívora.

O QUE FAZER?

Qual é, então, a dieta certa para a pessoa que está procurando elevar seu nível individual de energia? E como ela pode suprir as proteínas e outros nutrientes essenciais quando segue uma dieta puramente vegetariana?

Como já mencionamos, uma comparação entre os aparelhos digestivos de humanos e carnívoros revela que as pessoas têm um sistema intestinal bem mais longo — porém, bem mais curto, em igual proporção, do que as vísceras dos herbívoros. Parece, portanto, que o organismo humano não foi projetado para comer carne; mas tampouco foi projetado para comer frutas e vegetais crus. Os herbívoros têm um aparelho longo e complexo porque um esforço considerável é exigido para decompor as fibras e tecidos das substâncias vegetais cruas.

A humanidade, porém, dominou o elemento fogo e isso tornou possível que as pessoas cozinhassem seu alimento, decompondo-o parcialmente antes de consumi-lo e reduzindo o dispêndio de energia exigido dos intestinos.

O calor do corpo e os ácidos estomacais proporcionam os catalisadores para a reação digestiva. Os alimentos de difícil digestão requerem maior calor e maior concentração de energia no estômago e nas vísceras. É por isso que sempre se dá aos doentes comida leve e fácil de digerir, fazendo que menos energia seja desviada do processo de cura para os órgãos digestivos.

A pessoa que procura elevar seu nível de energia deverá, inevitavelmente, concluir que a digestão é uma das maiores exigências imposta ao nosso sistema orgânico. Quanto mais difícil de digerir for uma comida, tanto maior energia será exigida para sua digestão. E essa quantidade de energia deixa de estar disponível para a meditação, a concentração e o divertimento.

Fica evidente que o caminho de menor resistência é a comida vegetariana cozida. Já que a digestão sempre exige calor, deve-se quebrar as paredes celulares do vegetal para que os nutrientes possam ser extraídos e absorvidos pelo nosso organismo. Esse calor pode provir de duas fontes: o estômago ou o fogão.

Se a energia provém do estômago, ela precisa primeiro concentrar-se ali, o que significa que menor energia estará disponível para outros trabalhos. Se, por outro lado, o calor é fornecido por uma fonte externa ao organismo — o fogão da cozinha — maior energia permanece à disposição para outras tarefas.

Quando se trabalha com qualquer forma de energia — elétrica, atômica, hidráulica ou psíquica — a verdadeira questão é encontrar o caminho de menor resistência, ou seja, obter maior trabalho em troca de menor esforço. A comida vegetariana fresca, madura e bem-cozida oferece esse caminho para a dieta humana.

E quanto às proteínas e todos aqueles outros ingredientes dietéticos essenciais? A totalidade dos nutrientes provêm das plantas, mesmo aqueles encontrados no bife. Toda vida tem sua base no alicerce da cadeia alimentar, que é a vida vegetal. As proteínas provêm das plantas. Lentilhas, trigo e outros grãos e legumes proporcionam proteínas mais que suficientes para o organismo humano. E um conhecimento sobre os vegetais, os grãos, as frutas e os temperos traz como resultado uma dieta rica, variada e totalmente satisfatória para qualquer pessoa.

Para mais informações sobre este assunto, consulte o meu livro *The Healing Cuisine*.

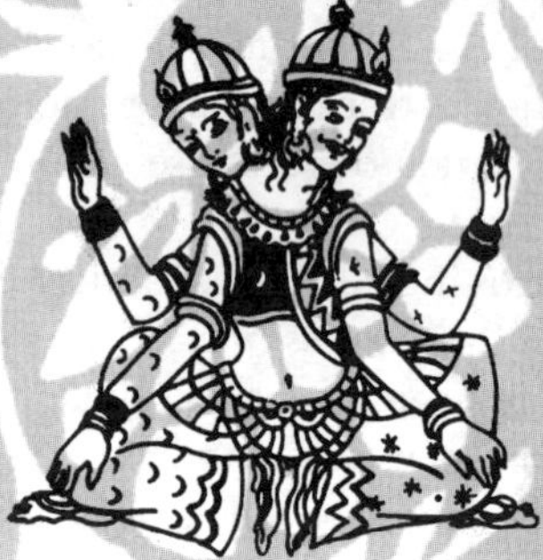

CAPÍTULO 8

Dieta: Rumo a uma Nova Compreensão

Tudo o que existe está num estado de contínua vibração. Qualquer coisa que chamemos de "matéria" é, na verdade, a manifestação mais grosseira de um *continuum* matéria-energia. A ciência ocidental classificou a matéria em 92 elementos de ocorrência natural (mais cerca de uma vintena de produtos sintéticos de laboratório), mas na Índia toda a existência fenomenal tem sido classificada de acordo com um sistema de cinco elementos.

Esses cinco elementos formam um *continuum* de energia, desde seu nível vibracional mais grosseiro e denso até o mais sutil. Esse sistema classificatório pode ser facilmente compreendido como uma escala de atividades e qualidades.

No seu nível mais baixo de vibração, a energia tem substância (solidez), odor, sabor, forma e um tato característico (áspero, liso, nivelado, desnivelado, etc.) e, em sua forma mais pura, ela produzirá um som quando golpeada. Aquilo que possui todos esses atributos é chamado de *prithvi*, o elemento terra.

Quando estimulado a um grau mais alto de freqüência, o elemento terra perde a propriedade da solidez. A substância torna-se um fluido líquido — embora ainda conserve as propriedades da forma (o líquido assume a forma do centro de gravidade mais baixo), do tato e do som (produzido por seu movimento). Nesse nível de atividade, a energia é chamada de *apah*, o elemento água.

À medida que o nível de vibração vai aumentando, calor e luz são gerados pelo movimento acelerado. A propriedade da liquidez desaparece, bem como a do sabor. Só permanecem o tato, a forma e o som. A energia nesse estado é chamada de *agnih*, o elemento fogo.

Conforme a velocidade de cada partícula continua a se acelerar, a forma se perde e o calor e a luz deixam de ser produzidos. Agora, só permanecem as propriedades do tato e do som. A solidez, a liquidez e o fogo desapareceram. Aquilo que possui esses atributos é chamado de *vayu*, o elemento ar.

Finalmente, quando a matéria perdeu todas as qualidades tácteis e só é perceptível ao organismo humano como som, ela alcançou o nível mais sutil de vibração que pode ser percebido pelo aparelho sensorial humano. Esse é *akash*, o elemento éter.

A palavra "grosseiro" pode ser entendida no sentido de densidade. No estado prithvi, a energia assumiu sua forma mais densa e coesiva: os átomos estão estreitamente reunidos e estruturados. No estado apah, a energia é menos densa; os átomos estão mais dispersos, permitindo um grau de freqüência mais elevado. No estado agnih, a matéria é ainda menos coesiva; e no estado vayu, toda aparência de estrutura e coesão desapareceu. E em akash, a extremidade do *continuum*, as partículas individuais deixaram de existir como matéria perceptível. Elas vibraram além do plano material.

No universo manifesto, nenhum desses elementos existe em estado puro. Variando suas proporções, todos os cinco podem ser encontrados em qualquer evento fenomenal. A classificação baseia-se, portanto, no predomínio de um ou mais elementos específicos. Esses cinco elementos, os *tattvas*, formam a pedra angular do conhecimento que a pessoa precisa buscar para entender o sistema hindu de dieta e medicina.

Os tattvas e a fisiologia

O corpo humano é composto desses mesmos cinco elementos. Se eles estão presentes em equilíbrio adequado, o estado resultante é chamado de "saúde". Se há um desequilíbrio prolongado, produz-se o estado de doença. O desequilíbrio de um tattva perturba imediatamente a ação dos outros quatro. A medicina popular do norte da Índia tem como base uma clara compreensão dos cinco elementos, dos três gunas e do efeito da interação deles sobre o organismo humano.

Assim como os três gunas governam a atividade de toda a criação, há três forças — os *doshas* — que governam a regulação do organismo humano. Essas três forças são o ar (gases), a bílis e a linfa, chamados *vata*, *pitta* e *kapha*. O equilíbrio harmonioso dos três doshas é essencial para a manutenção do bem-estar físico e mental. Enquanto os três estiverem em equilíbrio, o organismo digere de modo adequado, a respiração ocorre devagar e tranqüilamente, o trabalho flui com facilidade, e o crescimento e desenvolvimento seguem seu curso natural e benéfico. Mas havendo um distúrbio em qualquer um desses elementos, o organismo se desequilibra. A dor e a doença são o resultado inevitável.

O organismo humano inteiro é governado pelo vento, pela bílis e pelo muco; e a atuação deles está mais concentrada na região entre o coração e o umbigo. Nessa região está localizada a maioria dos órgãos essenciais para a "manutenção da vida", aqueles envolvidos com a digestão, assimilação e distribuição dos alimentos, bem como a eliminação de resíduos e toxinas. Essa região é a oficina do corpo, que trabalha para a autopreservação e o crescimento; ela testemunha 24 horas por dia a inter-relação incessante dos três doshas, à medida que eles quebram o bolo alimentar em suas partes componentes, retirando os nutrientes e distribuindo essas importantíssimas substâncias químicas por todo o organismo.

Um distúrbio nos doshas desequilibra imediatamente o conteúdo de sêmen (*ojas*, ver Capítulo 6) do corpo e interrompe a descarga metódica da matéria residual (fezes, urina, transpiração e muco). O desequilíbrio do sêmen e a retenção de resíduos corporais revelaram-se as duas forças mais poderosas na criação de doenças e indisposições do corpo.

Por causa do papel crucial que representam na regulação do organismo humano e em seu crescimento e preservação, os três doshas precisam ser compreendidos por todas as pessoas interessadas em criar equilíbrio no organismo. Os três são, ao mesmo tempo, nossos maiores amigos e nossos maiores inimigos. Quando estão em equilíbrio e harmonia, eles trazem a saúde perfeita; em desequilíbrio e desarmonia, são eles a causa das inúmeras doenças que afligem a humanidade.

Os microrganismos responsáveis pela maioria das doenças humanas podem ser encontrados na corrente sangüínea de qualquer um de nós. Porém, nem todos nós estamos doentes. Os microrganismos só exercem influência quando um desequilíbrio em nosso próprio organismo altera a química do corpo e reduz a eficácia das nossas defesas antibióticas naturais. Esses desequilíbrios da química do corpo só surgem a partir de um desequilíbrio no fluxo natural dos três doshas.

Vento: No corpo, vata é o transportador e, como todo bom mensageiro, ele carrega tudo — seja a força vital necessária para manter vivo nosso organismo, seja os resíduos químicos e as toxinas capazes de destruir os órgãos delicados. Dominado por *rajas*, o elemento vento tem uma natureza ágil, rápida, leve, seca, fria e sutil. Como todos os gases, o ar do corpo tem a qualidade de mudar sua natureza de acordo com as mudanças de temperatura e pressão, e de carregar todas as substâncias com as quais se mistura.

Em todas as doenças, vata é o principal transportador — o elemento vento que distribui todas as coisas. Ele é o ar do corpo que produz força pneumática para as bombas hidráulicas dos sistemas circulatórios sangüíneo e linfático. Dos três doshas, portanto, vata é considerado o mais importante.

Vata reside no estômago, cintura, coxas, ouvidos, ossos e pele. Tem sua sede principal no estômago e intestinos. Ele é uno em sua natureza, mas, de acordo com a localização e tipo de movimento, está dividido em cinco subclasses:

Udan vata (ou *udana*) reside na garganta e na região da cabeça. É com o poder deste ar que a segunda categoria de ar, prana, ganha a capacidade de produzir sons sob a forma de fala, música e trauteio. Quando perturbado, udana dá início ao desenvolvimento de doenças na garganta e na cabeça. Faringite, sinusite, congestão nasal, dor de cabeça, dor de ouvido e muitas outras doenças são causadas por distúrbios no funcionamento de udana.

Pran vata (ou *prana*) age no coração e nos pulmões, e é o ar que está constantemente entrando e saindo pelas cavidades nasais. Prana é o ar que mantém a vida no organismo. Este ar ajuda a engolir o alimento e a bebida, e a levá-los até o estômago. Prana é o sopro básico da vida, pois é o ar que respiramos e aquele que leva toda a nutrição para o estômago. Se o fluxo de prana fica obstruído por um tempo prolongado, a morte é inevitável. Perturbações do prana causam soluços e distúrbios pulmonares e respiratórios.

Saman vata (ou *samana*) reside na região entre o coração e o umbigo, circulando basicamente no estômago e no intestino delgado. Com a ajuda dos sucos digestivos estomacais, samana cozinha o alimento e então separa os nutrientes e a matéria residual. Quando perturbado, samana produz a perda do fogo estomacal, gastrite, cólicas e outros distúrbios intestinais.

Apan vata (ou *apana*) vive na região entre o umbigo e o reto. Sua tarefa fundamental é expelir do organismo a matéria residual. A função básica de apana é descarregar a matéria residual produzida durante o processo de digestão e assimilação dos alimentos. Também é responsável pela flatulência, ejaculação, concepção, parto, defecação e urinação. Quando perturbado, apana contribui para o aparecimento de distúrbios urinários e seminais, hemorróidas, constipação e toda uma infinidade de outros distúrbios, incluindo dores e cólicas abdominais.

Vyan vata (ou *vyana*) se mantém circulando continuamente por todo o corpo, através dos vasos sangüíneos (como "gases do sangue"), do sistema linfático e do sistema nervoso. Já que regula o fluxo desses três sistemas, vyana é o mais universal e significativo dos ares. Ele é o ar que transporta os vários nutrientes de uma parte do organismo até outra, faz o sangue circular, provoca a transpiração, limpa as toxinas do sangue e da linfa e permite que o organismo se mova de maneira coordenada. Levantar-se, sentar-se, empurrar, puxar, abrir os olhos, fechar os olhos — tudo isso é feito por vyan vata. Perturbações no fluxo deste gás resultam em distúrbios que afetam todo o organismo.

Nunca é demais enfatizar a importância dos ares e gases do corpo na manutenção da saúde física e mental. O ar é o próprio movimento e, sem os cinco vatas, o corpo não teria qualquer poder de mobilidade. Nem os sistemas internos do corpo seriam capazes de funcionar. Se todos esses cinco ares forem perturbados ao mesmo tempo, o corpo encontra sua destruição.

Bílis: Pitta é um fluido muito tênue, de natureza quente. Em si mesmo, tem uma cor amarelo-escuro, mas se torna amarelo-azulado quando misturado ao muco. Leve e pronunciado, pitta é quente como pimenta picante e tem uma consistência gordurosa e homogênea. Quando se mistura com o alimento no processo digestivo, pitta assume o característico sabor azedo que sentimos numa descarga de bílis. De natureza sáttvica, ele se divide em cinco subtipos conforme a localização e a direção da ação:

Pachak pitta pode ser encontrado nos dutos biliares que levam ao estômago e ao intestino delgado. Esse agente é responsável pela digestão dos seis tipos de substâncias alimentares que chegam ao estômago (gordurosas; mucosas; bem mastigadas; bebíveis; ingredientes pouco mastigados, mas de fácil digestão; e alimentos que podem ser engolidos inteiros). Misturando-se com os alimentos, pachak aumenta o fogo (elemento ácido) no aparelho digestivo superior, assegurando que a comida seja adequadamente "cozida" e decomposta. Então pachak separa quimicamente a essência nutricional dos resíduos sólidos e líquidos e separa o ar e o muco. Ele é a mais importante das bílis, aquela da qual as outras quatro dependem. Nas pessoas grandes, esse composto pode ser encontrado no volume de um grão de cevada; já nas pessoas miúdas, ele existe em quantidade menor que uma semente de gergelim.

Runjak pitta pode ser encontrado no baço e no fígado, e é responsável pela conversão dos nutrientes em uma forma diretamente assimilável pela corrente sangüínea. Ele pega os nutrientes processados pelo baço e fígado, e os mistura diretamente ao sangue.

Saddhak pitta está localizado no coração e é responsável pela coragem e determinação. A coragem é o resultado da mudança do teor de glicose no sangue; e a determinação é o produto da mistura apropriada de oxigênio na corrente sangüínea. Este pitta mantém o equilíbrio da glicose e do oxigênio.

Allochak pitta pode ser encontrado nos olhos, onde seu trabalho é ajudar a visão. Allochak equilibra o calor nos tecidos e músculos oculares, e é responsável pela regulação da entrada de luz. Quando ele é perturbado, temos como resultado as doenças dos olhos.

Bhrajak pitta fornece *ojas* para a pele e todos os órgãos internos. Ojas é o fluido viscoso responsável pela manutenção da luminosidade própria da saúde e da vitalidade encontradas no rosto das crianças e adultos saudáveis. Bhrajak é a bílis que digere os óleos massageados sobre o corpo e interage com o campo eletromagnético da Terra. No momento em que qualquer problema chega ao organismo, bhrajak se retira e com ele o fluxo de ojas sai, pois o fluido vital é chamado para a preservação da região afligida.

Linfa: Kapha é um fluido branco, homogêneo, frio, pegajoso e doce que pode ser encontrado em todo o corpo. Tamásico por natureza, ele é responsável pela umidificação e lubrificação do organismo, auxilia na digestão e ajuda a manter o corpo limpo e puro. Assume um sabor ácido quando digerido.

Assim como vata e pitta, também kapha possui uma natureza una, mas se desdobra em cinco classificações baseadas na localização e natureza:

Kleydan kapha pode ser encontrado no estômago, onde oferece umidade adicional ao alimento recém-mastigado e, desse modo, ajuda a separar o volume em partículas individuais. Por intermédio de sua ação, o estômago é capaz de se mexer vigorosamente e, com isso, apressar o processo digestivo.

Avlumbun kapha pode ser encontrado no coração, onde separa os nutrientes mais poderosos do caldo químico sangüíneo a fim de fornecer energia ao coração. Também é encontrado na cabeça e nas articulações dos ossos (onde ajuda a movimentação). Este fluido auxilia o crescimento da medula óssea, a qual por sua vez produz os glóbulos brancos (combatentes das doenças) que se misturam com a corrente sangüínea depois de ter passado pelo sistema linfático.

Russun kapha vive na garganta. Sua tarefa é captar os poderosos nutrientes isolados por avlumbun, reintroduzindo na corrente sangüínea as substâncias químicas, agora mais potentes (por terem sido isoladas para um metabolismo rápido), e distribuindo-as por todo o organismo.

Snehan kapha está localizado na cabeça, e é este fluido linfático que mantém úmidos e bem-lubrificados os delicados tecidos da cabeça. Sua tarefa principal é impedir a secura e a desidratação, especialmente aquelas causadas pelo constante efeito secante do fluxo de ar através das narinas. Snehan faz circular até o cérebro a glicose, em alta base protéica (misturada com outras importantes substâncias químicas). Esta linfa flui continuamente para manter todas as passagens da cabeça limpas e livres de obstrução. Snehan é também o transportador de íons positivos e negativos, decisivos para o funcionamento apropriado dos órgãos sensoriais. Esta linfa proporciona ao organismo um sentimento de satisfação e dá suavidade à pele.

Schlesma kapha fornece ligamento e lubrificação às articulações.

Cada órgão e sistema importante tem seu próprio sistema linfático, mas, em tipo e ação, a linfa ajusta-se bem a esse clássico sistema hindu de entendimento.

Vata, pitta e kapha — vento, bílis e muco — são responsáveis pela atividade do corpo, assim como sattva, rajas e tamas são responsáveis pela atividade de toda a criação. E, assim como sattva e tamas são impotentes para agir sem a ajuda de rajas, também pitta e kapha dependem de vata para se movimentarem até os locais do corpo onde são necessários. Vata é fundamental para o organismo todo. Mais doenças são provocadas por vata do que por pitta e kapha juntos; e as doenças dos sistemas linfático e biliar são transmitidas aos outros pontos do corpo pela ação circulatória do ar.

De todos os vatas, prana é o fundamental. Sem ele, os outros quatro ares não poderiam trabalhar e, sem a ação dos cinco ares, a morte vem instantaneamente. É por isso que a prática de exercícios de controle da respiração — como *pranayama* (incorporado no capítulo sobre a meditação) — é a chave para a saúde e o bem-estar. O controle do prana possibilita o controle automático dos outros quatro ares. E o controle dos ares do corpo leva ao controle do fluxo e da regulação da linfa e da bílis.

TRIDOSHAS E O ORGANISMO DAS PESSOAS

Não há dois indivíduos exatamente iguais na constituição física. Mas isso não quer dizer que cada pessoa seja um sistema totalmente único. Cada indivíduo é semelhante aos outros indivíduos em muitos aspectos, e esse grupo de indivíduos semelhantes-mas-não-idênticos constitui uma "classe".

A química do corpo varia de acordo com a dominância dos *tridoshas* (os três doshas). A pessoa dominada por um excesso de ar é diferente no comportamento, aparência e pensamento de uma pessoa dominada por um excesso de bílis. A estrutura física, a personalidade e o modo de pensar dependem das substâncias químicas e dos eletrólitos presentes no organismo.

O estado da química do corpo no indivíduo não é constante, mas varia de acordo com o lugar, o clima, a dieta e uma série de outros fatores. Um elemento pode estar dominante hoje e outro, amanhã. Mas entre esse fluxo e refluxo cotidiano existe um padrão mais amplo — o projeto químico básico sobre o qual o organismo foi construído. Esse código genético determina as definições do organismo individual.

Algumas pessoas são claramente dominadas pelo elemento ar; outras, pela bílis; outras, pela linfa; ainda outras, por ar e bílis; outras, por ar e linfa; outras, por linfa e bílis. E uma sétima classe de pessoas é aquela em quem os elementos aparecem em igual medida e equilíbrio.

Essas sete classes básicas formam as variáveis da química do corpo humano. E, das sete, as três classes básicas são: a dominada por vata, a dominada por pitta e a dominada por kapha. Essa tríade tem uma correspondência bastante íntima com o sistema ectomórfico-mesomórfico-endomórfico de classificação fisiológica (somatotipos) elaborado pelo psicólogo norte-americano William Sheldon, e com o sistema extrovertido-centrovertido-introvertido de classificação psicológica desenvolvido pelo psicoterapeuta suíço Carl Gustav Jung.

A PESSOA DOMINADA POR VATA corresponde ao ectomórfico e ao extrovertido. Dorme pouco, permanece desperta a maior parte do tempo, caminha depressa e fala demais. Tem cabelos finos, esparsos e quebradiços; seu corpo se resseca. Sua mente é inquieta e seus sentimentos vagueiam de um lugar a outro quase continuamente. Ela pode ser cruel, criminosa e destrutiva e sofre de um intelecto instável. Não faz amizades depressa e tem memória fraca. O temperamento-ar faz que não goste do frio nem de coisas frias. Os gestos dessa pessoa provavelmente serão abruptos e rápidos, e muitas das frases que pronuncia ficarão incompletas, como se sua mente abandonasse um curso de pensamento e passasse abruptamente para outro. Seu andar é cadenciado e elegante, refletindo um amor pelos prazeres sexuais e sensuais (sabores, aromas, canto, dança, caça e violência). Tem um gosto especial pelos sabores doce, azedo, quente e picante, e produz som quando bebe água. Porém, come demais. Embora de constituição forte, ele na realidade é fraco e terá uma vida relativamente curta. Gagueja ao falar.

Mestre dos órgãos sensoriais, ela é amada pelo sexo oposto (mas terá poucos filhos). Nos sonhos, vive nas montanhas, nas árvores e no ar, e certamente sonha que está voando sem qualquer ajuda mecânica. Seus cabelos terão fios com a ponta partida e uma cor levemente acinzentada. Seus olhos serão arredondados e destituídos de beleza, com um aspecto cinzento e seco. Quando dorme, seus olhos ficam entreabertos como os de um cadáver. O corpo deste tipo físico é alto e magro, com os joelhos especialmente salientes e nodosos. Os sons que produz, a forma do seu corpo, sua constituição e seus maneirismos são como os do cão, do chacal, do camelo, do coiote, do rato e da coruja.

A PESSOA DOMINADA POR PITTA corresponde ao mesomórfico e ao centrovertido. Os cabelos deste tipo de indivíduo embranquecem muito cedo. Com disposição bastante raivosa, ela transpira profusamente. Culta, corajosa e altiva, ama as flores e as fragrâncias aromáticas. Pessoa de ótimo caráter, seu ponto de vista é sagrado. Ganha a vida por intermédio de meios concebidos por ele mesmo e sobrevive graças aos próprios esforços. Afável e corajoso, protege até mesmo seus piores inimigos (que o temem). Seus olhos são avermelhados e é mínima sua vinculação ao sexo oposto. Ele não segue a religião predominante ou popular, podendo ser totalmente oposto à religião institucionalizada. Gosta dos sabores doce, amargo e adstringente, e é especialmente aficionado por bebidas geladas. Come muito.

O corpo da pessoa dominada pela bílis também tem o cheiro de seu elemento, e esse aroma bilioso torna-se particularmente forte quando sua raiva é despertada. Sua natureza é muito ciumenta e vai ao banheiro com freqüência. Tem cor clara e a temperatura do seu corpo é quente. Mãos, rosto e pés são corados, e ele tem pouco pêlo no corpo (todos os seus pêlos terão cor clara, muitas vezes amarelada). Com articulações e músculos frouxos, tem pouca virilidade e pouco desejo sexual. Seus olhos se avermelham imediatamente quando fica enraivecido, embriagado ou quando se expõe à luz solar.

O tempo de vida da pessoa dominada por pitta é médio. Ela não gosta de viver ou visitar lugares onde há discórdia, e evita perturbações. Nos sonhos, vê incêndios, estrelas, estrelas cadentes, sóis, luas, relâmpagos, plantas venenosas e objetos brilhantes. Seu físico, sua natureza e suas maneiras podem ser comparados aos do tigre, do urso, do lobo ou do macaco.

A PESSOA DOMINADA POR KAPHA tem uma disposição magnânima e muita virilidade. Seu corpo é bem construído, com muita (até mesmo excessiva) gordura. Sua mente é estável e sólida, e sua natureza, sóbria. O rosto parece uma lua cheia e suas articulações são bem construídas, fortes, lisas e profundas. A cor do corpo dessa pessoa é como o bronze, o ouro ou a flor de lótus. Suas mãos serão longas, e o peito forte e largo. Atraente, tem a testa ampla e o corpo macio, com pêlos fortes, escuros, compactos e grossos. A cor dos olhos, onde as pálpebras se juntam, será vermelha e lisa. Este indivíduo não se perturbará com a fome, a sede, a dor, o tumulto e o barulho. Sábio e amigo da ordem e da organização, ele honra sua própria palavra. Conserva a inimizade por seus inimigos durante longo tempo e buscará caminhos secretos e tortuosos para se vingar. No entanto, segue os princípios e práticas de uma vida correta e não usa linguagem rude. Sente um grande amor pelo prazer sexual.

O som da pessoa dominada por kapha é como o oceano ou uma concha quando soprada. Ela terá muitos filhos e subordinados. Industriosa e humilde, demora para sentir raiva e leva bastante tempo para completar seu trabalho (porque gasta muito tempo em pensamentos e fantasias). De fala macia, magnânima e séria em seus pontos de vista, ela é basicamente uma pessoa simples, embora também muito culta. Procura manter seus contatos estáveis e duradouros. Gosta de alimentos com sabor amargo, adstringente, picante e seco. Dorme muito.

Os sonhos dessa pessoa são repletos de rios, lagoas, oceanos, lagos, lótus e aves aquáticas. Em seu temperamento, hábitos e físico tem os traços do elefante, do cavalo, do leão, da vaca e do touro.

O ESTABELECIMENTO DA NATUREZA QUÍMICA

O que determina a natureza básica de uma pessoa? A química do corpo é criada pelos genes da pessoa, e esses genes são os elos biológicos entre pais e filhos. Assim, o padrão do corpo do indivíduo é estabelecido pela fusão dos genes do espermatozóide do pai e do óvulo da mãe.

Todavia, os espermatozóides ejaculados pelo pai são em grande quantidade, enquanto o óvulo é um só. Os espermatozóides contêm literalmente milhões de permutações genéticas, mas somente um deles alcança o óvulo e funde-se com ele.

Cada espermatozóide tem uma carga química ligeiramente diferente, e a maioria deles morre antes mesmo de alcançar o óvulo. Somente um, em certo momento, tem condições de alcançar o óvulo e fertilizá-lo.

O fato de um só deles, dentre milhões, alcançar a meta poderia ser atribuído ao mero acaso? Ou não seria antes o resultado de uma seqüência lógica e científica de eventos?

A composição química da mucosa que reveste os órgãos da mãe varia de acordo com a natureza das substâncias químicas presentes em seu organismo. O caldo químico que cobre as paredes internas da passagem até o útero é produzido pelo sistema linfático, e a composição dos fluidos linfáticos varia sutilmente de momento a momento, de acordo com as substâncias químicas fornecidas pelos tecidos e glândulas.

O oceano químico onde o espermatozóide precisa nadar tem propriedades específicas, e essas propriedades, em constante mudança, atraem ou repelem espermatozóides específicos, de acordo com as substâncias químicas presentes no material genético armazenado pelo esperma. Nem todos os espermatozóides conseguem chegar até o óvulo porque, para eles, a passagem através dos órgãos reprodutores é impedida pela presença de substâncias químicas que não se harmonizam com as que eles carregam. Somente aquele único espermatozóide que está em perfeita harmonia com o sistema químico da mãe consegue chegar ao óvulo e fertilizá-lo.

É por isso que os textos hindus de medicina afirmam que a condição da mãe determina oitenta por cento da natureza do filho.

Cinco fatores são enumerados como os determinantes da química do corpo da futura criança. O primeiro é a química do corpo do pai no momento da relação sexual, que vai determinar quais substâncias químicas estarão presentes nos espermatozóides. O segundo é a natureza das substâncias químicas genéticas presentes no óvulo. Terceiro, os alimentos ingeridos pelo casal nas 36 horas anteriores, os quais irão constituir as substâncias químicas presentes nos fluidos nutrientes. Quarto, as respostas emocionais da mãe (gestos, posturas e sons), que vão estabelecer o teor hormonal de seu sistema linfático. O quinto é a condição geral do próprio útero.

Se vata (o ar) for o dosha dominante no corpo da mulher e também no corpo de seu parceiro; se os alimentos que eles ingeriram forem dominados pelo ar; se as respostas emocionais da mulher tiverem natureza "leves como o ar"; e, finalmente, se seu útero naquele momento for dominado por vata — se todos esses cinco fatores forem dominados por vata, então a criança nascida dessa união será dominada por vata. Se todos os cinco fatores forem dominados por pitta (bílis), então a criança também será dominada por pitta; o mesmo ocorre com kapha (linfa). Variações nesse padrão produzirão as outras quatro combinações: vata-pitta, vata-kapha, kapha-pitta e "em equilíbrio".

COMO DETECTAR DESEQUILÍBRIOS

Além da hereditariedade básica de cada pessoa e da predisposição ambiental, as proporções dos doshas variam de um dia para o outro de acordo com mudanças na atividade, na dieta e nas condições psicológicas individuais. Cada dosha produz efeitos específicos conforme aumenta ou diminui no organismo. O conhecimento desses efeitos é necessário para a pessoa poder efetuar as ações corretivas necessárias.

O *vata perturbado* se caracteriza por sede excessiva, tremores, secura, aspereza, vermelhidão da pele, dores, soluços, asma, tosse, problemas circulatórios, doenças urinárias, constipação e doenças dos ouvidos, nariz e garganta. Se vata está aumentando, ele cria rouquidão da voz, emaciação, desejo de calor, sensação de palpitações, insônia, pele com aparência escurecida, fraqueza e constipação. Se está diminuindo, vata produz inquietação, languidez e inconsciência.

O *pitta perturbado* cria sensações de ardência, calor excessivo, transpiração, acidez, sede, acne, irritabilidade, vermelhidão dos olhos, cheiros pútridos, decomposição, languidez, histeria, indigestão, hiperacidez, sensações de calor no peito e no estômago, sangramento nos orifícios corporais, falta de imaginação, letargia, visão defeituosa, doenças da pele (incluindo mudanças de pigmentação) e apoplexia. Se pitta está aumentando, ele produz sensações de ardência, predileção por alimentos frios e refrescantes, olhos e pele amarelados, fezes e urina amareladas, insônia, desmaios e diminuição das funções dos órgãos sensoriais. Se está diminuindo, pitta produz pele sem brilho e diminuição do calor do corpo.

O *kapha perturbado* produz uma sensação de peso, sonolência, entorpecimento, palidez, coceiras, náuseas, anorexia, dispepsia, perda da memória, danos nos sentidos, urina e fezes brancas, peso e rigidez nas articulações e sensação de velhice. Freqüentemente a pessoa sente um gosto doce na boca. Se kapha está aumentando, ele produz peso nos membros, sensações de frio, sonolência, sono excessivo, articulações frouxas e pele com aparência pálida. Se está diminuindo, kapha produz secura, sensações de ardência interna, sensação de vazio no estômago e no baixo-ventre, anomalia nas articulações (devido à secura), sede, fraqueza e insônia.

OS DOSHAS E OS SABORES

Para manter o equilíbrio apropriado da química do corpo, a pessoa deve estar consciente da atividade dos elementos dentro de seu organismo. De posse desse conhecimento, ela pode então orquestrar o ritmo do corpo e da mente, acrescentando ou subtraindo elementos da dieta conforme necessário.

Diferentes alimentos, de acordo com suas propriedades específicas, estimulam ou moderam a quantidade e a ação de cada um dos três doshas.

Como uma pessoa pode determinar quais são os alimentos mais predominantes em sua dieta? É o sabor, e não a análise química, que oferece a chave. Todos os elementos têm um sabor característico e, compreendendo o sabor, pode-se lidar com cada dosha individualmente.

Rasa (literalmente "sabor") oferece a chave para a auto-regulação por meio da dieta. Os rasas se dividem em seis categorias básicas, cada qual com um efeito específico sobre a química do corpo. Os seis sabores são: doce, azedo, picante, amargo, salgado e adstringente. Cada um deles é o produto da combinação de dois elementos (tattvas):

1. *Madhura* rasa, o sabor doce, resulta da combinação de água e terra. O açúcar e o mel são os exemplos mais puros deste rasa.
2. *Amla* rasa, o sabor azedo, surge da mistura de água e fogo. O limão, o vinagre e o iogurte são bons exemplos.
3. *Katu* rasa, o sabor picante, é formado por ar e fogo. Seus representantes são a pimenta vermelha e o picles condimentado.
4. *Tikta* rasa, o sabor amargo, é produzido pela combinação de ar e éter. O melão amargo e o quinino são exemplos deste rasa.
5. *Lavana* rasa, o sabor salgado, resulta da fusão de terra e fogo. O sal de cozinha é um bom exemplo.
6. *Kshaya* rasa, o sabor adstringente, é produzido por ar e terra. Seu representante é a pedra-ume.

Essas seis combinações são diretamente responsáveis pelo funcionamento e equilíbrio dos três doshas. Vata é estimulado pelos sabores adstringente, amargo e picante; é moderado pelo doce, azedo e salgado. Pitta é estimulado pelos sabores amargo, azedo e salgado; é moderado pelos sabores doce, adstringente e picante. Kapha é estimulado pelos sabores doce, azedo e salgado; é moderado pelo amargo, picante e adstringente.

Os doshas e a dieta

Por meio de uma cuidadosa observação do efeito dos diferentes ingredientes de sua dieta, a pessoa poderá gradualmente elaborar uma lista de ingredientes alimentícios básicos que são adequados à sua constituição.

Para obter uma compreensão da natureza de cada ingrediente alimentar, os criadores do Ayurveda subsistiram durante períodos de quatorze dias ou mais comendo um único ingrediente. Das suas observações resultou uma grande quantidade de volumes escritos, aos quais ainda foram feitos vários acréscimos. A descoberta das Américas trouxe novas variedades de alimentos antes desconhecidos, como a batata, o tomate, o milho e muitos outros. Cada um desses novos produtos passou pelo mesmo teste rigoroso no laboratório do corpo.

A característica mais fácil de ser observada é o efeito dos alimentos sobre os doshas. Portanto, os alimentos são classificados de acordo com suas propriedades em termos de doshas.

Alimentos vata: Alimentos que contêm vata, com pouco ou nenhum pitta ou kapha, fortalecem o sistema nervoso mas enfraquecem as mucosas e o sistema circulatório.

Alimentos pitta: Fortalecem a circulação, mas enfraquecem as mucosas e o sistema nervoso.

Alimentos kapha: Fortalecem as mucosas, mas enfraquecem os nervos e a circulação.

Alimentos vata-pitta: Fortalecem os nervos e a circulação à custa das mucosas.

Alimentos vata-kapha: Fortalecem os nervos e mucosas, mas enfraquecem a circulação e aumentam a concentração de calor.

Alimentos pitta-kapha: Extremamente incomuns, promovem a circulação e a lubrificação, mas enfraquecem os nervos.

Alimentos vata-pitta-kapha: Promovem o funcionamento apropriado de todos os sistemas do corpo.

Uma dieta que contenha todos os três elementos na proporção adequada é a mais benéfica para o organismo humano. Mas cada pessoa deve aprender por si mesma quais proporções são mais adequadas para o seu organismo.

São quatro os alimentos que contêm todos os três elementos: leite integral fresco, creme fresco, pimenta-do-reino e peixe. O peixe não é desejável pelas razões expostas no capítulo sobre vegetarianismo. O leite e o creme devem ser consumidos no mesmo dia da ordenha, caso contrário as propriedades vata e pitta se perdem, deixando apenas kapha (o único elemento que permanece no leite comercializado). O leite e o creme integral só devem ser ingeridos depois de aquecidos até pouco antes do ponto de fervura.

A pimenta-do-reino constitui o mais poderoso dos tônicos e seu valor medicinal será discutido no capítulo sobre remédios caseiros. A seguir, apresentamos uma lista em ordem alfabética de alguns alimentos comuns, com suas propriedades em termos de tridoshas:

Abacate — kapha
Abóbora — vata
Acelga — kapha
Açúcar (mascavo) — pitta
Açúcar (refinado) — vata-pitta
Aipo — pitta
Alface — kapha
Algas — kapha
Amendoim — pitta
Arroz — kapha
Azeitona (madura) — vata-kapha
Banana — vata-pitta
Batata — pitta
Beterraba — vata-kapha
Brócolis — vata
Café — pitta
Caqui — kapha
Castanhas — vata-kapha
Cebola — pitta
Cenoura — vata-kapha
Chá — vata
Chocolate — pitta
Coalhada — pitta
Cogumelos — kapha
Couve-flor — kapha
Creme — vata-pitta-kapha
Endívia — pitta-kapha
Ervilha — pitta
Escarola — kapha
Espinafre — kapha
Farinha de aveia — vata-kapha
Flocos e farinha de milho — vata
Grapefruit — kapha
Hortelã — pitta
Leguminosas — pitta
Leite (engarrafado) — kapha
Leite (integral fresco) — vata-pitta-kapha
Limão — vata
Mel de abelhas — kapha
Milho — vata-kapha
Nabo — kapha
Nozes — pitta
Pastinaca — pitta
Pêra — kapha
Picles (azedo e apimentado) — pitta
Queijo cremoso — vata-kapha
Repolho — kapha
Sal — vata
Salsa — vata
Semente de girassol — pitta
Soja — pitta
Tâmara — vata-kapha
Tomate — kapha
Trigo — pitta
Uvas — vata-kapha
Verduras — kapha
Vinagre — pitta

Os alimentos e a ação sistêmica

Tanto os alimentos quanto os remédios também são classificados de acordo com sua ação sobre o organismo como um todo. Os dois principais agrupamentos a que pertencem o quente e o frio — *ushna* e *shita* — levam o nome de *veerya* ou "poder". Ushna possui as propriedades da combustão, digestão, vômito e purgação, destruindo vata e kapha, aumentando pitta, transmitindo uma sensação de leveza ao corpo e destruindo o sêmen. O poder frio, shita, cria estabilidade, aumenta vata e kapha, aumenta a sensação de peso, transmite força e nutrição e ajuda na formação dos fluidos do corpo.

Os alimentos também são classificados com base na sua interação com o próprio sistema digestivo. Esse processo de interação química cria efeitos específicos, chamados de *vipakas*. Os alimentos leves (*laghu vipaka*) causam constipação, facilitam os gases e destroem kapha. Os alimentos pesados (*guru vipaka*) destroem vata e pitta, promovem kapha e ajudam a limpar do organismo a urina e as fezes. Os alimentos azedos, amargos e picantes são leves; enquanto os alimentos salgados, adstringentes e doces são pesados.

O sabor, os doshas, o efeito químico e a ação pós-digestiva formam a base do conhecimento dietético no sistema ayurvédico. Com um conhecimento apropriado desses princípios, qualquer pessoa pode elaborar uma dieta que estabelecerá e manterá a saúde e o bem-estar.

OS ALIMENTOS E OS GUNAS

Assim como os três gunas podem ser encontrados na fisiologia humana, também os encontramos nos alimentos que constituem a dieta humana.

Alguns alimentos têm uma natureza mais sáttvica; eles produzem alto rendimento de uma energia que é diretamente utilizável, com o menor dispêndio possível de esforço digestivo. O alimento dessa natureza é adequado como ingrediente dietético básico das pessoas que levam uma vida tranqüila e contemplativa.

Outros alimentos têm uma natureza mais rajásica. Esses ingredientes dietéticos produzem muita atividade no organismo humano, com uma quantidade moderada de esforço digestivo. Uma dieta de ingredientes rajásicos é adequada para a pessoa com atividades que não precisam de muito esforço físico.

Certos alimentos têm uma natureza mais tamásica. Embora mais difíceis de digerir, produzem grande quantidade de energia calórica potencial que pode ser armazenada pelo organismo. O alimento desse tipo é mais adequado para a pessoa que precisa realizar muito trabalho físico pesado.

Como saber de que natureza é um alimento? Embora a natureza da energia varie de um alimento a outro, sempre é possível agrupar os alimentos nos três tipos básicos, de acordo com a maneira pela qual eles crescem.

Alimentos tamásicos são aqueles que crescem no solo ou debaixo do solo. Raízes comestíveis, amendoins e as partes da planta que tocam a superfície da terra têm natureza tamásica. Por exemplo: batata, inhame, amendoim, beterraba e rutabaga.

Os alimentos tamásicos são fortes e densos, e proporcionam base e apoio à planta. Eles são as partes da planta mais diretamente restritas pela gravidade, e contêm a energia mais pesada, mais tamásica.

As partes rajásicas das plantas são aquelas que participam da produção e transporte de nutrientes. Incluem-se nessa categoria as folhas, troncos e ramos. Essas porções da planta proporcionam a energia nutricional básica de que ela necessita para viver. São as partes mais ativas (rajásicas) da planta e é por intermédio de sua ação que a umidade é atraída para o alto a partir das raízes.

As partes rajásicas da planta são as que preservam o bem-estar da planta no dia-a-dia.

As partes sáttvicas da planta são aquelas que contêm sua essência. Apenas as sementes se encaixam nessa categoria, pois é a semente que contém toda a planta em forma microcósmica.

O propósito último da vida é a reprodução, cada qual de acordo com sua própria espécie. As sementes contêm a forma mais pura e mais sutil da energia produzida pela planta e é, por isso, a parte mais sáttvica.

Os frutos, contudo, têm natureza rajásica. As sementes estão contidas dentro de um fruto e a parte carnosa desse fruto é destinada a ser a reserva alimentar da semente. (A parte carnosa também serve para atrair os animais que transportarão as sementes.) Embora as sementes tenham natureza sáttvica, a parte carnosa do fruto é rajásica (e a casca pode ser tamásica, se for grossa e impermeável). Assim, a semente de uma abóbora é sáttvica, a polpa é rajásica e a casca é tamásica. A semente reproduz a planta e é sua essência. A polpa nutre e preserva a semente, e representa sua atividade. A casca proporciona estabilidade e inércia.

Como prova disso, o trigo e o arroz são basicamente rajásicos, pois a parte carnosa do grão é a nutrição do pequeno germe, o qual é a verdadeira parte sáttvica (semente).

Essas são regras básicas que podem ser usadas de modo geral para determinar a natureza da maioria dos produtos alimentícios. Lembre-se sempre de que os alimentos enlatados e em conserva nunca são sáttvicos e, quando muito, podem ser rajásicos (embora todos os alimentos enlatados sejam tamásicos).

Outra regra prática é a de que os alimentos tamásicos geram uma maior quantidade de gases na digestão; os alimentos sáttvicos, uma menor. Alguns alimentos também alteram sua natureza de acordo com o modo de preparo.

Por exemplo, a maioria dos frutos oleaginosos (nozes, castanhas, amendoins, amêndoas etc.), quando ingeridos crus, tem efeito tamásico sobre o organismo porque sua digestão é impossível; mas eles se tornam sáttvicos quando germinam (passando a noite de molho na água) e são triturados, formando uma pasta de fácil digestão.

CAPÍTULO 9

Dieta: Alimentos Específicos

Alguns alimentos são bons em certa hora do dia, mas não em outra. Alguns alimentos são a melhor garantia de saúde numa estação do ano, todavia são a causa de doenças alguns meses mais tarde. Do mesmo modo, alguns alimentos que fazem bem quando ingeridos sozinhos tornam-se tóxicos ao serem combinados com outros. As páginas seguintes ilustram esses pontos, bem como apresentam alguns dos itens dietéticos mais comuns sob a perspectiva hindu.

Alimentos para o tempo frio

Nos climas frios, as pessoas comem carne porque esta fornece energia bruta em abundância que as ajuda a manter o corpo quente. Mas, nesse clima, quais são os alimentos que fornecem aos vegetarianos o calor necessário? Felizmente, a carne não é a única fonte de calor. Uma grande variedade de alimentos vegetarianos é capaz de contrabalançar muito bem as temperaturas mais baixas.

A pimenta-do-reino preta, as pimentas vermelhas, a cebola e especialmente o alho são quatro condimentos que deveriam ser usados na cozinha dos climas frios.

Amêndoa, castanha de caju, noz e pistache — sempre previamente torrados — constituem bons suplementos à dieta, assim como a uva passa. Pratos que contenham batata, tomate, nabo, cenoura, cebola, espinafre, verduras em geral, abóbora comum, abobrinha italiana e pepino cozido fornecem uma energia que acrescentará calor ao organismo, assim como faz a ervilha-de-cheiro.

O triguilho (trigo para kibe), a aveia e a tapioca constituem bons alimentos para o desjejum, especialmente quando preparados com uva passa e frutos oleaginosos torrados na hora. Tâmaras e figos também são bons.

Como regra geral, laticínios e frutas cítricas deveriam ser evitados porque são alimentos azedos e produzem frio no organismo. O único laticínio permitido é o queijo. Das frutas, as bananas são indicadas e também se pode comer um pouco de mamão, manga e romã. A mistura de mel e pimenta-do-reino preta (descrita na seção sobre remédios) deveria ser o primeiro alimento a ser ingerido toda manhã. Depois dela, pode-se tomar um dente de alho pequeno com água morna.

Um chá que produz calor instantâneo é preparado da seguinte maneira: uma colher de chá (ou mais) de sementes de feno-grego, uma colher de chá de gengibre picado, sete grãos de pimenta-do-reino preta e chá preto.

ALIMENTOS PARA O TEMPO QUENTE

Assim como há alimentos especiais para o inverno, também há itens dietéticos que permitem à pessoa sincronizar-se com a temperatura e as mudanças de pressão anunciadas pela chegada do verão.

O tempo quente desumidifica o organismo, fazendo o sangue engrossar. Portanto, a pessoa deve ingerir alimentos com alto teor de umidade, numa dieta bem entremeada com freqüentes intervalos, quantos forem necessários, para diversos tipos de bebidas saborosas e saudáveis.

O verão também provoca uma mudança no teor de gordura do corpo. Durante os meses de inverno, como proteção contra o frio, o organismo acumula naturalmente calorias que são armazenadas em forma de gordura.

Com a chegada do verão, o organismo automaticamente consome essa gordura armazenada, que, se não fosse consumida, sobrecarregaria a química do corpo durante os meses quentes de verão. Esse processo de combustão da gordura armazenada libera muito calor no sistema orgânico, produzindo uma desidratação adicional.

Enquanto a queima da gordura armazenada vai aumentando o teor de glicose na corrente sangüínea, a combinação de calor do verão e calor interno seca ainda mais o organismo, produzindo um espessamento acentuado do sangue. O fluido vital torna-se denso e lento; menos glicose e outros nutrientes chegam até o cérebro, porque o coração bombeia menos sangue com a mesma quantidade de esforço requerida para bombear o sangue mais fino do inverno.

É por essa razão que, no começo do verão, a pessoa deve ter o cuidado especial de acrescentar à sua dieta a ingestão de três ou mais litros de líquidos, equilibrados com o acréscimo de açúcares naturais.

Cantalupo (melão pequeno de polpa alaranjada), todos os tipos de frutas com bagas (morango, framboesa, etc.), pêssego, pêra, abricó, ameixa, melancia, abacaxi, uva, laranja e outras frutas frescas e facilmente digeríveis constituem alimentos excelentes no verão. As frutas são alimentos sáttvicos ou rajásicos (embora a melancia e o cantalupo sejam tamásicos) e fornecem a maioria dos nutrimentos necessários à vida. A pessoa que, durante o verão, come frutas próprias da estação e provenientes dos arredores não precisa consumir quaisquer outros alimentos. Isso pode ser praticado como uma disciplina para o jejum.

Todos os vegetais de folhas verdes são excelentes e fornecem ao corpo os sais naturais perdidos na transpiração. Folha de mostarda, espinafre, couve, folha de nabo, folha de beterraba e outras folhas são especialmente indicados. O agrião é de grande valor, seja cozido ou cru em saladas.

Rutabaga, nabo, rabanete, moranga, todos os tipos de abóbora (especialmente a abobrinha italiana) e pepino podem constituir os ingredientes dietéticos básicos, juntamente com folhas verdes e frutas. O pepino é especialmente bom — cru, com suco de limão e sal polvilhado por cima, ou cozido. Também o iogurte é excelente. Já que o calor naturalmente presente nos feijões desaparece quando estes germinam, os brotos de feijão também são um ótimo alimento no verão.

A hortelã é um excelente complemento para esfriar o organismo. Ela pode ser usada como guarnição (a hortelã fresca e picada ou as folhas secas salpicadas diretamente sobre a comida); preparada como chá; ou esmagada com água até formar uma pasta e então usada sob a forma de *chutney* (geléia agridoce), acrescentando-se sal e também algumas sementes de romã para dar aroma.

O cominho é o tempero do verão e deveria ser usado sempre que possível. A curcuma e o coentro deveriam ser usados tão freqüentemente quanto possível no inverno — mas não no verão. Outros condimentos que deveriam ser evitados durante as estações quentes são o cravo-da-índia, o cardamomo, o alho, a cebola e a canela. Alho e gengibre podem ser usados no verão — mas somente em pequenas quantidades e para fins medicinais (pois ambos eliminam os gases).

BEBIDAS PARA O VERÃO

Já que a água é o combustível do fogo, o consumo de tanto líquido quanto possível protege o organismo durante os abrasadores meses de verão. A pessoa que mantém seu organismo bem suprido de água e bebidas frescas minimiza os efeitos desumidificadores do calor do verão e assegura uma boa saúde durante toda essa estação.

O uso de muitas bebidas de sabor agradável fornece tanto o líquido quanto o valor nutricional que protegem a pessoa contra os efeitos adversos da estação.

A bebida mais básica é água fria com mel — que afina o sangue e fornece ao cérebro uma alta imediata no teor de glicose. Uma limonada fria, com mel ou açúcar grosso a gosto, também proporciona um estímulo para a corrente sangüínea e o aparelho digestivo. Todos os tipos de sucos de frutas, feitos na hora e com frutas frescas, sempre são bons no verão. Bebidas e alimentos azedos só deveriam ser ingeridos durante as horas em que há a luz do sol, nunca à noite.

Para ter um prazer especial, a pessoa pode fazer uma limonada com especiarias chamada *shikunji*, que compensa todas as adversidades sazonais — juntos, a glicose do adoçante e o sal corrigem o equilíbrio da química do sangue e do cérebro. Veja a receita mais adiante.

Para preparar outra bebida agradável e saudável, deixe um pacote de tamarindo seco de molho na água de um dia para o outro. Quando a fruta estiver macia, amasse-a com água até transformá-la numa pasta (pode usar o liquidificador) e depois filtre-a através de uma gaze de algodão. Acrescente água ao suco filtrado dando-lhe a consistência de suco de maçã. Depois adicione uma pitada de sal, um raminho de hortelã, algumas uvas passas e açúcar grosso ou mel a gosto. Se desejar, coloque uma pitada de canela. Para dar um sabor todo especial, acrescente uma pitada de cominho moído na hora. Essa bebida é muito benéfica especialmente nos dias quentes — para os dias de "canícula" e de desânimo.

UMA BEBIDA ESPECIAL

A bebida a seguir proporciona um prazer especial no verão, e certamente será apreciada por todos. Preparar com os seguintes ingredientes:

½ xícara de sementes sem casca de cantalupo
½ xícara de sementes sem casca de abóbora
2 colheres de sopa de sementes de papoula branca
1 colher de sopa de sementes de erva-doce
1 punhado de pétalas secas de rosa brava (que podem ser encontradas em muitas lojas de alimentos naturais e nas lojas de comida mexicana)
½ xícara de leite cru
7 grãos de pimenta-do-reino preta
açúcar grosso ou mel
água de rosas (opcional)
1 pitada de açafrão em pó (opcional)

Deixar todas as sementes de molho, exceto a pimenta-do-reino, de um dia para o outro (seis horas, pelo menos). Amassar as sementes e as pétalas até formar uma pasta, usando água suficiente, seja no liquidificador ou no pilão. A seguir coar a pasta através de uma gaze de algodão para remover partículas potencialmente prejudiciais e juntar o leite cru ao líquido coado. Adicionar água suficiente para dar à mistura a consistência de leite integral, e então colocar açúcar ou mel a gosto. Algumas gotas de água de rosas podem ser adicionadas. Um punhado de açafrão em pó melhora o sabor e as propriedades curativas.

Essa bebida revigora e é refrescante, fornecendo ao corpo vitamina C e outras vitaminas, açúcares naturais e uma grande quantidade de proteínas, todos eles muito valiosos para o organismo.

O VERÃO E O IOGURTE

Por causa de sua natureza refrescante, de sua abundância de vitaminas do complexo B e de seu efeito tônico geral sobre o organismo, o iogurte deveria tornar-se um dos itens principais da dieta de verão. Feito em casa com leite integral fresco, o iogurte fornece a maioria dos nutrientes necessários ao organismo humano. Ele pode ser servido sozinho ou usado como base em saladas de frutas. Há muitas bebidas deliciosas preparadas com esse alimento quase completo.

O iogurte que fornece as melhores qualidades nutricionais e uma energia superior é o iogurte novo, feito em casa com leite integral cru. De todo modo, o iogurte feito em casa com leite pasteurizado ainda é preferível ao iogurte que em geral encontramos à venda (normalmente já velho e preparado com leite desnatado e laticínios em pó).

Para fazer iogurte fresco, simplesmente ferva dois litros de leite numa caçarola grande. Quando o leite levantar fervura, tire a panela do fogo, cubra-a com um pano fino de algodão ou uma peneira (para evitar que caiam impurezas) e deixe o leite esfriar até chegar quase à temperatura ambiente. Quando tiver esfriado, acrescente ¼ de xícara de iogurte comercializado ou de cultura láctea para dar início à fermentação.

Cubra o leite ao qual a cultura foi adicionada e o mantenha num lugar morno (não quente). Pode-se usar uma bandeja aquecedora, um forno ligado no "morno" com a porta entreaberta ou qualquer forno com uma lâmpada de 100 watts acesa. O iogurte fica pronto em cerca de oito horas.

O vidro é o melhor vasilhame para preparar iogurte, embora o aço inoxidável também seja bom. Sob nenhuma circunstância o iogurte deve ser feito em vasilhas de alumínio, pois ele é de natureza ácida e decomporá o alumínio em compostos potencialmente tóxicos. Como regra geral, panelas de alumínio devem ser sempre evitadas. Todos os alimentos ácidos decompõem o alumínio.

Depois que o iogurte estiver pronto, tire-o do calor e o conserve na geladeira por um dia inteiro, pelo menos. Isso serve para interromper a fermentação do leite antes que ele seja completamente consumido. Antes de ser servido, o iogurte deve sempre ficar na geladeira por 24 horas; caso contrário, seu sabor e textura não serão bons.

Uma das melhores bebidas para o verão é o *lassi*, preparado com iogurte.

Para fazer o lassi, bata o iogurte fresco e frio com um batedor de ovos até que fique bem homogêneo. Uma espuma virá à superfície, contendo pequenas partículas de manteiga. Pare de bater quando essa espuma ficar espessa e sem manteiga. Depois adicione água para dar à bebida a consistência de leite fresco, acrescentando água de rosas e açúcar ou mel a gosto. Lassi é calmante e refrescante, fornecendo ao organismo um grau saudável de vitamina B_{12} e outras vitaminas criadas pela fermentação. O acréscimo de uma pitada de açafrão aumenta suas qualidades curativas.

Para variar, ou quando não houver iogurte disponível, também se pode preparar o lassi diretamente com leite cru, açúcar, água e água de rosas.

ALIMENTOS PARA AS MANHÃS

Os diferentes tipos de alimentos devem ser ingeridos de acordo com as horas do dia. O modo pelo qual começa o nosso dia é muito importante. A manhã é a parte sáttvica do dia, desde noventa minutos antes do amanhecer até o meio-dia; portanto, somente alimentos sáttvicos deveriam ser ingeridos durante esse período.

A maioria dos cereais é adequada. Aveia e trigo são especialmente bons, embora devam ser ingeridos somente em pequenas quantidades. Sementes e frutos oleaginosos são indicados, embora devam ser sempre torrados de antemão. As exceções são a amêndoa e a *pignolia* (semente doce e comestível de várias espécies de pinheiros encontrados no sudoeste norte-americano e no México), que não precisam ser torradas.

Um punhado de pignolias pode ser consumido sem qualquer preparo. Deve-se ingerir apenas algumas amêndoas, depois de deixá-las de molho em água fria durante a noite. Antes de comê-las, tire a pele e raspe-as sobre uma pedra levemente áspera, até formar uma pasta fina. Use algumas gotas de água, conforme necessário, e raspe a amêndoa em sentido horário.

A pignolia é a melhor entre todos os frutos oleaginosos; a única semente que pode ser ingerida inteira e crua. É um alimento excelente e os médicos ayurvédicos acreditam que ela cura uma ampla variedade de doenças do peito e do abômen.

As frutas cítricas, que são um alimento rajásico, nunca devem ser ingeridas de manhã. Os alimentos rajásicos, consumidos num período sáttvico, criam um estado de hipersensibilidade e raiva nas pessoas que são suscetíveis.

As frutas sáttvicas que podem ser ingeridas de manhã são: uva, goiaba, banana, pêra, uva passa e as sementes de cantalupo e melancia — mas não as frutas que são tamásicas (crescem no solo). O coco é um excelente alimento sáttvico. O leite de coco é sáttvico e alcalino, e quando bebido com regularidade (1/3 do suco de um coco médio) acaba com a acidez estomacal e a raiva. Usado como único alimento matinal durante quarenta dias, ele pode curar todos os problemas estomacais e eliminar a raiva crônica. Tanto a polpa quanto o leite do coco são bons para o prana.

ALIMENTOS PARA A TARDE

Durante a tarde, a pessoa precisa de sucos e alimentos com maior teor de líquidos. A partir do momento em que começa a se tornar mais fino (dez minutos antes do amanhecer), o sangue vai lenta e gradualmente perdendo seu poder. Desde pouco antes do meio-dia até o meio da tarde, o organismo está no auge de sua atividade, consumindo energia num ritmo rápido para assegurar que a rotina diária seja completada. No final da tarde, o organismo está inteiramente exaurido.

É à tarde, portanto, que o organismo precisa de alimentos que forneçam energia com a mínima quantidade de esforço. É essa a hora habitual do chá ou de outros estimulantes. Para compensar as toxinas da cafeína, no inverno, a pessoa só deveria tomar café e chá com frutos oleaginosos torrados; no verão, com sementes de pepino, cantalupo e abóbora.

Sucos de frutas são bons à tarde durante o verão, bem como frutas frescas. A pessoa deveria fazer uma refeição leve se ainda houver tarefas a serem concluídas, porque trabalhar com o estômago cheio gera um desequilíbrio nos gases do corpo, o que pode criar muitos e diferentes tipos de doenças.

Iogurte e frutas formam uma boa combinação — embora nem o iogurte nem as frutas devam ser ingeridos na hora do chá. O iogurte não deve ser misturado com a banana, mas esta pode ser usada na salada de frutas.

ALIMENTOS PARA A NOITE

À noite, a energia do corpo foi quase toda gasta e aquela que permanece está em grande parte concentrada na cabeça (é por isso que a noite é a hora ideal para conversar e fazer brincadeiras). Já que tão pouca energia permanece, o alimento ingerido no período noturno deve ser bem leve e de fácil digestão.

A carga iônica da atmosfera fica mais baixa depois do anoitecer; portanto, quanto mais tarde a pessoa comer, maior a probabilidade de o alimento ser digerido de forma inadequada.

Alimentos cítricos devem ser evitados à noite porque a vitamina D e o ácido cítrico estimulam a produção de urina, e a necessidade de urinar perturbará um sono que poderia ser profundo. Isso é verdadeiro para todos os alimentos ácidos, pois o ácido estimula a urinação e dilui o sêmen.

Os frutos oleaginosos e as sementes são bons para o desjejum, enquanto sopas, legumes cozidos, pães fermentados, feijões e verduras são excelentes à noite. No entanto, iogurte e arroz devem ser evitados. Alimentos de raiz (batata, beterraba, etc.) não devem ser ingeridos à noite, porque exigem muito esforço digestivo.

Alguns estudos dietéticos determinaram que os carboidratos aumentam a atividade e a circulação no cérebro, enquanto as proteínas animais entorpecem o cérebro (mas a proteína encontrada na pasta de amêndoas, na castanha de caju e em outros frutos oleaginosos torrados na hora ou em pasta é altamente refinada e não entorpece). Assim, a pessoa deve evitar alimentos com alto teor protéico à noite; o ideal é comer os frutos oleaginosos somente de manhã.

As frituras também devem ser evitadas à noite e tampouco se deve usar óleo para preparar a refeição noturna. Menos temperos devem ser usados na cozinha à noite.

O consumo dos alimentos corretos à noite assegura um funcionamento regular e pontual dos intestinos na manhã seguinte. O mamão é especialmente bom à noite. Se a pessoa ferver tâmaras ou passas no leite e beber logo antes de deitar, a evacuação matinal será regular e pontual. Leite morno também relaxa o organismo e proporciona bom sono — e por si só ajuda a limpar os intestinos.

Como regra geral, os cereais são bons de manhã, as frutas e sucos à tarde, e os legumes cozidos e alimentos em pasta à noite.

O TRIGO

"Nem só de pão vive o homem", diz o velho ditado. Mas um pão de trigo integral fresco, alguns vegetais bem cozidos e um copo de leitelho, tudo isso com uma pitadinha de pimenta-do-reino preta, pode proporcionar a qualquer pessoa uma vida longa e saudável.

Com toda justiça, o trigo é chamado de "o rei dos alimentos". Nenhum outro item dietético, exceto o iogurte de leitelho fresco, fornece uma nutrição tão intensamente concentrada para todos os sete tecidos do corpo (ossos, medula, músculos, nervos, pele, sêmen e sangue). E o trigo, de todos os grãos e cereais, é o mais facilmente digerido pelo organismo humano por causa de sua capacidade de absorver a água, que, por sua vez, conduz o calor de modo uniforme por todo o grão.

O grão de trigo é o único alimento que *não* deve ser ingerido fresco. Os grãos recém-colhidos do pé contêm uma quantidade de energia solar muito maior do que aquela que o organismo humano pode processar adequadamente. Portanto, deve-se ingerir apenas o trigo que tenha sido estocado por pelo menos quatro meses, ou tenha ficado de molho durante a noite e posto a secar ao sol por três dias. A energia solar concentrada no trigo é tão grande que os celeiros que armazenam imensas quantidades desse nutritivo grão precisam ser cuidadosa e continuamente ventilados; caso contrário, a combustão espontânea pode produzir fogo, e mesmo explosões, quando a farinha está sendo moída.

O trigo, armazenado ou de molho na água, continua fértil, mas a energia solar excessiva é descarregada na atmosfera e não no nosso estômago.

Qualquer que seja a forma em que o ingerimos, antes o trigo deve ser sempre cuidadosamente dourado. Os pães devem sempre ser torrados ou — melhor ainda — a cada refeição, devem ser preparados na forma de finas panquecas, que serão fritas em fogo médio numa frigideira sem óleo ou numa panela com uma fina camada de óleo, ou senão em óleo bem quente até ficarem crocantes. O trigo em grão também deve ser dourado em fogo médio numa panela sem óleo, antes de ser acrescentada a água. Os grãos partidos de trigo (triguilho) preparados dessa maneira proporcionam um excelente alimento para o desjejum.

Em sabor, o trigo é doce; em poder, é frio; e pesado na ação pós-digestiva. Rico em vitaminas, minerais, proteínas, carboidratos e inúmeros outros nutrientes, ele pode ser usado juntamente com qualquer refeição em qualquer ocasião. O conteúdo de glúten no trigo fornece resistência física e vigor sexual. Os celibatários, portanto, deveriam comer menos produtos à base de trigo do que as pessoas casadas, a menos que estejam ocupados em trabalho físico pesado.

A farinha de trigo integral é sempre preferível às massas brancas "enriquecidas", e o pão fresco é sempre melhor do que aquele comprado pronto.

O arroz

Dentre os grãos, o arroz só perde para o trigo em nutrição e uso. Mas há uma importante diferença entre o arroz e o trigo: o arroz cria gases no organismo, independentemente da maneira como é preparado. Por essa razão, todas as pessoas que sofrem de gastrite ou constipação devem evitar esse alimento.

As variedades brancas de arroz são preferíveis às marrons. As variedades marrons são muito difíceis de digerir e criam muito mais dificuldades gástricas. Produz-se o arroz branco removendo a película que cobre o grão. Como essa película contém as mesmas vitaminas encontradas na película do trigo ou na do *dahl* (grão comestível da Índia), se a pessoa usar trigo e dahl integrais em sua dieta, poderá evitar o arroz marrom sem sofrer qualquer deficiência vitamínica.

Todas as variedades de arroz têm sabor doce, são frias na ação e causam gases, formando fezes insuficientes e condensadas.

O arroz pode ser preparado de várias maneiras, desde antepastos até sobremesas. Os pães feitos com farinha de arroz são muito populares no sul da Índia, onde esse cereal cumpre a maior parte do papel que o trigo desempenha no resto do mundo.

Cravo-da-índia e coco cortado em tiras podem ser adicionados a qualquer prato de arroz para neutralizar a indisposição gástrica. Como o arroz é um alimento frio (lunar), deveria ser evitado nos climas frios; ou, senão, para fornecer calor, ele deveria ser preparado com frutos oleaginosos torrados, sementes, coco ralado ou ervilhas.

As frutas

Abacaxi: O abacaxi é frio e dá energia. Cura a ansiedade e o coração perturbado, e proporciona uma sensação de frescor no coração e na cabeça. O abacaxi tem sabor doce e azedo, e seu efeito é doce. Sua polpa sacia a sede e aumenta o muco. Quando ingerido em pequenas quantidades numa refeição, o abacaxi é excelente para uma digestão apropriada.

Abricó: O abricó é uma das frutas favoritas ao noroeste do Himalaia. Tem sido utilizado desde tempos imemoriais como um importante alimento, pois fornece muitos nutrientes.

Sua forma é semelhante à do pêssego e também tem caroço em seu interior. O caroço é vendido no comércio e o óleo é extraído de seu cerne. Esse óleo é tão bom quanto o óleo de amêndoas. O abricó é uma rica fonte de proteínas, carboidratos, sódio, cálcio, magnésio, fósforo, enxofre, cobre, ferro e cloro. Acredita-se também que o abricó é uma excelente fonte de vitamina A, e que o fruto seco contém três vezes mais vitamina A do que o fresco.

Quando ingerido em grande quantidade (variando de seis a doze abricós) por pacientes que sofrem de constipação crônica, o abricó auxilia a evacuação intestinal. Também ajuda o paciente com anemia devido ao seu rico teor de ferro e cálcio e porque acredita-se que ele aumente a produção de hemoglobina.

Antes de ser consumido, o abricó seco deve ser reidratado, ficando de molho durante a noite. Antes de colocar de molho, lavá-lo cuidadosamente porque a água na qual ele ficará imerso poderá ser bebida, já que estará enriquecida com seu suco. O abricó também pode ficar imerso no leite ou ser fervido com leite. Como o leite é uma bebida potente, faz o abricó ser mais facilmente digerido.

O abricó reidratado pode ser usado em saladas, chutneys e *saunth*, no lugar do tamarindo. Para o preparo do saunth, a polpa prensada do abricó é muito boa.

Ameixa: A ameixa é fria e facilmente digerível. Se consumida em pequenas quantidades, produz sangue, desobstrui o aparelho digestivo inferior e limpa o estômago. A ameixa é muito útil contra as doenças causadas por excesso de bílis ou por calor excessivo no corpo. Os picles de ameixa em vinagre são um aperitivo fantástico e ajudam a digestão dos alimentos. A ameixa fortalece o fígado e purifica o sangue ao expelir as toxinas do corpo. Pode ser ingerida seca e fresca. Ameixas secas são um bom remédio para a febre. A ameixa azeda não é boa para consumo, pois uma ameixa só é azeda quando ainda não está madura. Basta guardá-la por alguns dias, até amadurecer, e então poderá ser comida. Em pratos com verduras, pode-se usar a ameixa azeda em vez da semente seca de romã.

Banana (doce e madura): A banana é um alimento sagrado e muito popular na Índia. É útil nos casos de disenteria, diarréia, indigestão crônica e para pessoas com calor digestivo fraco. A fruta fresca é um tônico poderoso e fornece ao organismo uma grande quantidade de nutrientes.

A banana madura é popular no mundo todo. Ela tem diferentes formatos e tamanhos dependendo de onde cresce, mas a banana com a casca amarelo-dourada e pintas marrons é uma das variedades mais saborosas.

De acordo com os textos ayurvédicos, a banana é uma fibra saborosa e apetitosa, uma fruta que constrói a carne e sacia a sede. Pode causar uma leve constipação, mas, se usada adequadamente e com regularidade, a banana elimina e cura a constipação. Também cura as doenças causadas pelo vento (vata), bílis (pitta) e muco (kapha). Aumenta o sêmen, a vitalidade e a virilidade. Cura todo tipo de fraqueza e ajuda a curar o diabetes e a espermatorréia.

Para as pessoas esqueléticas, descarnadas e franzinas, a banana é o alimento ideal. Os franzinos deveriam comer regularmente duas bananas após as refeições durante alguns meses. Isso os ajudaria a ganhar peso sem engordar e os tornaria mais bonitos. Para aqueles que urinam com freqüência ou sofrem de diabetes, as bananas são excelentes. Elas reduzirão a doença e ajudarão esses pacientes. Por ser doce, a banana aumenta a quantidade de sêmen e assim também aumenta a força, o vigor, a vitalidade e a virilidade. Para os indivíduos que se exauriram na atividade sexual, as bananas são muito úteis. Elas os preenchem e os tornam fortes de novo.

Para a tosse seca, coqueluche ou qualquer outro tipo de problema relacionado à tosse, uma bebida feita com bananas é extremamente benéfica.

As bananas causam leve constipação se ingeridas em pequenas quantidades. Entretanto uma banana grande (ou duas ou três bananas pequenas, mastigadas uma após a outra) eliminará a constipação. Elas solidificam as fezes e podem ser dadas a bebês a partir dos dois meses de idade sem o menor problema. Coma bananas se você tiver dentes; beba-as se não tiver dentes. As bananas são de boa e fácil digestão, mas não coma poucas delas. Comer regularmente bananas, laranjas e maçãs mantém o organismo saudável.

É aconselhável comer uma banana depois da refeição; ela ajuda a digestão. A banana tem muitas calorias, vitaminas A e C e muitos sais minerais. Ela é 75,3% água e tem inúmeros carboidratos, pouca proteína e pouquíssima gordura. Contém cálcio, fósforo, ferro, tiamina, riboflavina, niacina, magnésio, cobre, enxofre e potássio.

Pode-se fazer farinha com flocos de banana seca. As panquecas feitas com essa farinha são deliciosas e satisfazem o paladar. A farinha de banana é mais nutritiva que a de cereais. Bananas maduras com frutos oleaginosos e sementes, ou bananas com müsli constituem um bom desjejum. A banana tem alta porcentagem de álcalis e ajuda a manter a reserva alcalina do corpo. É o alimento ideal para quem tem úlcera gástrica, gastrite ou colite ulcerosa.

Receita de um prato com banana: Corte cerca de uma dúzia de bananas em fatias finas. Acrescente igual quantidade, em peso, de açúcar grosso e adicione água. Coloque a mistura numa panela e tampe. Deixe a panela em fogo baixo. Quando a água começar a ferver, tire do fogo e deixe esfriar. Acrescente um pouco de açafrão e um cardamomo verde por pessoa, e sirva.

Em caso de calor digestivo fraco, as bananas podem ser servidas com tamarindo e sal. Elas curam as crianças com disenteria — uma banana bem amassada é um ótimo remédio.

As bananas ajudam a construir os ossos e são muito úteis em caso de icterícia, devido ao seu teor de ferro. Também são indicadas para gota e artrite agudas.

Comer bananas auxilia o coração e, quando há dor nesse órgão, bananas misturadas com mel podem chegar a salvar uma vida. Bananas com mel são o alimento sáttvico ideal. Pode-se também acrescentar uma pitada de açafrão.

A casca da banana colocada sobre a pele, onde há dor muscular ou dor resultante de arranhões, previne o inchaço e alivia a dor. A casca da banana é inofensiva.

Se, por acaso, a pessoa comer mais do que uma quantidade razoável de bananas e tiver indigestão, um cardamomo vermelho deve ser ingerido. O cardamomo vermelho dissolve a banana e a torna digerível em poucos minutos.

Figo: O figo é um alimento sagrado, assim como a tâmara, o coco e a banana. O figo é uma fruta que pode ser consumida fresca ou seca. Ele amadurece no pé e os frutos maduros que caem são coletados e comidos de imediato ou guardados para secar. O figo maduro tem um sabor doce, é de natureza fria, auxilia o processo digestivo e ajuda o organismo a eliminar as impurezas do sangue. O figo modera os humores do vento e da bílis. Ele contém proteínas, sais minerais, sódio, potássio, cálcio, ferro, cobre, magnésio, fósforo, enxofre e cloro. É sempre recomendado em todos os distúrbios peitorais e na constipação, e também em tosses crônicas. O xarope de figo é um excelente tônico para as crianças pequenas, aumentando seu apetite e melhorando a digestão. O xarope de figo também cura o reumatismo muscular, os distúrbios seminais, os problemas de pele, pedras nos rins, pedras na vesícula, hipertrofia do fígado e leucorréia. Por esse motivo, é aconselhável as mulheres comerem dois figos por dia. Devido ao seu teor de ferro, ele é recomendado aos pacientes com anemia. As mulheres no período entre o início da menstruação e a menopausa deveriam ingerir três figos por dia para manter o equilíbrio apropriado de elementos no corpo.

Acredita-se que o figo ajuda na pronta recuperação depois de uma doença prolongada. Se ingerido em grande quantidade, ele pode auxiliar as pessoas franzinas a ganhar peso. Halterofilistas e lutadores costumam comer figos com frutos oleaginosos. O figo também é usado como laxativo, sendo administrado a pacientes com constipação. Ajuda também a curar hemorróidas.

A pele do figo seco é muito dura, de modo que o ideal é lavar o fruto e deixá-lo de molho durante a noite antes de comê-lo. A água do molho também deveria ser bebida, por causa de seu rico teor de minerais e açúcares. A pele dos figos frescos pode ser jogada fora, bem como a dos secos que ficaram de molho. As sementes e a polpa devem ser bem mastigadas.

Grapefruit: O grapefruit (também conhecido como toranja), excelente aperitivo e fruta refrescante, pertence ao gênero das frutas cítricas. Ele foi desenvolvido a partir de um limoeiro grande e doce que cresce em toda a Índia. Mas o uso do grapefruit na Índia é recente e ele é plantado apenas no Punjab e Uttar Pradesh.

O grapefruit é um bom substituto da laranja e tem quase o mesmo valor alimentício. Contém sais minerais, cálcio, fósforo, ferro, proteínas e uma quantidade insignificante de gorduras. É uma importante fonte de vitaminas C e E. O grapefruit equilibra as reações ácidas de diferentes alimentos e alivia a constipação, sendo para isso consumido fresco com sua polpa. Ele assegura intestinos saudáveis e impede a diarréia, a disenteria e outras doenças infecciosas do aparelho digestivo. Também se tem observado a utilidade do grapefruit em várias doenças hepáticas.

O grapefruit deveria ser usado como aperitivo antes da refeição, e não depois dela. Quando se bebe seu suco, deve-se também comer a polpa. As variedades de grapefruit sem sementes são mais saudáveis e, por isso, deveriam ser as preferidas.

O jejum no qual se consome apenas suco e polpa de grapefruit, durante três dias, é uma maneira excelente de purificar o estômago e os intestinos, porque essa fruta, embora ácida, em seu estado pós-digestivo produz um resíduo alcalino.

Também se pode fazer um chutney fantástico com grapefruit e folhas de hortelã esmagadas com pimenta verde ou vermelha, uma pitada de sal e um pouco de coco fresco ralado na hora. (O coco ralado é opcional; ele é acrescentado para aumentar o valor alimentício e o volume do chutney.)

Pode-se também preparar uma salada com os seguintes ingredientes: cebolas, tomates, folhas cruas e grapefruit.

O grapefruit é uma das bebidas ideais durante o verão. A bebida é preparada só com o suco puro ou misturando um pouco de açúcar grosso ou mel.

Limão: O limão pertence ao gênero das frutas cítricas e é enaltecido em alto grau no Ayurveda hindu por suas qualidades. É um aperitivo e estimulante do processo digestivo e do processo de assimilação. É um agente de cura, um calmante e um nutriente. Quase todas as suas partes são usadas para o consumo humano. Seu suco é habitualmente utilizado e a casca é reservada para fazer picles. O limão tem grande valor medicinal como picles (mas não os picles disponíveis no mercado). Em todos os distúrbios estomacais, os picles de limão são usados como remédio caseiro. Acredita-se que esses picles aumentam seu valor medicinal à medida que amadurecem. Pelo menos um tipo de picles é necessário com o alimento; os picles estimulam a língua e ativam a formação do suco digestivo e da saliva. Os picles de limão são uma das maneiras ideais de conservar o limão e aumentar seu valor medicinal. É bom comer os picles com a refeição do meio-dia, evitando-os no desjejum e no jantar.

O limão contém as vitaminas C e P, o que o torna antiescorbútico e evita a fragilidade capilar. O limão também contém sódio, potássio, magnésio, cálcio, ferro, cobre, fósforo, enxofre, cloro, riboflavina e ácido nicotínico (niacina). Essa fruta é uma importante fonte de ácido cítrico e, por isso, usufrui de popularidade tanto como remédio medicinal quanto caseiro. O limão alivia a sede, é refrescante, acalma o estômago sensível, tranqüiliza os nervos e cura a náusea. É usado para curar indigestão, acidez, disenteria e aquele tipo de diarréia em que ocorrem jatos repetidamente. O suco de limão é um sedativo para o coração e reduz as palpitações; também é útil para a pressão sangüínea e para os intestinos, rins, útero e outras partes do corpo. O limão estimula o fluxo de saliva e cura a perda de apetite e a dispepsia.

O limão estimula a secreção de bílis e é, portanto, recomendado aos pacientes com icterícia. Por causa de sua conversão em substâncias alcalinas durante a digestão, ele cura todas as doenças ácidas, como a acidez, o reumatismo e a gota.

O suco de limão é um desinfetante orgânico que não causa nenhum dano aos tecidos do corpo. Ele impede a formação de pedras em qualquer parte do corpo. O suco de limão corta o resfriado porque tem uma substância antipneumônica. O limão cura o problema de gases e seu suco é um laxante suave. O suco de limão ingerido com água morna, todas as manhãs, cura a constipação. É bem conhecido o uso do limão em saladas e como conservante, mas é menos conhecido o uso de suas sementes. As sementes são utilizadas especificamente para curar a náusea, quando o paciente vomita repetidamente e o vômito não pára apesar de diversos medicamentos. Algumas sementes de limão fresco — sem pele e esmagadas num pilão até formar uma pasta fina e depois misturadas a uma colher de chá de mel — agem miraculosamente de inúmeras maneiras.

Suco de limão com uma colher de sopa de mel em água morna, tomado logo de manhã cedo como primeira bebida do dia, reduz a gordura. O limão também é usado no jejum. Jejuar com água de limão durante uma semana cura todas as doenças do estômago e dos intestinos.

Na Índia, uma bebida especial à base de limão, chamada *shikunji*, é muito popular durante os dias quentes de verão. Veja a receita a seguir.

Cebolas cortadas em fatias finas com suco de limão, uma pitada de sal e algumas pimentas vermelhas ou verdes cortadas na hora compõem uma salada muito popular entre os muçulmanos da Índia e os hindus que consomem cebolas.

Espremer o limão sobre a comida, ou usá-lo em pratos, em bebidas, em forma de picles ou de qualquer outra maneira, é bom pois seu uso constante mantém o corpo em boa forma. Em todos os preparados, porém, as sementes devem ser retiradas. Elas só devem ser utilizadas em separado, como remédio milagroso para a náusea.

Shikunji

1 litro de água
suco de um limão
4 colheres de chá de Sucanat (um tipo de adoçante)
Mistura de especiarias:
- 1 colher de sopa de cominho não tostado e moído
- 1 colher de sopa de cominho tostado e moído
- 4 a 6 cravos-da-índia moídos
- as sementes moídas de 2 vagens de cardamomo preto
- as sementes moídas de 2 vagens de cardamomo verde
- 1 pitada de sal grosso

Numa jarra, misture a água, o suco de limão e o Sucanat.

Junte todos os ingredientes da mistura de especiarias, mexendo bem.

Despeje o líquido em quatro copos de 250ml e salpique cada um deles com uma pitada da mistura de especiarias. As especiarias não só acrescentam sabor como também tornam a bebida fácil de digerir.

Guarde o restante da mistura de especiarias num frasco de vidro hermeticamente fechado.

Mamão: Macio, doce e maduro, o mamão é uma iguaria. Ele é considerado uma rica fonte de vitaminas, especialmente a vitamina A. O mamão contém proteína, cálcio, fósforo, ferro e vitamina C, a qual aumenta à medida que a fruta amadurece e se torna mais doce. Também contém tiamina, riboflavina e pequena quantidade de niacina. O carboidrato do mamão contém principalmente açúcar invertido, que é facilmente absorvido pelo sangue. Exposto ao sol, o mamão fica cada vez mais doce e rico em vitaminas.

Os médicos ayurvédicos hindus e os hakims (médicos muçulmanos) recomendam o mamão para as pessoas que sofrem de problemas hepáticos, cardíacos e intestinais. Essa fruta também é usada no tratamento de vermes intestinais. O mamão estimula o apetite, ajuda a digestão, aumenta o fluxo da urina por ser uma fruta diurética e previne a flatulência. O mamão verde é usado no preparo de curry, como fruta seca ou em deliciosos pratos doces. O mamão exerce um efeito positivo sobre o estômago e o pâncreas. É usado para amaciar a carne e o peixe, porque ajuda a digestão desses alimentos. O mamão verde transforma o leite em queijo e serve para fazer pratos deliciosos, fáceis de digerir e bons para os intestinos. O mamão verde é muito útil para pacientes com problemas hepáticos. Também faz as fibras musculares do útero se contraírem, ajudando assim o fluxo menstrual. Mas, se ingerido por grávidas, o mamão verde pode induzir o aborto.

O mamão maduro, consumido com creme, frutos oleaginosos e sementes, é excelente para o desjejum no verão. No inverno, o mamão deve ser ingerido durante o dia e nunca depois do anoitecer. Na estação chuvosa, deve-se comer menos mamão por causa de seu efeito diurético.

Manga: A manga é quente, escorregadia, energética e satisfaz o apetite. A manga sem fibras é indigesta, embora seu sabor seja melhor que o daquela com fibras. A manga, que é suculenta e também doce, é de facílima digestão e fornece energia ao estômago. Nunca se deve comer mangas azedas, exceto sob a forma de um tempero chamado *amchur* (manga em pó) e de flocos de manga seca.

A manga madura, doce e suculenta produz muito sangue. Se a pessoa tomar um copo de leite morno depois de comer uma manga, isso dará energia a todo seu organismo, especialmente aos intestinos. Se, em vez desse copo de leite, ela tomar uma bebida fria (preparada com leite morno adicionado de água para esfriá-lo) no verão ou em dias quentes, isso reduzirá os efeitos do calor e dará força, vigor e vitalidade ao seu organismo.

A manga estimula e energiza o sistema nervoso, aumenta o peso, cura a constipação, ativa os rins e causa a produção de mais urina, por meio da qual o organismo é capaz de remover as toxinas do corpo.

Nunca se deve comer manga com o estômago vazio. A manga mantém a pessoa jovem e a ajuda a conservar a juventude por longo tempo. Detém o envelhecimento precoce e adia a deterioração e a velhice. Se a pessoa viver à base de manga e leite por dois meses — quando for época de manga — irá rejuvenescer o estômago e os intestinos, e aumentar o calor digestivo e o apetite. Uma bebida preparada com leite e suco de manga (tirado de uma manga suculenta que tenha muitas fibras) cura as pessoas que sofrem de falta de calor digestivo, disenteria crônica e constipação.

Somente as mangas suculentas e fibrosas são fáceis de digerir; as variedades doces e carnudas são difíceis. A manga, quando deixada de molho em xarope de açúcar, dá energia; ela é um tônico para o cérebro, estômago, pulmões e sangue, e elimina a constipação.

Pêssego: O pêssego é frio e escorregadio, satisfaz o apetite e é bom para as pessoas que sofrem da perda de apetite causada por um calor excessivo no organismo. Pacientes com febre terão maior energia se, durante o dia, lhes for oferecido um pêssego a cada duas horas. O pêssego é particularmente indicado para as pessoas dominadas por pitta (bílis). Mas por conter também um sabor azedo, além de ser doce, ele deve ser evitado por homens jovens, pessoas que aspiram a uma vida espiritual e celibatários. Apesar disso, comer dois ou três pêssegos por semana é bom para todas as pessoas. O pêssego fica delicioso em saladas de frutas adicionadas de mel, frutos oleaginosos e sementes, ou com müsli.

Romã: A romã é leve e adstringente, e modera o vento, a bílis e o muco. É uma fruta palatável e escorregadia. É encontrada em duas variedades: a romã doce com sementes pequenas e a doce-e-azeda com sementes grandes. Ambas as variedades são boas para a saúde. Recomenda-se, porém, que só a variedade doce seja usada para fins alimentares. A variedade doce-e-azeda pode ser secada ao sol e mais tarde usada como especiaria, para dar um sabor azedo à comida e aos vegetais. A variedade doce da romã é refrescante e tem um efeito frio e úmido. A variedade doce-e-azeda é fria e seca.

A romã doce pode curar disenteria, diarréia, vômitos, dispepsia e azia. Ela purifica a boca, a garganta, o estômago e o coração; aumenta o sêmen; remove as impurezas do sangue; elimina a agitação e sacia a sede. Uma romã por dia é mais do que suficiente. Ela deve ser engolida inteira, nunca mastigada. Nos casos em que o calor do corpo tenha aumentado, ambas as variedades de romã contribuirão para a cura. Se ingerida em excesso, a romã produz constipação.

Tâmara: A tâmara é quente e seca. Fortalece o estômago, cura doenças relacionadas ao vento e ao muco, e provoca uma leve constipação. As tâmaras são muito úteis para aqueles que sofrem de tosse; e elas ajudam a pessoa a ganhar peso. O leitelho, bebido depois de comer tâmaras, as digerirá imediatamente.

Na Índia, a tâmara é encontrada em duas principais variedades. Uma delas é grande, doce e saborosa; a outra é pequena e não tão doce.

A tâmara é usada, em certas regiões da Índia, como açúcar (*gur*, um açúcar grosso e escuro) ou em doces. Ela é muito rica em valor nutritivo. Seu sabor é doce e, por isso, satisfaz muito ao paladar. A tâmara dá força, vigor, vitalidade e virilidade, e aumenta o sêmen. As pessoas que se exauriram na atividade sexual excessiva, as que estão sempre deprimidas e aquelas que se sentem cansadas e esgotadas deveriam comer muitas tâmaras, todos os dias, durante vários meses. O açúcar da tâmara é facilmente digerível e fornece quantidade suficiente de calorias. A tâmara pode ser ingerida depois de uma refeição e, se alguém quiser aumentar sua força, deverá comer de quinze a vinte tâmaras de uma só vez, uma vez no dia. Essa pessoa deverá também tomar pelo menos meio litro de leite e fazer exercícios. Dentro de quarenta dias, estará física e mentalmente forte e rejuvenescida.

Em caso de ferimento com muita perda de sangue, será de imediata utilidade dar ao paciente tâmaras e leite com um pouco de ghi ou creme.

Para pacientes com anemia e fraqueza generalizada, é muito útil comer tâmaras com leite e creme no desjejum. Para aqueles que sentem estar perdendo o vigor, a combinação tâmara-leite constitui um verdadeiro tônico. As pessoas cujos intestinos não funcionam bem de manhã deveriam beber leite fervido com quatro, cinco ou mais tâmaras à noite, antes de deitar. A tâmara contém uma grande quantidade de vitaminas A, B e C; essa combinação fornece ao organismo capacidade de resistência contra os vírus e infecções. A tâmara também contém proteínas, minerais, carboidratos, cálcio, fósforo, ferro, tiamina, niacina, pectina e riboflavina, o que faz dela um alimento rejuvenescedor. Há muitas maneiras de consumir tâmaras: com doces, vegetais, picles e chutney azedo.

A tâmara funciona como um purificador e expele o muco; desse modo, possui valor medicinal para a tosse e enfermidades na região peitoral. Ela concede força ao coração, ao fígado, às glândulas digestivas e aos rins. Ajuda na formação dos nervos da região cerebral e aumenta o apetite. É construtora dos tecidos. No *Medieval Health Handbook* [Manual Medieval da Saúde], a tâmara é descrita como fria e seca, boa para os intestinos e perigosa para a garganta e o peito. Recomenda-se que ela seja consumida com favos de mel, e é considerada um alimento muito apropriado para pessoas idosas e debilitadas, para os convalescentes e crianças. O consumo regular de tâmaras cria uma colônia de bactérias benéficas nos intestinos.

A natureza da tâmara é potencialmente alcalina. Ela mantém o equilíbrio alcalino no organismo, é considerada um alimento saudável e fortalece o sangue.

Os árabes ricos comem tâmaras recheadas com manteiga. O teor de carboidratos da tâmara ajuda na digestão da manteiga. A tâmara também é considerada um alimento sagrado. A tamareira e o coqueiro pertencem ao mesmo gênero, sendo ambos sagrados.

Uva: A uva é uma das frutas mais antigas e mais deliciosas que a humanidade conhece, principalmente por ser tão rica em glicose e por sua natureza semi-ácida. Os ácidos e a glicose são totalmente assimilados pelo corpo e estimulam a atividade dos intestinos e dos rins.

Vagbhatta, o conhecido sábio ayurvédico hindu, considera a uva laxativa e diurética. O sábio mestre Sushrut acredita que ela dá ao corpo uma força vital que o protege de infecções e da deterioração. A uva ajuda indiscutivelmente os intestinos; quem tem intestinos fracos deveria comê-la em abundância. A celulose da uva forma a massa básica das fezes. Sua casca deve ser muito bem mastigada, para não produzir flatulência. O ácido da uva limpa os intestinos. Seu teor de glicose e açúcar é facilmente assimilado, o que a torna valiosa para as pessoas que desejam purificar os intestinos. Também se descobriu que a uva é útil em casos de doenças da pele e dos pulmões, em gota, reumatismo, artrite e obesidade. Além de glicose e ácidos, a uva contém vitaminas, fósforo, cálcio, alguns minerais, uma quantidade insignificante de gorduras e pouquíssima proteína.

Na Índia, as uvas são comidas tanto frescas quanto secas. A uva fresca é consumida crua ou usada em certas bebidas exóticas. Há dois tipos de uva seca: a uva passa e a *munnaqua*. A uva passa é produzida a partir de uvas pequenas, e tem sabor doce e azedo. A munnaqua é produzida a partir de uvas grandes, maduras e doces, e tem sabor doce. Com freqüência é recomendada pelos médicos. É muito saborosa e nutritiva. Sua glicose constitui um alimento pré-digerido e é facilmente absorvida pelo corpo; ela entra imediatamente na corrente sangüínea e se converte em calor e energia num curto período de tempo. Por essa razão, a munnaqua é recomendada para pessoas com febre, anemia, fraqueza generalizada, digestão fraca, constipação, hidropisia, disenteria, colite, bronquite, distúrbios cardíacos e problemas renais.

O jejum à base de uvas ou de uvas e leite, por 4 a 6 dias uma vez ao ano, é uma purificação excelente. No período do jejum, a pessoa deveria consumir de um a dois quilos de uvas por dia. Uvas maduras e doces devem ser consumidas frescas ou em sucos.

O vinagre preparado com o suco da uva de variedade azeda também é bom quando tomado em pequenas quantidades, juntamente com o alimento, por pessoas que têm intestinos fracos e calor digestivo fraco, e para aquelas que sofrem do humor vata (vento), reumatismo, gota ou artrite.

A uva constitui um alimento ideal para crianças, jovens, adultos e pessoas idosas, quer estejam saudáveis ou doentes.

Uva passa: Recomenda-se a uva passa produzida a partir do melhor tipo de uvas doces e secas. Nem todas as uvas se transformam em passas de boa qualidade. O alto valor nutritivo da uva passa fez dela um alimento muito popular. Seu teor de açúcar é aproximadamente oito vezes maior que o da uva fresca, e seu açúcar é de tão boa qualidade quanto o da uva. A maior parte de seu açúcar é constituída de glicose e frutose. Isso faz da uva passa a mais rica fonte de glicose. Como efeito positivo da glicose, tem-se que ela é rapidamente assimilada pelo sangue, produzindo calor e energia, os quais são a força motriz por trás da existência física. Usada pelo cérebro para ativar o sistema nervoso, a glicose é o combustível do motor que gera a energia eletromagnética no corpo. Portanto, a glicose constitui uma substância vital que é regularmente consumida pelo corpo. A uva passa e a uva fresca são as melhores fontes de glicose. Já que a uva fresca não está disponível em todos os lugares e em todas as estações, a uva passa torna-se a principal fonte disponível de glicose. As pessoas enfraquecidas, idosas ou que sofrem de debilidade e de doenças que lentamente destroem o corpo deveriam comer uva passa das mais diversas maneiras. O teor de ferro da uva passa é facilmente assimilado pelo corpo e ajuda o organismo na produção de mais sangue. Como a uva passa é mais alcalina do que muitas outras frutas, ela mantém o equilíbrio ácido-básico do organismo e fornece maior vigor e vitalidade à pessoa.

A uva passa pode ser ingerida crua, com amêndoas torradas ou sem torrar, castanha de caju, pinhão e pistache. Isso constitui uma refeição completa que fornece nutrição em abundância para meninos e meninas em crescimento. Essa mistura é especialmente boa para estudantes. Não é aconselhável acrescentar amendoins à mistura, pois ele tem natureza tamásica, enquanto os frutos oleaginosos e a uva passa são sáttvicos.

A uva passa contém carboidratos, proteínas, gorduras, cálcio, fósforo e ferro, bem como tiamina e niacina. Ela é um excelente laxante natural. Para fins medicinais, a uva passa produzida a partir das variedades grandes de uva doce — as espécies com sementes — é usada com regularidade pelos médicos ayurvédicos e pelos hakims orientados pelo sistema grego. Essa uva passa é fervida com leite e oferecida aos pacientes com constipação, de preferência na hora de dormir, de modo que na manhã seguinte o paciente estará livre da constipação. A uva passa produzida com uvas grandes, maduras e doces (chamada de munnaqua) age como um tônico para o coração. Pode-se, por algum tempo, fazer jejum apenas à base de munnaqua; e até pessoas com doenças crônicas podem ser curadas se ingerirem apenas munnaqua regularmente durante certo período de tempo. A uva passa facilita a eliminação adequada das toxinas do corpo e melhora a química do corpo. Ela forma uma combinação fantástica com leite ou iogurte, porque eles se complementam um ao outro.

A uva passa pode ser usada de várias maneiras: em curry, saladas e pães, no leite e iogurte, em pratos doces, na panificação e confeitaria, em geléias e gelatinas, em bolos, pudins e tortas, e de diversas outras maneiras. O ideal é deixá-la de molho na água por 24 horas, ou pelo menos durante a noite. Essa água pode ser bebida diretamente ou acrescentada em pratos que levam uva passa. A pessoa pode tirar a casca, se preferir.

A água na qual a uva passa foi amassada é um tônico poderoso; ele pode ser dado a pessoas de todas as idades. Deixe as passas de molho antes de fervê-las em água ou leite. Lave-as antes de deixar de molho.

Algumas regras da alimentação

1. Antes das refeições, sempre lavar o rosto, as mãos e — se possível — os pés.
2. Nunca se alimentar antes do amanhecer ou depois do anoitecer. Se for necessário comer depois do anoitecer, evitar todos os alimentos azedos e ácidos.
3. Fazer uma breve meditação (ou uma ação de graças) logo antes de comer para elevar a energia e aumentar o respeito pelo alimento.
4. Comer somente quando a narina direita estiver funcionando; beber somente quando a narina esquerda estiver funcionando.
5. Comer ou beber somente quando estiver sentado.
6. Nunca falar ou rir durante as refeições. Em vez disso, dar plena atenção aos sabores, texturas e aromas do alimento.
7. Sempre beber água às refeições: antes, se desejar perder peso; durante, se quiser manter o peso; e depois, se desejar aumentar de peso.
8. Nunca beber líquidos demasiado quentes ou demasiado gelados. A água e outros líquidos devem ser servidos mornos.
9. Nunca misturar temperaturas diferentes. Não comer coisas quentes e frias numa mesma refeição.
10. Só comer quando estiver com fome e depois que a refeição anterior tiver sido digerida. Em geral, não comer nas seis horas seguintes a uma refeição.
11. Evitar toda forma de lanches entre as refeições, incluindo — se possível — todos os líquidos, com exceção da água morna.
12. Nunca comer voltado para o sul. Isso drena a energia e fomenta a raiva. (O ideal é voltar-se para a direção leste.)

13. Nunca comer alimentos que são intragáveis. Eles criam resistência no organismo.
14. Comer somente em ambientes agradáveis e com utensílios limpos.
15. Só comer alimentos enquanto estão quentes e frescos. Os alimentos requentados e enlatados criam gases.
16. Não comer depressa demais nem devagar demais. Não se apressar nem se estender.
17. Evitar alimentos demasiado gordurosos e alimentos demasiado secos.
18. Sempre que possível, rir depois das refeições. Ajuda a digestão.
19. Nunca dormir nas duas horas seguintes a uma refeição, porque isso perturba a mente e o sistema digestivo.
20. Lavar as mãos, o rosto, a boca e os olhos depois das refeições.
21. Evitar todas as ações que exigem concentração física ou mental nas duas ou três horas que se seguem a uma refeição completa.
22. Urinar depois de comer mas, se possível, não defecar durante as três horas seguintes. (É por isso que não se deve comer antes de esvaziar os intestinos.)
23. Nunca beber leite quente antes de se recolher à noite.
24. Nunca tomar chá no período de meia hora antes e depois das refeições.
25. Comer somente uma ou duas vezes por dia: uma leve refeição matinal e, se possível, a refeição principal antes do anoitecer.

OS ADOÇANTES

De todos os sabores, o doce e o salgado formam o núcleo comum em torno do qual é criada a maior parte dos itens de nossa dieta. Nos últimos anos, surgiu uma grande preocupação a respeito dos adoçantes — quais usar, como, em que quantidade e com que freqüência?

De todos os adoçantes, o açúcar grosso é o melhor para a cozinha caseira usual. De cor marrom (embora não deva ser confundido com o açúcar mascavo), aquilo que chamamos de açúcar grosso provém do segundo estágio do processo de refinamento. Além da sacarose, o açúcar grosso contém melado natural em estado não-refinado (oposto ao açúcar mascavo, que não passa de açúcar branco refinado ao qual se adicionaram melado refinado e outros componentes diversos). O açúcar branco, qualquer que seja sua fonte, é tamásico.

O mel é formado por pólen e suco de flores que foram misturados à saliva da abelha, a qual contém uma cera facilmente digerida pelo organismo humano. Dos vários agentes adoçantes, somente o mel pode ser usado em sua forma natural pura. Contudo, isso não torna o mel adequado para fins culinários, pois, quando aquecida, a cera entra em combustão e acaba gerando resíduos tóxicos prejudiciais ao organismo humano. *O mel nunca deve ser aquecido* e, por isso, não deve ser usado para cozinhar nem servido com bebidas quentes.

Infelizmente para o consumidor desavisado, a maior parte do mel disponível no mercado norte-americano já foi aquecida, mesmo aquelas marcas que alegam ser "não cozidas". Uma peculiaridade nas leis que regulam as embalagens de alimentos permite que os produtores aqueçam o mel a uma temperatura suficiente para queimar a cera; se isso é feito sem deixar ferver a mistura, o produto ainda pode usar o rótulo de "não cozido". Sob essas circunstâncias, a maneira mais segura de comprar mel é diretamente do apicultor. No entanto, se isso não for possível, compre mel que tenha sido embalado em frasco de vidro transparente e procure nele um sedimento de cera. Se o sedimento não estiver visível, não compre; mesmo que o rótulo diga "não cozido", aquele mel foi aquecido. Mas se o rótulo disser "não aquecido", é porque o mel não passou por qualquer tratamento e é seguro.

O mel não aquecido contém grande quantidade dessa cera de abelha facilmente digerível, que é pura energia calórica, calor em forma sólida que se acende em chamas quando há ignição. O calor do corpo dissolve a cera, mas não até o ponto de oxidação. Quando consumida, a cera entra na corrente sangüínea e no organismo, onde alcança as articulações. A cera de abelha é o melhor lubrificante para as articulações e um remédio potente em caso de artrite e outros distúrbios nos quais as articulações estão imobilizadas ou frágeis. (Uma bola de cera de abelha do tamanho de um grão-de-bico, ingerida toda manhã durante quarenta dias, alivia bastante o sofrimento causado por articulações cronicamente tensas.) Essa cera também lubrifica o sistema digestivo e tonifica os músculos.

Outra propriedade maravilhosa do mel puro não aquecido é que ele pode ser ingerido com qualquer medicamento sem alterar de nenhuma maneira as qualidades desse medicamento. De fato, a combinação de mel com muitos remédios naturais acelera a chegada destes à parte afetada do corpo, e também fornece uma energia que pode ser utilizada diretamente.

Como regra geral, os doces deveriam ser evitados sempre que possível. Os açúcares são as formas mais puras de energia calórica. Jogue açúcar no fogo e veja como ele logo se incendeia. Quando ingerido em excesso, esse calor prejudica o fígado. (O álcool é convertido em açúcares e são esses açúcares, não o álcool em si, os responsáveis pelos problemas hepáticos do bebedor habitual.)

O açúcar é o alimento do cérebro e fortalece qualquer estado de consciência em que a pessoa esteja no momento em que é ingerido. Se a pessoa estiver agitada, preocupada, ansiosa ou tensa, o açúcar ampliará esses efeitos. Confusão e açúcar não devem ser misturados. É por isso que não se deve oferecer qualquer tipo de doce a uma criança que está em lágrimas, pois seu estado de ansiedade aumentará com o fornecimento de açúcar ao cérebro.

Em caso de tensão crônica, porém, doses de açúcar podem ser um remédio valioso. Duas colheres de chá de açúcar dissolvidas num copo de água, com o suco de um limão, agem como um sedativo natural. Essa solução só deve ser ingerida se necessário.

Tanto o açúcar como o mel podem ser facilmente eliminados da dieta (exceto em preparados medicinais que necessitam especificamente de um ou outro). Essa medida não só alivia estados crônicos de raiva, confusão e ansiedade, mas também permite que a pessoa descubra o sabor natural dos alimentos.

ALIMENTOS ANTAGÔNICOS

Certos alimentos, saudáveis quando consumidos sozinhos, em combinação com outros alimentos podem produzir substâncias químicas prejudiciais ao corpo. Evitar essas combinações nocivas é um grande auxílio na manutenção da saúde do corpo.

De todos os alimentos, o leite é o que tem mais antagonistas. Ele nunca deveria ser usado em combinação com qualquer um dos seguintes alimentos: banana, abóbora verde, limão, óleo, rabanete, sal, doce de gergelim e iogurte.

O iogurte nunca deveria ser misturado ao leite, banana, chá quente ou quaisquer alimentos quentes em geral.

O mel, quando misturado a qualquer alimento com temperatura acima de 70° C, é prejudicial. É por isso que o chá adoçado com mel, embora saboroso, é nocivo. O mel também é perigoso com rabanete.

O leitelho nunca deve ser misturado à banana.

CAPÍTULO 10

Jejum: Reprogramando o Organismo

Alimento, sono e sexo — essa tríade pode ser considerada os três pilares da vida, sendo o denominador comum que une cada ser humano com todos os outros e, na verdade, com todas as formas vivas. Desde o micróbio unicelular até a sequóia gigantesca, todas as formas vivas absorvem nutrimentos que vêm de fora de seus sistemas; todas necessitam de períodos de repouso, durante os quais a atividade metabólica decresce, permitindo que o processo regenerativo ocorra sem interrupção; e todas precisam de um meio de reprodução, de autoperpetuação.

Ninguém pode negar a necessidade dessa importantíssima tríade. O que se pode questionar, porém, é a quantidade e a qualidade de cada um de seus elementos que são necessárias para a saúde e o bem-estar.

O indivíduo médio consegue sobreviver quarenta dias sem alimento sólido, vários dias sem sono e toda uma vida sem sexo. E há aquelas poucas pessoas excepcionais que não comem; outras cujos olhos nunca se fecham para cochilar; e muitas que se abstêm de todo contato sexual. Quanto alimento é essencial para a sobrevivência física? Quanto sono é necessário para o rejuvenescimento físico e mental? Que quantidade de sexo é realmente necessária? E, mais significativamente, como esses fatores se relacionam uns com os outros e com o bem-estar físico e mental do indivíduo?

Não existem respostas absolutas e genéricas para essas perguntas. As necessidades de cada organismo individual variam de acordo com fatores genéticos e ambientais. De todo modo, são poucas as pessoas nos Estados Unidos que não conseguiriam viver tão bem, ou ainda melhor, com menos comida, menos horas de sono e menos contato sexual.

Como pode, então, o indivíduo determinar suas próprias necessidades? Desde a infância, é instilada em sua mente a idéia de que precisa de três refeições substanciais por dia e oito boas horas de sono. Da mesma maneira, a necessidade de contato sexual — embora anuviada pela sombra do "pecado original" — é admitida por todas as crenças, exceto pela seita quacre.

A prática do jejum se desenvolveu como uma forma de autoconhecimento. Pois é somente pela negação voluntária de um impulso básico que os efeitos desse impulso podem ser claramente compreendidos, e, a partir dessa compreensão, a pessoa consegue reprogramar seu comportamento mais de acordo com suas reais necessidades. Portanto, há práticas específicas para o jejum de alimento, de sono e de sexo. Uma quarta prática lida com o singular ego humano, por meio do jejum de fala.

O JEJUM DE ALIMENTO

O jejum alimentar pode ser dividido em três categorias, com base na motivação da pessoa para empreender o jejum. O jejum de purificação é feito para limpar o organismo, como um "tônico". O jejum de cura é feito para livrar o organismo de algum distúrbio específico. O jejum ascético é feito com o único propósito de negar os impulsos do corpo; como exemplo, temos os jejuns prolongados praticados pelos yogues. Uma vez que nosso principal interesse é a auto-sincronização, o foco aqui será nos jejuns de cura e de purificação.

JEJUM DE CURA

Para equilibrar a energia do corpo e purificar o sistema digestivo, a literatura yogue recomenda um programa específico de jejum.

Consumimos, ao longo do ano, uma variedade espantosa de gêneros alimentícios. Cada alimento e cada ingrediente de cada alimento devem ser vistos como um composto de substâncias químicas que exercem efeitos específicos sobre o organismo. A menos que a pessoa conheça bem e consiga seguir todos os princípios de uma dieta correta, a regularidade das refeições, os alimentos específicos a ser evitados, o modo de preparo e outros fatores que afetam sua dieta, inevitavelmente a química de seu corpo se tornará desequilibrada, abrindo as portas para a doença e o sofrimento.

O método mais fácil para equilibrar o sistema do corpo consiste no descanso do aparelho digestivo, por intermédio da adaptação do organismo à ingestão de um único item alimentar durante um período prolongado. O ideal é que esse tipo de jejum seja posto em prática durante os equinócios e solstícios a fim de harmonizar o corpo com a partida e a chegada das estações. O mesmo alimento, preparado exatamente da mesma maneira e servido exatamente às mesmas horas durante vários dias, sem interrupção, proporciona estabilidade de sabor, textura, temperatura, qualidade nutricional e composição química, permitindo que o corpo se acostume com uma rotina estável e inicie o processo de descanso.

Certamente o grau de descanso é determinado pela natureza do alimento ingerido. O alimento básico recomendado, em especial quando o organismo foi afligido por várias enfermidades associadas à gastrite e indigestão crônica, é o leitelho preparado a partir do iogurte, de acordo com esta receita:

A duas xícaras de iogurte comum acrescente igual quantidade de gelo moído, misturando com um batedor manual até que todo o gelo derreta. Remova a espuma branca que se formou e descarte-a (ou misture-a com açúcar grosso e dê como guloseima às crianças). Reserve essa mistura de iogurte e água gelada.

Numa concha ou colher grande de metal, derreta uma colher de chá de manteiga em fogo médio. Quando a manteiga começar a chiar, acrescente 1/8 de colher de chá de sementes de cominho e deixe dourar completamente. Retire a concha do fogo e acrescente 1/8 de colher de chá de pimenta-do-reino, uma pitada de assa-fétida (*asafetida*) e uma de sal preto. (Esses dois últimos ingredientes são vendidos em lojas de artigos importados da Índia; se não os encontrar, adicione simplesmente uma pitada de sal de cozinha.) Enquanto a concha ainda está quente, introduza-a completamente na mistura de iogurte e água gelada, até que a manteiga e os condimentos subam à superfície. Bata novamente, misturando por completo, e então guarde em geladeira.

Essa receita produz cerca de dois litros da bebida, mais do que o suficiente para um dia. O iogurte utilizado deve ser feito em casa e guardado na geladeira por um dia antes do uso para que a cultura tenha tempo de decompor completamente os nutrientes do leite. Se possível, deve-se usar leite integral fresco para assegurar o máximo benefício; mas também serve o leite comum engarrafado.

Nenhum outro alimento ou líquido — incluindo água — deve ser consumido durante o período do jejum, e a quantidade de leitelho ingerida não deve exceder um litro e ¼ em 24 horas. A pessoa deve tomar um mínimo de um ou dois copos de 250ml por dia. Além disso, o leitelho nunca deveria ser consumido depois do anoitecer, quando aumenta muito o risco de resfriados e infecções.

O iogurte é, por natureza, um alimento frio. Se o sistema orgânico necessitar de calor, a pessoa pode tomar a mistura de meia colher de chá de mel e 1/8 de colher de chá de pimenta-do-reino, preparada de acordo com a receita da página 189.

Esse jejum não deve ser feito durante o inverno, em climas frios ou durante a estação chuvosa. Também as pessoas com enfermidades respiratórias, bem como aquelas extremamente suscetíveis aos resfriados e infecções das vias respiratórias, não devem, em nenhuma circunstância, tentar fazer esse jejum. Nesses casos, seria mais aconselhável o suco fresco de beterrabas cruas ou aferventadas, preparado com a adição dos mesmos condimentos.

AS VIRTUDES DO LEITELHO DE IOGURTE

As escrituras hindus consideram esse leitelho como o néctar da vida, uma dádiva dos deuses aos seres humanos. E com toda razão: o leitelho é um alimento que pode ser ingerido por praticamente todas as pessoas, sem exigir quase nenhum esforço do organismo para ser digerido. Todos os nutrientes do leite são decompostos pela cultura do iogurte, sendo pré-digeridos, de modo que as substâncias químicas necessárias ao organismo podem passar diretamente para os órgãos vitais, com pouco ou nenhum trabalho por parte do corpo. Os condimentos acrescentados à mistura ajudam a fortalecer o sistema digestivo e compensar qualquer acidez excessiva. O cominho, além disso, serve como agente restaurador dos rins e do fígado.

Esse preparado pode ser ingerido como parte da dieta normal, pois ele sempre ajuda o funcionamento do aparelho digestivo. É especialmente útil para pacientes com enfermidades crônicas dos rins e fígado causadas por excesso de álcool e de descarga sexual.

DURANTE O JEJUM

O período recomendado para um jejum de cura é de sete a quarenta dias. Sete dias é o tempo mínimo necessário para limpar o organismo dos efeitos imediatos de outros alimentos: três dias para concluir a digestão, outros três dias para limpar a corrente sangüínea das substâncias químicas e um sétimo dia para permitir que o organismo alcance o equilíbrio.

A duração ideal é de 21 a quarenta dias. Jejuar durante esse período de tempo não apenas limpa o organismo como também dá ao aparelho digestivo tempo suficiente para se recuperar dos danos infligidos por maus hábitos alimentares, excesso de álcool, descarga sexual excessiva, estilo de vida irregular e doenças crônicas como gastrite e indigestão.

Para assegurar os maiores benefícios possíveis do jejum, a pessoa deveria observar vários princípios gerais:

1. Não ingerir qualquer outro alimento além do item único selecionado para o jejum.
2. Comer a intervalos regulares.
3. Nunca fazer apressadamente as refeições, pois esse hábito prejudica a química do corpo. Em vez disso, antes de ingerir o alimento ou o líquido, fazer uma pausa para relembrar o propósito da disciplina. E então fazer a refeição com calma, dedicando atenção plena ao ato de comer.
4. Nenhum tipo de droga deve ser admitida no organismo, nem mesmo o tabaco. A ingestão de drogas vai contra o propósito do jejum, que é o de restaurar o equilíbrio químico no organismo.
5. Depois do terceiro dia, evitar a exposição a mudanças bruscas de temperatura. O organismo se tornou extremamente sensível e, depois desse estágio, fica difícil tratar um resfriado ou uma infecção porque nenhum alimento sólido pode ser ingerido.
6. Depois do terceiro dia, não tentar erguer nenhum objeto que pese mais de 4½ quilos. Normalmente, o alimento presente no trato digestivo providencia um amortecedor para os músculos abdominais e torácicos utilizados na respiração; mas, depois de alguns dias de jejum, esse amor-

tecedor desaparece e a musculatura é obrigada a suportar sem ajuda todo o atrito e a força. Levantar peso nessas condições pode provocar séria distensão muscular, até mesmo hérnias.

Mas essa mesma vacuidade do aparelho digestivo faz que os músculos respiratórios trabalhem mais, dando-lhes assim força renovada para dissipar velhos padrões. O jejum oferece um excelente método de desenvolver padrões respiratórios novos e mais eficazes.

7. Sensação de fraqueza e vertigem podem surgir à medida que o jejum prossegue, causadas pela redução de açúcar no sangue. Para compensar esse problema, a pessoa pode ingerir pequenas quantidades de açúcar grosso ou mel — a ingestão total não deve exceder a duas ou três colheres de sopa por dia.
8. Toda atividade física vigorosa, incluindo o contato sexual, deve ser evitada. O equilíbrio sistêmico torna-se extremamente delicado durante o jejum prolongado, e qualquer esforço que exija um gasto súbito de energia pode destruir a harmonia do corpo e causar sérios distúrbios.

A DIETA DE RETORNO

O retorno do jejum é mais crucial do que o próprio período de jejum. Durante esse período de retorno, uma regra fundamental deve ser observada: para sair de um jejum, levar o mesmo período de tempo que durou esse jejum.

Se a pessoa jejuou por sete dias, deveria ampliar gradualmente sua dieta, só retornando à ingestão normal depois de sete dias completos. O propósito do jejum é purificar e curar o organismo. Com o processo de limitar a ingestão de alimentos a um único item de fácil digestão, o trato intestinal se rejuvenesce, substituindo os tecidos velhos e gastos por tecidos novos e sadios. Esse tecido recém-formado é extremamente delicado e sensível, como o de uma criança recém-nascida, e precisa ser tratado de modo conveniente.

Depois de um jejum em que não ingeriu nenhum alimento sólido, a pessoa deveria esperar pelo menos o equivalente a ¼ da duração total do jejum, preparando seu organismo para os alimentos sólidos. Se jejuou sete dias, não deveria ingerir alimentos sólidos até o terceiro dia do retorno; depois de um jejum de quatorze dias, ela deveria esperar pelo menos quatro dias; e assim por diante.

No primeiro dia de retorno do jejum, pode-se acrescentar um novo líquido à dieta. No caso de jejum com leitelho de iogurte, pode-se tomar o suco de uma laranja ou limão em um copo de água morna com uma pitada de pimenta-do-reino preta e acrescentando, se desejar, uma colher de chá de mel. Esse suco pode ser tomado entre os copos de leitelho da manhã e da tarde.

No segundo dia, pode-se acrescentar outro copo de suco com água, eliminando o segundo copo de leitelho. O primeiro copo de leitelho deve ser tomado diariamente até o final do período de recuperação e, de todo modo, é a melhor bebida com a qual começar o dia.

No final da primeira quarta parte do retorno, a pessoa pode começar a comer caldos ralos de legumes cozidos, como abóbora, tomate e vagem, ligeiramente temperados com sal, pimenta e gengibre. Nenhuma partícula sólida deve ser deixada no caldo, que precisa ser quase transparente. Durante o restante dessa quarta parte, o caldo pode ir sendo gradualmente engrossado. Sucos e leitelho devem continuar fazendo parte da dieta.

Imediatamente depois de fazer sua primeira refeição com o caldo, a pessoa precisa tomar o cuidado de deitar-se sobre o lado esquerdo durante uma hora. Essa posição abre a narina direita, o que auxilia muito o processo digestivo. O caldo constitui uma grande mudança na dieta, mudança essa que exige esforço do organismo para o processamento. Se a pessoa permanece deitada sobre o lado esquerdo por uma hora, o estômago tem ampla oportunidade de digerir o alimento, pois não há desvio de energia para qualquer outra parte do corpo.

Mas é importante não dormir durante esse período de uma hora, pois, caso contrário, poderão resultar distúrbios gástricos. No sono, as energias do corpo se concentram na cabeça; essa necessidade atrapalha a digestão e também faz os gases subirem através do organismo até o cérebro, onde criam estados de tensão e ansiedade. Se a pessoa permanece acordada, as energias se mantêm concentradas no estômago. Durante o tempo do período de retorno, a pessoa deve observar pelo menos trinta minutos de repouso nessa posição, após ingerir os alimentos.

É somente depois de chegar à metade do período de retorno que os alimentos sólidos serão gradualmente reintroduzidos na dieta. Ingerir apenas sopas muito ralas preparadas com hortaliças finamente raladas e bem cozidas. Abóbora, nabo, tomate, batata e alimentos de textura similar deveriam ser usados no início. Mamão fervido em leite e abóbora, preparada da mesma maneira, são excelentes.

Durante os meses de verão, outra forma benéfica de jejum pode ser praticada, seguindo-se uma dieta que consiste exclusivamente de uma única fruta ou hortaliça fresca, como tomate, uva, romã, abobrinha italiana, pêra ou feijão. De modo geral, qualquer alimento fresco da estação é apropriado.

A idéia principal é limitar as refeições apenas aos pratos feitos com o ingrediente escolhido, sempre preparado da maneira mais facilmente assimilada e eliminada pelo organismo. Nos casos em que é possível preparar os alimentos líquidos e sólidos a partir do mesmo ingrediente, ambos podem ser ingeridos.

O propósito de jejuns dessa natureza é sintonizar o organismo com a temperatura e as condições atmosféricas presentes em dado período na região próxima. Ao longo do ano, conforme chegam as várias épocas das diferentes frutas e hortaliças, qualquer ingrediente pode ser selecionado, desde que seja plantado nas proximidades e esteja disponível fresco e amadurecido no pé. Esse ingrediente pode ser ingerido durante toda a sua época de amadurecimento.

A pessoa pode continuar essa prática ao longo da estação de crescimento, mudando de um ingrediente para outro à medida que as colheitas começam e acabam. O consumo de alimentos plantados no local, conforme eles vão amadurecendo, sintoniza a pessoa com as vibrações da localidade imediata. Além disso, essa prática livra o sistema digestivo de um esforço maior, aumentando a energia disponível para outras tarefas.

As frutas e hortaliças amadurecem segundo ciclos naturais e, durante seus períodos de maturação, fornecem todos os nutrimentos necessários ao organismo humano. É por essa razão que qualquer pessoa conseguirá obter benefícios da ingestão exclusiva de alimentos frescos e plantados na sua vizinhança. Esse é um princípio geral a ser seguido em todos os casos de doença.

Os ciclos de jejum

A fim de harmonizar o organismo com as estações do ano, a pessoa deveria jejuar todos os anos por um período de uma semana, sempre na mesma época. Se ela se submeter a um jejum longo (de quatorze a quarenta dias), então o jejum anual de uma semana deveria coincidir com a primeira semana desse jejum longo. Esse hábito estabiliza o organismo dentro do ciclo anual.

Também há ciclos de meses e de semanas que criam a harmonia e a pulsação da vida cotidiana. A semana é uma oitava musical de sete notas, sendo que a oitava nota é a mesma nota com a qual a semana começou. Dentro do período de sete dias, a pessoa perfaz um ciclo completo de existência. Secundária somente em relação ao ciclo de 24 horas do dia, a semana une todos os indivíduos num padrão de vida que lhes é comum. E assim como a pessoa deveria jejuar pelo menos uma vez durante o ciclo maior do ano solar, assim também o jejum deveria ser realizado em um dia de cada estação.

Todas as pessoas reconhecem a necessidade de dar aos seus músculos um repouso do trabalho físico pelo menos um dia em cada sete; mas poucas delas estendem a mesma cortesia ao seu aparelho digestivo. Contudo, o sistema digestivo faz seu trabalho com tanta diligência como a musculatura dos membros durante o trabalho físico árduo. E se o descanso beneficia os músculos esqueléticos, também os músculos lisos e as glândulas do sistema interno deveriam dispor do mesmo benefício.

Em um dia por semana, portanto, a pessoa deveria se abster de todo alimento sólido, de preferência ingerindo somente leitelho de iogurte ou suco de fruta. Desse modo, os órgãos do aparelho digestivo podem descansar e se recuperar do esforço feito para digerir as refeições nos outros seis dias da semana.

Quando se deve jejuar? O melhor dia da semana para jejuar é o dia da semana no qual a pessoa nasceu. Observando esse tipo de jejum, ela se une à natureza da energia que estava presente no dia de seu nascimento. As mulheres, no entanto, podem optar por jejuar às sextas-feiras, um dia em que a energia feminina está intensificada. Durante o jejum, o organismo se torna mais sensível aos padrões energéticos e o fato de entrar em sintonia com a energia do seu nascimento — ou com a energia da feminilidade, no caso das mulheres — harmoniza a pessoa mais profundamente com seus ciclos individuais.

A observância de jejuns semanais ajuda a curar distúrbios crônicos do sistema digestivo, diminui o desejo de comer e favorece a boa saúde e a longevidade.

O JEJUM DE FALA

Um homem acaba de voltar para casa depois de um agradável passeio ao entardecer. Contente consigo mesmo e com o dia, ele senta-se para descansar — deixando a mente flutuar livremente. Alguns segundos depois, experimenta uma sensação diferente na parte posterior da cabeça.

"Hmmm?", reflete ele. "E agora, o que será isso?" Um pensamento, uma sensação está se formando — algo que busca atrair a atenção de sua mente consciente. Ele relaxa novamente e logo surge um lampejo de reconhecimento. "Ah, havia uma coisa que eu precisava falar para minha mulher. O que era mesmo?"

"Claro! Duas pessoas vêm jantar aqui hoje. Era isso!"

Agora, totalmente desperto de seu devaneio, ele chama sua esposa: "Querida, faça um jantar especial hoje porque teremos convidados."

Nesse exemplo mundano, estão recapitulados todos os elementos que governam a expressão humana, em cada uma das suas infinitas formas. Envolta nesse simples ato de compartilhar uma informação ou um conhecimento está a própria essência da *lila* cósmica — a dança cósmica do hinduísmo.

A comunicação é um processo que tem quatro níveis distintos, variando desde o indizivelmente sutil até a expressão mais densa.

Toda expressão começa com um sentimento, a sensação de que algo procura abrir caminho até a mente consciente. Alguma coisa está presente, mas sua natureza permanece um mistério. O homem do nosso exemplo sente uma insistente sensação na parte posterior da cabeça. Em sânscrito, esse estado é denominado *para* — palavra que significa, literalmente, "além de". Porque a expressão, nesse ponto, está além do nome e da forma. Esse é o estágio da "pausa prenhe", quando a pessoa está ciente de algo que procura nascer como pensamento consciente e, ainda assim, ela está totalmente inconsciente da natureza desse algo.

A seguir, quase que imediatamente depois de ser experimentada a primeira sensação, surge o primeiro momento de reconhecimento, de identificação. "Ah, há uma coisa que eu preciso falar para minha mulher", disse o homem para si mesmo. A natureza geral da forma-pensamento foi reconhecida. O processo de definição e resolução teve início. Nesse nível, quando a primeira identificação foi feita — quando a natureza geral foi determinada — a comunicação é chamada de *pashyanti*.

Agora, rapidamente vem à tona o caráter específico da sensação, tomando forma por meio de palavras e pensamentos específicos para cada experiência. "Claro! Duas pessoas vêm jantar aqui hoje." O homem progrediu, nesse instante, de uma sensação vaga e difusa para um pacote de informações específico e distinto, adequado àquele exato momento no espaço e no tempo. Nesse caso, quando a experiência da sensação foi refinada até o nível da experiência individual, a comunicação alcançou o estágio denominado *madhyama*.

Falta agora um único estágio: formular e expressar as palavras de maneira tal que a pessoa a quem o pensamento é dirigido o reconheça e responda da maneira desejada. Esse quarto e último estágio se denomina *vaikhri*. "Faça um jantar especial hoje porque temos convidados."

Nesse instante, se o ato de comunicação foi bem-sucedido, o ouvinte irá recapitular cada um dos quatro estágios na ordem inversa.

As palavras são ouvidas e reconhecidas. "Convidados virão jantar hoje." *Vaikhri*.

"Preciso, então, cozinhar alguma coisa", pensa a mulher. As palavras adquiriram significado pessoal. Ela se identificou com a comunicação. *Madhyama*.

"O que vou preparar?", pergunta-se ela. É preciso preparar alguma coisa, mas ainda não está claro exatamente o quê. *Pashyanti*.

Agora, deixando a mente receptiva, ela reflete. "Hmm..." e espera até uma idéia aparecer. *Para*.

Esses mesmos princípios entram em operação em todas as formas da expressão humana, desde o simples exemplo cotidiano (como o que mostramos) até os mais sutis atos criativos dos artistas talentosos. Em qualquer criação humana o mesmo procedimento se repete, sem nenhuma variação em seus princípios gerais.

O compositor sente que algo está para surgir. Ele não sabe o que é. Deixa sua consciência receptiva. As primeiras indicações da natureza desse algo tomam forma. É alegria o que sente o compositor, e essa é a forma daquilo que virá. E então começa a se revelar a natureza da composição. Um solo instrumental, um vocal, uma balada. A natureza exata da composição então se revela à medida que o compositor expressa seus sentimentos pelo idioma escolhido, pelo veículo apropriado. E se seu trabalho é bem-sucedido, esse mesmo processo é recapitulado na mente do ouvinte. Este ouve a composição, reconhece a natureza da forma musical, sente a presença de uma sensação específica — a alegria — e então se lança, ele próprio, nesse estado de sentimento.

O que se comunica, em todos os casos, é energia. A comunicação, a expressão, é o ato de dar forma e contorno às energias que inicialmente só existiam no nível mais sutil e indefinível do ser. A comunicação refina progressivamente essas energias, fazendo-as passar de um nível de conceito abstrato para um nível de preceito concreto. Esse mesmo processo está em funcionamento na criação do próprio Universo, à medida que a matéria vai se tornando progressivamente mais e mais definida a partir de seu estado primordial e sem forma.

No processo de evolução individual de energia que é a yoga, uma das principais metas — na verdade, a meta principal — é a eliminação das freqüências vibracionais densas, para que a consciência possa unir-se aos níveis cada vez mais sutis de vibração, até finalmente renunciar a todo apego à existência básica e material.

O reverso desse processo é a comunicação, na qual as energias sutis se convertem em energias densas. Assim, uma das disciplinas fundamentais e mais rigorosas da yoga é a prática de *mauna*, o jejum de comunicação. No mauna, todas as formas de comunicação são abandonadas — não apenas a palavra falada, como muitos indivíduos foram levados a acreditar. Na verdade, mauna é a mais difícil de todas as disciplinas, pois implica aquietar por completo a mente e permitir que a consciência se una ao estado de *para* puro, além de todas as formas-pensamento.

Naturalmente esse estado não pode ser alcançado com facilidade nem sustentado por longos períodos de tempo. Ele se encontra além da meditação, além da concentração e além de toda ação. A fim de alcançar para, o corpo precisa estar no tom perfeito, sem criar qualquer perturbação. A mente precisa estar perfeitamente aquietada, sem que permaneçam quaisquer desejos de formar pensamentos. Alcançar para requer muitos anos de treinamento e uma rigorosa autodisciplina.

Entretanto, há estágios intermediários, passos que a pessoa pode dar antes de alcançar o pleno domínio da unidade corpo-mente. O mais comum desses estágios é mauna, muitas vezes denominado "o silêncio".

O SOM E A CONSCIÊNCIA

Mauna é um meio eficaz de concentrar, refinar e elevar a energia consciente. Quando se mantém silêncio por períodos prolongados, a natureza da personalidade e da autoconsciência passa por grandes mudanças.

Há uma técnica especialmente indicada para as personalidades extrovertidas que buscam fugir dos seus próprios problemas de caráter jogando a culpa sobre os outros. É especialmente indicada, portanto, para os indivíduos que fazem psicoterapia e tendem a colocar a culpa de seus próprios defeitos de caráter nos pais ou em outros fatores ambientais.

Mas mauna é valioso para todo aquele que procura compreender a si mesmo e o papel que a comunicação desempenha em sua vida. A pessoa descobrirá quanta energia é desnecessariamente desperdiçada na conversa e também a infinidade de outras maneiras pelas quais as expressões humanas são transmitidas por outros meios além da palavra falada. Mauna é uma ferramenta para se compreender aquilo que recebeu o nome muito apropriado de "linguagem silenciosa". E o jejum de fala, muito significativamente, é uma ferramenta magnífica para a pessoa que procura compreender o som e seus efeitos sobre a consciência humana.

A importância da palavra falada na comunicação é evidente por si mesma. Porém poucas pessoas percebem que o processo da fala desempenha um papel crucial no estabelecimento e na manutenção da química do corpo.

"Não é *aquilo* que você diz — é *como* você o diz." Pode-se proferir as mais extremas ameaças a um bebê ou a um animal; mas, se forem usados tons tranqüilizadores ou suaves, a resposta do bebê ou do animal geralmente será de afeição e aceitação. Os estados emocionais transcendem os limites da forma lingüística. As qualidades puramente sônicas da comunicação verbal transmitem a qualidade essencial. A raiva, a alegria, o pesar e o contentamento podem ser reconhecidos por meio das propriedades sônicas do próprio discurso. É algo que logo se percebe na presença de pessoas que falam uma língua estrangeira.

Combinados com os sons estão os arranjos de musculatura usados para produzi-los. Os grupos musculares de uma pessoa enraivecida que está produzindo sons é prontamente identificável, e os sons compartilham das qualidades tensas e distorcidas da musculatura do corpo. Uma pessoa enraivecida parece raivosa e soa raivosa, independentemente das palavras que esteja proferindo.

Para produzir diferentes sons, diferentes grupos de músculos são usados. Cada sentimento estimula uma sensação em diferentes regiões do corpo. Uma pessoa com fome de poder sente "fogo nas entranhas". A pessoa excitada por um estímulo sexual sente uma agitação na região genital. A pessoa que se sente ameaçada "mantém o ânus contraído" e aquela que é movida pela compaixão acha que seu "coração foi tocado".

Do mesmo modo, os sons produzidos em cada um desses estados podem ser prontamente identificados, independentemente da linguagem utilizada. Um orador impetuoso é um orador impetuoso em qualquer idioma. Uma pessoa assustada soa assustada em todos os idiomas. Os suspiros sibilantes do sedutor são universais. E os sons da mãe que, depois de longa separação, se reúne com um filho que esteve exposto ao perigo tocarão o coração de qualquer ouvinte.

O SOM E A ENERGIA PSÍQUICA

Como foi mencionado anteriormente, a diferença dos sons depende dos músculos que são usados para produzi-los. Desde o topo da cabeça até o ânus, o corpo humano é uma caixa de som, um aparelho de ressonância para freqüências verbais. Essa longa coluna de ar vibra com cada palavra falada, embora suas energias estejam concentradas na fonte do som. A palavra "lança", por exemplo, quando expressada com força, produz uma constrição momentânea do esfíncter anal; se o som for prolongado, uma perceptível sensação de formigamento será experimentada no ânus, que é a sede do som "la". Já o som "ma" se origina no coração e, por isso, esse som que literalmente toca o coração é a expressão usada para "mãe" em quase todas as línguas do mundo.

Estendendo esse processo por toda a escala dos sons básicos produzidos pelo organismo humano, descobriu-se que existem 52 sons essenciais que formam a matriz básica da qual são formados todos os sons falados. E cada um desses sons tem um específico centro de origem e de vibração dentro do organismo humano.

A vibração é estimulação. Quando o fluxo de energia nervosa para um membro do corpo está bloqueado, a sensação se perde; o braço ou a perna "adormeceram". Para restaurar a função, a pessoa sacode — faz vibrar — o membro afetado e logo o fluxo de energia retoma seu curso normal. A produção do som, fazendo vibrar o corpo internamente, cria mudanças similares no fluxo de energia dentro dos órgãos vitais e das glândulas.

Como os estados emocionais produzem sons característicos, a produção desses mesmos sons pode induzir os estados emocionais com os quais eles estão associados. Esse princípio fundamental tem sido usado há muito tempo pelo psicodrama e por atores que se identificam com seus papéis. Repetindo inúmeras vezes "rá-rá-rá" e pondo cada vez maior força nesses sons, a pessoa logo sente vontade de cair numa gargalhada genuína. Do mesmo modo, soltar gemidos prolongados logo cria uma sensação de genuína inquietação.

Os estados emocionais são produtos da química do corpo. Essa verdade fundamental é reconhecida tanto pela yoga oriental quanto pela psicofarmacologia ocidental. Os psiquiatras receitam antidepressivos químicos para os pacientes que remoem problemas, sabendo que, pela adição de uma substância química ao organismo, o estado emocional também vai passar por mudanças. A mania (exaltação eufórica do humor) também é tratada com depressivos. E o mesmo acontece com o pesar e a raiva excessivos e outros estados emocionais anormalmente prolongados.

Cada pessoa usa uma escala específica de sons e freqüências sonoras. Esses sons desempenham um papel crucial na manutenção da personalidade, por meio da vibração recorrente das glândulas e de órgãos específicos.

O sistema glandular humano desempenha o papel principal no estabelecimento e manutenção da química do corpo, e o som age muito direta e poderosamente sobre as glândulas. A risada estimula o timo. Trautear estimula a pineal. Gemer estimula o ânus. Os sons produzidos na conversa genérica estimulam a pineal e o plexo solar.

O padrão de fala de cada indivíduo é único e, por isso, cria padrões eletromagnéticos tão fáceis de diferenciar de uma pessoa a outra que podem ser admitidos como prova num tribunal. Isso indica com clareza que os padrões musculares se aplicam por períodos prolongados, bem como o padrão de estimulação para as diferentes glândulas de secreção interna.

De acordo com fatores genéticos (tamanho dos pulmões, caixa torácica, laringe, etc.) e fatores ambientais (liberdade de expressão na infância, quantidade de atenção recebida, etc.), cada pessoa desenvolve cedo um conjunto específico de sons para realizar seus desejos pessoais. O "vendedor nato" é aquele que estabelece um padrão sonoro sedutor. Os sons do "líder nato" exigem uma resposta.

Produzir sons específicos, sempre da mesma maneira, mantém os níveis de energia do organismo no nível das glândulas e órgãos estimulados por esses sons. Essas glândulas e órgãos determinam a química do corpo e, portanto, são responsáveis pelo bem-estar físico e mental.

Desse modo, a personalidade pode ser vista em grande parte como um produto do som, especialmente quando ela se torna estática, rígida e inflexível. E o processo de alterar ou interromper totalmente os padrões sonoros normais cria mudanças na química do corpo, alterando a personalidade e o ego.

Produzir sinais destinados a fazer vibrar centros específicos é a ciência do *mantra*. Abster-se de sons para cessar a estimulação de centros habitualmente evocados é a ciência do *madhyamika*.

Os mantras só podem ser aprendidos com um instrutor habilitado em seu uso, alguém que saiba julgar muito bem quais sons o aluno precisa produzir. Só então poderá o instrutor orientar o aluno, lenta e gradualmente, na arte de sentir os novos padrões de nervos e músculos necessários para produzir os sons. Nenhum texto escrito é capaz de transmitir essa informação experimental — e, por isso, nossas considerações sobre os mantras terminam neste ponto.

Porém, informações relevantes sobre o não falar podem ser expressas por meio da palavra escrita.

JEJUM DE FALA: COMO FAZER?

Qualquer pessoa seriamente interessada em se aperfeiçoar para criar mudanças positivas no estado de sua química do corpo deveria fazer o jejum de fala. Como é preciso que o indivíduo se abstenha de produzir sons durante o jejum, ele deve escolher um período em que nenhuma fala seja necessária. Há apenas duas condições para pôr em prática esse jejum: vontade e oportunidade. Além disso, há vários níveis de envolvimento, assim como ocorre com todas as práticas que implicam autodisciplina.

Assim como acontece com outras formas de autodisciplina, a pessoa deveria começar o jejum de fala num nível relativamente fácil para poder descobrir os tipos de situação com que provavelmente se defrontará nos jejuns mais rigorosos ou mais prolongados. De início, ela deve abandonar toda comunicação falada durante um dia. Gestos e bilhetes podem ser usados para expressar informações necessárias. O som do riso deve ser mantido.

O jejum de um dia oferece uma excelente demonstração de praticabilidade. Para algumas pessoas, os jejuns de fala prolongados são impraticáveis por causa do trabalho ou de obrigações familiares; o jejum de um dia logo permitirá que elas descubram se essa é uma disciplina que pode ser seguida. Se o jejum de um dia for bem-sucedido, deve-se deixar transcorrer alguns dias antes de tentar um jejum mais longo. Uma experiência de três ou cinco dias, ou mesmo toda uma semana, poderá ser então tentada. Após o jejum, dar novamente uma pausa para refletir e compreender. Depois que a pessoa está bem familiarizada com a natureza e os efeitos do jejum de fala, não há limites na duração da prática dessa disciplina. Existem ordens religiosas, no Oriente e no Ocidente, cujos membros renunciam voluntariamente à fala pelo resto da vida.

Mas o abandono da palavra falada não é o alcance máximo da possível austeridade dessa disciplina. Uma pessoa pode abster-se voluntariamente de todos os sons, incluindo o riso. Só os reflexos naturais da tosse, espirro e arroto são mantidos — e esses nunca deveriam ser abandonados, de todo modo.

A pessoa também pode abandonar a comunicação por meio da palavra escrita, limitando suas expressões aos gestos. E também esses podem ser deixados de lado — mas isso é praticamente impossível para quem ainda tem desejos a realizar no mundo e precisa cumprir karmas para justificar sua existência.

Os efeitos

No silêncio prolongado, a pessoa logo descobre até que ponto a maior parte das comunicações faladas são absolutamente triviais, desnecessárias para a vida, para a saúde ou para a felicidade. Em sua maioria, as palavras pronunciadas pelos seres humanos são "conversa jogada fora", ditas unicamente com o propósito de afirmação do ego.

A pessoa também descobre que a fala representa uma imensa drenagem de energia. Quando estamos em silêncio e observamos aqueles que não estão, logo torna-se evidente que o excesso de fala cria um excesso de tamas no organismo. Falar cansa, enquanto o silêncio rejuvenesce.

Os efeitos químicos, causados pelas mudanças metabólicas que acompanham a não-estimulação dos centros ativados pela verbalização, tornam-se evidentes depois de dez a quatorze dias. A percepção sensorial pode passar por alterações profundas à medida que o sistema orgânico se restabelece num novo padrão. Os efeitos produzidos chegam a se assemelhar um pouco com certas formas de embriaguez leve.

O desejo de se exprimir permanece mesmo depois de a forma normal de expressão ter sido abandonada. A pessoa logo começa a buscar outras válvulas de escape para a auto-expressão. Desse modo, o jejum de fala estimula áreas do "eu" há muito adormecidas, incluindo impulsos verbais como a escrita criativa. Ainda mais significativo é que áreas de expressão não-verbais também se revelam, incluindo as belas-artes e a música. Para quem deseja aprender música, desenho, pintura ou escultura, mauna proporciona um imenso impulso nessas direções.

Ao se trazer a consciência do domínio verbal para a esfera não-verbal, a química do corpo também é alterada. A comunicação verbal está centrada no hemisfério esquerdo do cérebro; a expressão não-verbal, no hemisfério direito. Cada hemisfério opera por meio de sistemas diferentes de reações químicas, conforme explicamos no capítulo sobre a respiração.

O silêncio prolongado também impõe uma reavaliação contínua do "eu". A pessoa não pode mais expressar sua identidade aos outros pela exposiçao de palavras. Suas ações precisam literalmente falar por si mesmas. As reações dos outros, por sua vez, logo revelam em quais áreas as vibrações da pessoa silenciosa estão corretas e em quais áreas elas estão confusas ou perturbadas.

A mente não pára de trabalhar só porque os lábios deixaram de articular palavras. Todos os pensamentos fluem continuamente na torrente da consciência. E como esses pensamentos não são expressos verbalmente na retroalimentação imediata que é a conversa cotidiana, a pessoa acaba adquirindo uma profunda percepção da importância e desimportância (ou validade e invalidade) das suas idéias e crenças há muito acalentadas.

A pessoa também descobre que as coisas que precisam ser ditas são ditas pelos outros; que aquilo que precisa ser comunicado é comunicado pelos outros. Há algo agindo que transcende o ego individual. Estas são apenas algumas das observações feitas por aqueles que experimentaram os efeitos do mauna prolongado. As respostas e reações variam de pessoa para pessoa.

O RETORNO

Como ocorre com todos os tipos de jejum, o retorno do jejum de fala é tão importante quanto o próprio período de abstinência. Quanto ao jejum de fala, no entanto, há uma diferença fundamental: uma pessoa precisa comer, precisa dormir — mas não precisa necessariamente falar. O problema, nesse caso, é que a pessoa talvez não queira retornar. Mas se ela pretende viver e trabalhar no mundo, precisa retornar — por seu próprio interesse e pelo dos outros.

A pessoa que decidiu voltar a falar deveria estar ciente de que seus órgãos da fala, por não terem sido usados por um período prolongado, sofreram alterações em sua química e em sua estrutura. Assim, ela só deveria voltar a falar aos poucos, abstendo-se de sons altos ou estridentes. O tônico de mel e pimenta-do-reino é útil em caso de irritação da garganta (ver o capítulo sobre remédios).

Se o jejum foi suficientemente longo, a pessoa estará bastante capacitada para avaliar a necessidade da fala em sua vida e também o papel dos fatores não-verbais no processo de comunicação.

Durante o retorno, a principal consideração é: falar, mas não excessivamente. Falar pode exigir um esforço consciente se o silêncio foi bastante longo. Outra consideração é evitar surtos abundantes de fala seguidos por longos períodos de silêncio. Além disso, não há muito a ser dito. Mauna oferece uma ferramenta para o indivíduo elevar sua energia mudando os padrões sonoros e mudando a perspectiva que tem de si mesmo. A pessoa não sai de um longo silêncio com a mesma noção do "eu" que possuía quando começou a disciplina.

Ela tem agora uma idéia mais clara dos aspectos de si mesma que precisam ser trabalhados, bem como da natureza do trabalho a ser feito. É aqui que repousa o verdadeiro valor dessa disciplina, pois a objetividade é o primeiro passo no caminho do desapego.

O JEJUM DE SONO

O fluxo da consciência humana é governado por um ciclo rítmico natural. As etapas desse movimento são chamadas de estado desperto, estado de sono e estado de sono profundo. Há ainda um quarto estado, mas trata-se do esquivo estado alterado de consciência buscado pelos praticantes de rigorosas autodisciplinas (como a yoga) e que não faz parte do padrão de percepção normal e cotidiano.

Toda a vida de uma pessoa é regulada por esse ciclo dos três estados básicos. Dentro desse campo entra outro ritmo, o ciclo dos sonhos, que se repete nos três estados básicos. O estado desperto vê os sonhos se manifestarem como fantasias e devaneios, enquanto os dois estados de sono vêem os sonhos em sua forma mais pura.

As fantasias e devaneios consomem maior energia humana do que qualquer outro esforço. A humanidade tem gastado mais tempo buscando quimeras do que empenhada em quaisquer das outras atividades. Os devaneios e fantasias se apoderam da consciência e drenam as formas mais puras e sutis da energia criativa, sem produzir nada de valor na vida cotidiana.

Fantasias e devaneios são uma fuga do mundo da ação para o reino da satisfação excessiva dos próprios desejos. A fantasia não faz parte da imaginação, porque esta última implica controle consciente das faculdades criativas para a evolução de um objetivo específico. A fantasia é uma manifestação sem rumo de desejos irrealizados e não produz meios práticos de realizar os desejos. Já a imaginação é a manifestação dirigida de um desejo irrealizado, focalizada na maneira mais eficaz de alcançar a realização do desejo.

O constante bombardeio de estímulos sensoriais apresentados pela mídia eletrônica e impressa cria uma profusão de desejos, que, por sua vez, acionam as fantasias humanas num ritmo sem precedentes. À medida que as máquinas libertam as pessoas do trabalho árduo e das longas horas de labuta, o vácuo temporal assim criado costuma ser preenchido com fantasias.

Quebrar esse ritmo doentio da consciência e reiniciar a mente e o corpo no ponto zero, a partir do qual o relógio biológico é sintonizado com o ritmo do planeta — eis a função do jejum de sono.

A humanidade é consciência, com cinco órgãos motores e cinco órgãos sensoriais ao seu dispor. A consciência traz propósito às pessoas; os órgãos motores e os órgãos sensoriais fornecem a capacidade de realizar esse propósito. A verdadeira tarefa com que o ser humano se defronta é perceber sua real natureza (a consciência pura) sem cair nas ciladas criadas por suas próprias ferramentas.

O corpo é um veículo. O indivíduo não deve cometer o erro de identificar o motorista com o veículo. A consciência é o motorista, e ela tem o livre-arbítrio de abandonar o veículo. O veículo, entretanto, não consegue se mover sem o motorista.

Essa perspectiva precisa ser bem compreendida; caso contrário, a pessoa se vê escravizada por seu próprio corpo. O propósito do jejum de sono é oferecer uma real compreensão do corpo; educar a pessoa quanto à sua falta de controle sobre os órgãos ligados à percepção e ação.

O jejum de sono é um trabalho contra a gravidade e contra os ritmos naturais do nosso corpo, o qual é basicamente governado pela gravidade. Como vivemos na Terra, nosso corpo é feito para trabalhar de acordo com as leis da Terra. E a gravidade é a primeira lei da vida terrena.

No sono, o corpo entrega cada uma das suas células à força inexorável da atração da matéria. Cada centímetro quadrado do corpo sente a força gravitacional. O sangue pode então fluir uniformemente e sem grande esforço por todo o organismo, recarregando e reabastecendo os tecidos.

Por outro lado, quando está de pé ou sentado, o corpo fica em ângulo reto com a superfície do planeta. Uma área menor do corpo se expõe diretamente à gravidade e a coluna vertebral fica ereta e oposta à força natural dessa energia. O ser humano é o único organismo que passa a maior parte de sua vida com a coluna ereta e em desacordo direto com a força natural da energia.

Todo o corpo humano funciona por intermédio da medula espinhal, cujo centro controlador é o cérebro. Quando mantidos num alinhamento de 90º com a Terra, o cérebro e a medula formam um circuito independente. Manter o corpo nessa posição requer maior energia. O coração precisa empurrar o sangue para cima, contra a força natural da gravidade. E ainda, manter o corpo ereto requer um constante estado de alerta, pois um instante de sono ou sonho cria desequilíbrio; qualquer coisa que está equilibrada só sobre duas pernas cai com facilidade.

Alimento, sexo e sono são os três pilares sobre os quais o organismo humano é construído. Controlando sua dieta, a pessoa também consegue regular os ciclos de sexo e de sono. Controlando os impulsos sexuais, ela consegue regular o padrão de dieta e de sono. E controlando a vontade de dormir, ela é capaz de regular tanto a sexualidade como a dieta. A pessoa que detém o controle de qualquer um desses impulsos controla todos os três; e quem domina todos os três torna-se mestre do mundo.

Para compreender o jejum de sono, seria preciso voltar à perspectiva oferecida pelo conhecimento das três forças cósmicas: os três gunas. O alimento é o elemento rajas na vida humana, aquele que fornece ao indivíduo a energia e a atividade para alcançar suas metas. O sono é tamas, a inércia, a rendição à força gravitacional. O sexo — procriação — é o sattva da vida humana, a principal diretriz de todas as formas animadas. O sono ajuda o corpo a se equilibrar e restaura a energia em todas as suas partes. O alimento fornece energia, sem a qual todas as ações seriam impossíveis. O sexo faz surgir a vida e sem ele nenhuma peça seria possível no palco do mundo.

No sono, o mundo todo desaparece à medida que os órgãos sensoriais se voltam para dentro, fechando-se e se retirando do mundo fenomenal. O corpo se entregou totalmente à gravidade. A pessoa se tornou puro tamas.

A pessoa que leu e entendeu a seção sobre sattva, rajas e tamas, e tem sempre em mente essa compreensão, perceberá que tudo em seu próprio sistema orgânico faz parte de um todo coerente e significativo, onde todos os acontecimentos internos têm sua contrapartida externa, e onde não existe o sentimento de alienação e separação. Já a pessoa que carece dessa compreensão vê um mundo sem qualquer correlação e coerência.

O indivíduo só compreende a natureza dos três gunas se os entender e dominar dentro de seu próprio organismo. O jejum de sono traz a vitória sobre tamas, e a vitória sobre tamas só pode ser alcançada pela ação — pois é rajas que converte tamas em sattva, ignorância em compreensão.

A FISIOLOGIA DO JEJUM DE SONO

Quando um médico quer medir a atividade que está ocorrendo dentro do cérebro humano, ele coloca pequenos condutores elétricos junto ao crânio do paciente e, por intermédio deles, consegue monitorar o ritmo incessante da energia elétrica fluindo e refluindo dentro do crânio.

Algumas experiências revelaram que a intensidade da atividade elétrica aumenta quando o paciente é privado do sono. Por isso tornou-se prática geral entre os médicos manter seus pacientes despertos na noite anterior à leitura do registro das ondas cerebrais.

Assim, como é mostrado pela eletroencefalografia, o jejum de sono carrega eletricamente o cérebro, tornando visíveis as correntes de energia que normalmente são sutis e impossíveis de detectar. Esse fato é de conhecimento comum dos médicos e dos ascetas de todas as tradições religiosas. Infelizmente, não é conhecido nem compreendido pela maioria dos leigos.

Com regularidade, o corpo se rende a tamas no período noturno, cessando seu ciclo normal de atividades. Nenhuma energia é requerida pelos órgãos sensoriais ou pelos órgãos motores, e esse excedente será usado para recarregar o organismo. Também o cérebro relaxa em certo grau, pois nenhuma energia é exigida para a ação consciente (embora o mesencéfalo e os pedúnculos cerebrais ainda precisem regular funções autônomas e o córtex esteja comprometido com o ato de sonhar).

No jejum de sono, ocorre uma maior combustão dentro das células cerebrais. Uma quantidade considerável de energia precisa ser gasta para combater a tendência natural de se deitar e consentir que o manto de tamas extinga a luz da consciência. A pessoa luta contra o padrão natural de resposta dos seus músculos, que estão habituados a dormir à noite. Todo esse processo também exige que a consciência se mantenha continuamente ocupada em alguma atividade, pois de outro modo tamas assumirá o controle ao menor lapso da atenção. Em conseqüência, o cérebro da pessoa em jejum de sono é uma colméia de atividade elétrica, porque novas diretivas estão continuamente se sobrepondo aos programas automáticos e a mente luta para se manter ocupada.

As respostas normais dos músculos e dos nervos ordenam o sono. A vontade do jejuador ordena o estado consciente. Para se manter consciente, o jejuador precisa se conservar ocupado; e ocupação significa concentração dos órgãos sensoriais e dos órgãos motores. Assim, no jejum de sono, a energia está funcionando em diversos níveis e com maior intensidade do que em circunstâncias normais. Essa demanda de energia cria maior calor no cérebro porque as células nervosas queimam glicose e proteínas num ritmo bem maior que o normal. Esse calor intenso, por sua vez, produz um ressecamento dos tecidos do cérebro. E esse ressecamento é a causa do processo de limpeza, o qual representa uma das principais vantagens do jejum de sono.

Sempre que existe um calor anormal em qualquer parte do corpo, a umidade nessa área é consumida. Para compensar o desequilíbrio, o organismo envia nova umidade para aquela região a fim de preservar o equilíbrio vital. No jejum de sono, esse ressecamento é produzido na cabeça, o que provoca uma afluência de novos fluidos para o cérebro. Os fluidos velhos são consumidos e, com eles, os resíduos químicos velhos são expelidos do organismo, seguindo-se uma afluência de substâncias químicas frescas e uma energia renovada. O jejum de sono assemelha-se a encher um tanque depois de tê-lo purificado por completo pelo fogo.

Quando o jejum de sono é prolongado além da primeira noite, a quantidade de resistência necessária para a pessoa superar o crescente desejo de dormir deve ser continuamente ampliada. Cada vez maior energia é exigida simplesmente para que ela permaneça acordada. É por isso que lapsos de memória são comuns depois do terceiro dia do jejum de sono, seguidos não muito mais tarde por desequilíbrio, perda de coordenação, distorções visuais e alucinações totais. Se o jejum de sono for prolongado até o sétimo dia, a pessoa pode perder o controle de seus órgãos sensoriais e motores.

Os jejuns de sono que duram mais de sete dias podem gerar tamanho calor no cérebro que novos circuitos de atividade são produzidos e, desse modo, o sono se torna impossível. Por isso o jejum de sono prolongado é de natureza destrutiva, especialmente quando realizado sem a presença de alguém com pleno domínio dessa arriscada ciência. A insônia, que se segue ao jejum de sono prolongado, é a mesma insônia que surge nos casos de esquizofrenia, podendo vir acompanhada das mesmas distorções da realidade.

O DESENVOLVIMENTO DA VONTADE

O jejum de sono fornece uma ferramenta importante para a melhora do equilíbrio químico no cérebro humano. Mas de igual importância é o papel que o jejum desempenha no desenvolvimento das faculdades humanas da vontade e da determinação.

Ao superar qualquer uma de suas fraquezas, o indivíduo adquire a consciência e a determinação de que outras fraquezas poderão, por sua vez, ser superadas. As únicas coisas que impedem uma pessoa de superar suas falhas são a fraqueza e a indecisão. Quando domina a fraqueza, o organismo cria dentro de si a compreensão de que cada tarefa pode ser tratada da mesma maneira. Essa compreensão é denominada *vontade*.

Exercitando regularmente a vontade, a pessoa adquire força de caráter. E a força de caráter e a força de vontade são, na realidade, indistinguíveis. Todo o drama psicológico da existência humana está baseado na ação recíproca de vontade e desejo. Os desejos são uma rede de estímulos sensoriais que acionam a faculdade da memória e estimulam a atividade elétrica no cérebro. A vontade é o computador que analisa a natureza dos desejos e, com ajuda do banco de memória das experiências individuais e coletivas, filtra todos os fatores e, com base neles, retorna um sinal positivo, negativo ou indeterminado (confuso) ao corpo. É por isso que, quando surge cada novo estímulo sensorial, a pessoa ou se move na direção do objeto que a estimulou, ou se afasta dele ou permanece na indecisão e confusão.

O jejum de sono faz a pessoa se confrontar, muitas vezes no decorrer da noite, com cada um dos elementos dessa ação recíproca de desejo e vontade, e tudo de uma forma clara e compreensível.

O jejuador sente vontade de dormir, a decisão de não dormir, a vontade de não dormir. Além disso, se seu organismo permitir, o jejuador vive o exercício da vontade que acompanha a capacidade de superar o sono.

A pessoa deseja dormir e então se lembra da sua decisão de não dormir. Mas, o anseio por sono a faz debater o assunto consigo mesma por um momento. Por fim, sentindo que o próprio debate é um convite ao sono, ela faz a única coisa possível para afastar o sono — dedica-se a uma atividade suficientemente envolvente a fim de manter sua consciência ocupada.

O jejuador exercitou a vontade e, mais que isso, aprendeu algo sobre seu próprio sistema de valores. Quando o sono chega, todos os objetos perceptíveis, todos os pensamentos, todos os sentimentos, todos os relacionamentos perdem seu significado. Para se manter acordado, o indivíduo precisa encontrar uma atividade com a qual se envolver, e somente atividades que possuam alto valor intrínseco servem para superar a influência quase esmagadora de tamas.

O jejum de sono também é um excelente instrumento para a monitoria da saúde física, pois o corpo necessita exercer um esforço considerável para se manter ereto e contra a força da gravidade. Nesse processo, a fadiga se instala e é comum sentir-se dor em diferentes partes do corpo. Essas áreas de dor são os pontos fracos do corpo, as regiões que estão precisando ser curadas. Esse é um método particularmente eficaz de descobrir distúrbios nos gases do corpo. O jejum de sono também revela a natureza dos ciclos da noite, quando a energia atravessa quatro estágios específicos à medida que o planeta gira sobre seu eixo.

Quando fazer jejum de sono

O jejum de sono pode ser feito a qualquer momento, de acordo com o desejo de cada pessoa. Mas, como ocorre com praticamente todas as atividades humanas, há períodos em que essa disciplina trará melhores resultados. Os dois períodos mais eficazes para se permanecer acordado são o da lua cheia e o da lua nova. Essas duas noites passadas em claro são indicadas para a pessoa que está ansiosa para se sincronizar com o ciclo rítmico natural do planeta. A escolha de outras noites para o jejum de sono, a fim de satisfazer algum órgão sensorial ou a mente, é uma questão que depende muito da escolha individual e da conveniência de cada um.

A noite de lua cheia tem um efeito profundo sobre o comportamento humano e sobre o comportamento de todas as águas do planeta — conforme atestam policiais, psicólogos, departamentos de segurança e navegadores. A noite de lua nova é o período de maré baixa das emoções e dos oceanos. O papel da água sobre o corpo humano já foi analisado em relação às fases da Lua, no capítulo sobre a ciência da respiração.

Depois da noite mais clara e da noite mais escura, o nascer do Sol traz um novo ciclo de energia para o planeta. Com o ciclo lunar decrescente (que começa no amanhecer seguinte à lua cheia) chega um acréscimo de energia solar no planeta. A noite escura anuncia o começo de um ciclo marcado pelo aumento da energia lunar. Durante o ciclo dominado pelo Sol, a energia está mais concentrada no hemisfério esquerdo do cérebro e no lado direito do corpo; durante o ciclo dominado pela Lua, a energia se concentra mais no hemisfério direito do cérebro e no lado esquerdo do corpo. Observar essa mudança na energia, por ter permanecido totalmente consciente, permite que a pessoa carregue seu organismo com a espécie de energia que predominará no planeta durante a quinzena seguinte. Por essa razão o jejum de sono é especialmente recomendado nas noites de lua nova e de lua cheia.

Duas outras noites relacionadas ao ciclo lunar também oferecem a oportunidade de fazer o jejum de sono de uma maneira que harmoniza o organismo com os ciclos da natureza. Uma delas é a décima primeira noite do ciclo lunar crescente, pouco antes da lua cheia. Essa noite é especialmente louvada pelos santos e yogues hindus, e o sistema hindu de medicina diz que nela as plantas medicinais e curativas crescem mais depressa. A outra é a nona noite do ciclo decrescente, quando se aproxima a lua nova. Nessa noite, as plantas venenosas e tóxicas crescem mais depressa e alcançam o auge de seu poder. Ao fazer o jejum de sono nessas noites, a pessoa se sincroniza com as energias curativas dos planetas e evita influências destrutivas no decorrer da quinzena.

O jejum de sono também pode ser usado para se alcançar estados mais elevados de consciência e, como tal, constitui uma forma de yoga. Já que os alimentos produzem sono, a pessoa que está praticando o jejum de sono necessita comer menos sólidos, mantendo-se com uma dieta predominantemente líquida. A dieta de líquidos limpa o organismo e a ausência de massa sólida deixa o aparelho digestivo descansar; desse modo, todo o corpo fica mais confortável. Simultaneamente há uma redução de açúcar no sangue e um aumento de calor no cérebro. Essa combinação de estímulos leva a estados alucinógenos, visões e experiências "místicas". Nesse estado, a pessoa "recebe mensagens de Deus". Isso tanto pode ser visto como uma genuína experiência religiosa ou como uma abertura do sistema orgânico, que foi purificado pela abstinência de alimento, sexo e sono. Nesse estado de pureza, os nervos se fortalecem e suprem a consciência com novos conhecimentos e um novo discernimento.

Certas forças policiais também utilizam o jejum de sono para dobrar a vontade do prisioneiro e extorquir confissões. Na privação prolongada do sono (o que essa prática realmente constitui, pois é feita sem o consentimento do indivíduo), ocorrem os mesmos fenômenos que no jejum de sono normal. Nessas circunstâncias, os fenômenos são explorados pelos interrogadores seja para fazer o prisioneiro relatar algum acontecimento ou para fazê-lo acreditar em algo que na realidade não ocorreu.

Esse tipo de jejum de sono dobra a vontade. Quando os interrogadores querem informações, a prolongada privação de sono faz o prisioneiro realmente esquecer sua resolução de guardar silêncio ou abandoná-la por causa da irresistível necessidade de dormir. Quando os capturadores querem fazer uma "lavagem cerebral" no preso — implantando falsas informações — a privação de sono abre os reservatórios de sua memória, tornando fácil o acesso e a manipulação por parte de hábeis psicólogos.

Já que esses fenômenos podem ocorrer durante um jejum de sono, recomenda-se que a pessoa prestes a se submeter a um jejum mais prolongado só o faça na companhia daqueles que compartilham os mesmos sentimentos e convicções. Nem toda lavagem cerebral e manipulação são intencionais; e no estado de receptividade ampliada que acompanha o jejum de sono, um indivíduo pode criar sentimentos paranóicos em sua mente, como resultado de palavras e gestos inofensivos dos outros. Isso é menos provável de acontecer quando uma pessoa está na companhia de outras em quem confia e a quem aceita.

PARA A PRÁTICA DO JEJUM DE SONO

Apresentamos a seguir alguns princípios gerais para a pessoa que vai tentar fazer um jejum de sono:

1. Evitar toda refeição depois do anoitecer. Fazer refeições leves e manter-se afastado de qualquer alimento que possa produzir gases.
2. Comer só uma vez por dia, para que o organismo despenda o mínimo esforço possível na digestão e para que menos descanso seja necessário a fim de digerir os alimentos.
3. Manter-se ativo, mas evitar atividades que cansem os olhos.
4. Repousar, mas somente quando bem acordado e alerta.

5. Quando se sentir sonolento, mexer-se. Levantar-se, caminhar e mexer o corpo. Isso cria rajas e derrota tamas.
6. Tomar chá, se necessário, com moderação. Os estimulantes são prejudiciais ao organismo, especialmente quando a pessoa se encontra num estado de sensibilidade ampliada.
7. Nunca se deitar. A única exceção a essa regra é depois das refeições, quando é necessário reclinar-se sobre o lado esquerdo durante alguns minutos.
8. Descansar os olhos quando estiver se sentindo alerta, mas não quando se sentir sonolento. O jejum de sono força os olhos, e algum repouso é essencial. Água de rosas, óleo de mostarda ou mel podem ser colocados nos olhos para limpá-los e proteger a vista (embora o óleo de mostarda e o mel causem um ardor temporário e às vezes doloroso).
9. Evitar dirigir e viajar em veículos. Dirigir é perigoso e mesmo andar num veículo produzirá sono por causa das vibrações produzidas pelo motor e pela rodovia.
10. Evitar todas as pessoas ou influências perturbadoras ou desagradáveis.
11. Não prolongar o jejum quando houver alguma dor forte no corpo.
12. Na primeira noite depois do jejum, dormir apenas as horas usuais de sono. Isso assegura que os efeitos do jejum permanecerão no organismo. Nunca, em caso algum, dormir depois do amanhecer.
13. Não tentar fazer um jejum prolongado se houver responsabilidades sociais a ser atendidas durante aquele período. O comportamento, e até mesmo a aparência, sofrem mudanças durante um jejum de sono, o que poderá interferir seriamente no relacionamento social normal.

Quem não deve fazer jejum de sono

As seguintes classes de pessoas não deveriam tentar fazer jejum de sono, nem mesmo por uma única noite: quem sofre de gastrite ou colite, pacientes com indigestão, pessoas com visão fraca ou defeituosa e outras doenças oculares (incluindo daltonismo), crianças com 10 anos de idade ou menos, e aqueles com mais de 70 anos. O jejum de sono também é prejudicial para toda pessoa que realizou trabalho prolongado e desgastante, o qual exige repouso físico. Do mesmo modo, não deveria fazer jejum de sono quem acaba de chegar de uma longa viagem. Nesses dois últimos casos, o que a pessoa precisa é de uma massagem com óleo, um banho morno e uma boa noite de sono para restaurar as suas energias.

CAPÍTULO 11

Notas sobre o Sono

O sono é um dos fenômenos humanos menos compreendidos, um vácuo interrompido por sonhos dos quais mal nos lembramos, mas que consome até um terço da duração da vida de cada um de nós.

Dos três pilares da vida humana — alimento, sexo e sono — somente o sono tem efeitos puramente benéficos, num sentido genérico e amplo. Dormir demais, embora não seja desejável, nem chega perto de ser tão prejudicial ao organismo quanto a perda excessiva de sêmen ou refeições freqüentes e copiosas.

Por que todos os animais dormem à noite, exceto os carnívoros notívagos? Claro que existe uma relação entre o ciclo solar e o ciclo de sono. No decorrer de um dia, metade do nosso planeta se vê diante da escuridão interestelar.

A força gravitacional na metade da Terra que está exposta ao Sol é menor do que aquela na metade escura, porque a força gravitacional do Sol compensa um pouco a massa da Terra quando ele está visível. Do mesmo modo, quando o Sol está no outro lado do planeta e não no lado em que vivemos, tanto o Sol quanto a Terra estão exercendo uma força na mesma direção — ou seja, na direção da massa do planeta.

O Sol é o doador da vida e, durante o dia, bombardeia continuamente o planeta com radiações de energia. Essas freqüências permitem que as plantas convertam o gás tóxico em ar respirável, fazem com que aconteça o jogo do tempo e das estações, e fornecem às pessoas luz para trabalhar e se distrair. Essa mesma luz é um poderoso estimulante da glândula pineal, a glândula mestra que regula todo o sistema endócrino (que, por sua vez, é o maior responsável pelo estabelecimento do ritmo da química do corpo). A luz induz a glândula pineal a produzir serotonina, um estimulante que aciona a atividade do corpo.

Com essa combinação de fatores, fica claro que existe uma importante diferença na natureza e na intensidade da energia presente nas duas partes do nosso planeta, a da luz e a da escuridão.

A energia solar é rajas e, quando presente, cria atividade no planeta. A metade escura da Terra é dominada por tamas. À luz do dia, as pessoas estão ativas, no estado de consciência dominado por rajas; à noite, as pessoas dormem, no estado de consciência dominado por tamas.

Quando tamas domina a consciência humana, ele traz insensibilidade, sonolência, ignorância, ausência de significado e estupidez. A pessoa perde toda inspiração e seus órgãos sensoriais recuam da esfera externa tornando-se perfeitamente introvertidos.

O sono é um mecanismo providenciado pela natureza para restaurar a inércia (tamas) do corpo; o mesmo tamas que é o alimento usado por rajas para criar sattva. No sono, a medula espinhal se alonga paralelamente ao plano da superfície terrestre, dando a máxima exposição possível do corpo à força direta da gravidade.

O coração (que normalmente precisa trabalhar para impulsionar o sangue para cima até a cabeça, o pescoço, os ombros, os braços e a parte superior do peito) agora pode bombear o sangue por todo o sistema orgânico com um mínimo de esforço. No sono, portanto, o coração — embora nunca em repouso total — ganha uma redução em sua carga normal de trabalho diário.

Do mesmo modo, o sistema linfático não mais precisa lutar contra a força da gravidade em seus esforços contínuos para limpar e nutrir o organismo. E o sistema nervoso, aliviado das inumeráveis ordens ditadas pelo organismo consciente, também ganha tempo para repousar e se recuperar.

No sono, portanto, o corpo é sobrecarregado com inércia, a qual ele consumirá no ciclo de atividades do dia seguinte.

Também aumenta a circulação no cérebro, à medida que toda a cabeça recebe mais oxigênio e energia vital. É por isso que a maioria das pessoas prefere dormir com a cabeça descoberta, embora o resto do corpo esteja bem agasalhado.

Logo, o sono é um processo natural e essencial de rejuvenescimento do corpo e, quando em proporções adequadas, traz apenas benefícios. Mas o sono só é inteiramente benéfico quando não praticado em excesso ou em escassez. Somente por meio da experimentação pessoal podemos descobrir o ciclo de sono que é correto para nós mesmos.

Felizmente, há uma série de normas básicas:

1. As pessoas que realizam trabalho manual pesado precisam de mais sono do que aquelas cujo trabalho exige menor dispêndio de vigor físico.
2. As pessoas que, no trabalho, ocupam posições operacionais requerem mais sono do que aquelas que ocupam posições administrativas.
3. As pessoas envolvidas em trabalho administrativo precisam de mais sono do que aquelas que se aposentaram ou se afastaram dos assuntos mundanos.
4. As necessidades de sono também variam com a idade. Nos sete primeiros anos de vida, uma criança precisa de dez a doze horas de sono por noite. No seu segundo ciclo de sete anos (dos 8 aos 14), ela precisa de oito a dez horas de sono. Um jovem, no terceiro ciclo de sete anos (dos 15 aos 21), requer de seis a oito horas. Um adulto jovem, no quarto ciclo de sete anos (dos 22 aos 28), precisa de cinco a seis horas de sono. A pessoa que ultrapassou o quarto ciclo de sete anos e entrou no quinto (dos 29 aos 35) requer de quatro a cinco horas. No sexto ciclo de sete anos (dos 36 aos 42), uma pessoa precisa ter de três a quatro horas de sono. Já no sétimo ciclo de sete anos (dos 43 aos 49), a pessoa precisa de bem pouco sono.

   É preciso enfatizar que os números acima se referem a organismos humanos *normais*, não organismos medianos — porque, pelos padrões médios, o normal é sobre-humano.
5. Independentemente da idade, o indivíduo que passou dos 21 anos não deveria dormir mais do que oito horas por noite. Mais sono do que isso criará um excesso de tamas no organismo e o fará se sentir cansado e apático no decorrer do dia. Isso ocorre porque a pessoa sonha durante 1/3 das suas horas de sono — e sonhar consome energia. Mais sono significa mais sonhos e maior consumo de energia. O sono profundo

com duração mais curta é mais reparador do que um longo sono com muitos sonhos.

Há um princípio básico associado ao sono. Se a pessoa se sente revigorada e inspirada depois de acordar, então as horas de sono estão adequadamente reguladas às necessidades do seu organismo. Se ela acorda sentindo-se cansada e extenuada, é provável que o período de sono esteja longo demais. Nesse caso, ela deveria reduzir gradualmente o tempo de sono, quinze minutos de cada vez, até encontrar o ciclo que lhe permita despertar com uma sensação de frescor e vitalidade.

Dormir durante o dia traz perturbações aos gases, bílis, linfa e fluxo sangüíneo. Essa prática cria distúrbios da respiração, mal-estar na região do peito, peso na cabeça e muitos outros transtornos. Dormir de dia e trabalhar à noite também é um mau hábito. Contudo, os indivíduos que têm compromissos profissionais noturnos logo se acostumam com a prática e para eles (músicos de jazz, por exemplo) isso pode ser tolerado.

Dormir durante o dia é permitido para pessoas saudáveis que fizeram um trabalho físico pesado e para pacientes com dores, distúrbios respiratórios e náusea. O sono diurno (o cochilo) também é permitido para pacientes com distúrbios gástricos e intoxicação alcoólica, e para aqueles que estão fazendo jejum de alimento e consideram o sono diurno necessário. O cochilo também é bom durante as horas mais abrasadoras do dia nos climas extremamente quentes, mas só se deve repousar em local fresco e sombreado. Contudo, os textos yogues proíbem todo e qualquer sono diurno, exceto em casos de doenças.

As melhores horas para dormir são as que vão de três horas depois do anoitecer até noventa minutos antes do amanhecer. Ir para a cama com o estômago cheio desvia a energia da sua função de recarregar o sistema orgânico e aumenta tamas no organismo, bem como produz pesadelos.

Em todos os casos, a pessoa deveria ter ar fresco no quarto quando está dormindo. Repousar num quarto sem ventilação é muito prejudicial ao organismo.

Segundo os textos ayurvédicos, aquela pessoa que não dorme durante o dia e só dorme depois de transcorridas três horas da última refeição permanecerá sempre jovem e encantadora. As seguintes normas também ajudarão a obter um sono profundo e restaurador.

1. Dormir somente sobre o lado esquerdo.
2. Lavar os pés e os massagear com óleo antes de se deitar.

3. Praticar exercícios respiratórios e meditação durante alguns minutos antes de se deitar.
4. Usar o mínimo possível de roupas durante o sono e, em especial, evitar meias.
5. Nunca dormir com os pés apontados para a direção sul.
6. Nunca dormir na cozinha, nem manter alimentos ou utensílios de cozinha no dormitório.
7. Não cobrir o rosto durante o sono. Esse hábito é muito prejudicial, pois força a pessoa a respirar seu próprio ar desoxigenado.
8. Embora seja muito saudável dormir ao ar livre durante o verão, se houver garoa, nevoeiro, chuva ou umidade excessiva, não se deve dormir ao ar livre sem abrigo apropriado.
9. A cama deve ficar a uma altura de pelo menos trinta centímetros do chão.
10. Dormir sobre uma superfície úmida ou molhada é péssimo; dormir sobre uma superfície confortável é ótimo.
11. O nível da cabeça deve sempre ser mais alto que o dos pés.
12. Dormir de costas prejudica o cérebro.
13. Dormir com fome faz muito mal à saúde.
14. Dormir debaixo do sol é péssimo; dormir ao luar é ótimo.
15. A falta de sono e o jejum de sono são muito prejudiciais para a saúde. Ressecam o organismo e enfraquecem o calor do estômago, assim piorando a digestão. O jejum de sono, feito sob orientação adequada e na atmosfera correta, fortalece a energia; mas, quando a pessoa faz esse jejum sozinha e sem boas razões, ele se revela muito prejudicial.
16. Hábitos de sono regulares aumentam a saúde, a riqueza e a vitalidade.
17. Deitar-se cedo e levantar-se cedo tornam o homem saudável, rico e sábio.

Dormir na hora do pôr-do-sol é particularmente prejudicial ao organismo e diz-se que traz pobreza quando praticado com regularidade. Comer ao pôr-do-sol também perturba o sistema orgânico e prejudica a digestão. Também é mau ter relações sexuais nessa hora, pois dessa concepção nascem crianças defeituosas. Ler nessa hora estraga os olhos e encurta a vida. Caminhar ou dirigir nessa hora aumenta as probabilidades de envolvimento em acidentes.

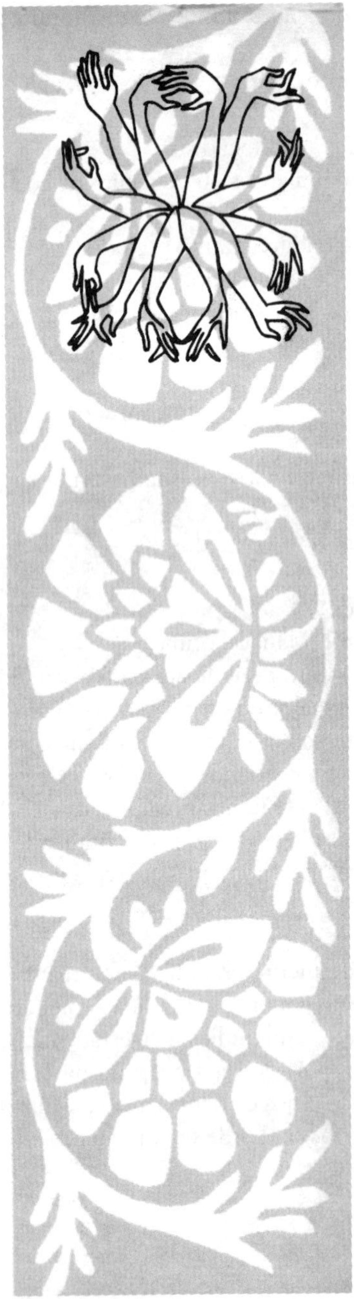

CAPÍTULO 12

A Necessidade de Exercícios

Uma vida de harmonia e tranqüilidade só pode ser alcançada se o organismo físico estiver livre de tensões e confortável consigo mesmo. Para conseguir e depois manter o funcionamento adequado do corpo, algum tipo de exercício precisa ser praticado. A pessoa, porém, deve ser sensata e ter objetivos específicos em mente quando decide a forma de atividade física que executará.

Os exercícios físicos podem ser divididos em duas categorias básicas: cultura física e yoga. A cultura física tem como meta o desenvolvimento de um físico forte, atraente e musculoso, bem como o domínio do corpo por meio da força de vontade e do controle dos nervos.

A yoga, ao contrário, enfatiza o prana — a energia vital — e o fluxo apropriado dessa energia através de todo o organismo. A meta não é o poder e a força, mas a regularidade e uniformidade na distribuição da energia através do sistema orgânico, suficiente para atender às necessidades e permitir as ações da vida cotidiana.

A cultura física treina e "educa" somente os músculos voluntários do corpo, desenvolvendo-os até sua máxima capacidade física. Além disso, essa cultura está orientada para a aparência física do corpo, a construção de uma arquitetura externa agradável. É por isso que o exibicionismo é inerente a todos os exercícios desse tipo.

A yoga, no entanto, compreende o corpo humano de uma maneira muito mais incisiva do que o faz qualquer sistema de cultura física. Ela transcende a esfera dos músculos voluntários, ajudando o indivíduo a controlar gradualmente sua musculatura "involuntária" — aquelas funções do corpo que normalmente estão além da manipulação consciente. A yoga, além disso, ensina que esse controle só pode ser atingido depois que a pessoa tiver dominado sua respiração.

A pulsação é a chave para os ritmos internos do corpo e a respiração está diretamente ligada ao batimento cardíaco. À medida que aumenta a velocidade da respiração, aumenta também o batimento cardíaco. Quando a respiração desacelera, o coração desacelera. Criar um equilíbrio sereno e harmonioso entre o ritmo do coração e o ritmo da respiração é o propósito básico da yoga. Pois quando esse padrão se estabelece, as secreções das glândulas endócrinas se alteram e a consciência passa por uma grande mudança.

O propósito da nossa vida é sermos ativos, inteligentes e inspirados — dotados de energia renovada e com a menor quantidade possível de tensão. Porém, as pessoas fanáticas por exercícios invariavelmente dormem mais tempo, precisam de mais comida, costumam ser lerdas e preguiçosas e realizam menos coisas na vida do que os indivíduos que seguem a disciplina mais suave e sutil da yoga. A cultura física abusa do corpo e cria a necessidade de repouso. A yoga, porém, estimula e revigora, sendo que seu preceito fundamental é: quando começa o cansaço, a yoga deve parar.

O propósito maior do exercício físico é o aumento de energia na corrente sangüínea, juntamente com uma suave melhora da circulação a fim de transportar essa energia fortalecida através de todos os sistemas do corpo, renovando e revitalizando o organismo. Quando executado sistematicamente, o exercício harmoniza a circulação e os ritmos respiratório e cardíaco, de uma maneira que é revigorante para o corpo e inspiradora para a mente. A ocorrência de cansaço indica uma sobrecarga do coração e dos pulmões. A exaustão mata a inspiração, enquanto o revigoramento elimina os resíduos do corpo, a confusão da mente e a sobrecarga do coração.

QUE TIPO DE EXERCÍCIOS FAZER?

Exercícios suaves são sempre benéficos. Exercícios enérgicos só deveriam ser realizados quando o propósito específico é fornecer poderes extraordinários (*siddhis*) para o corpo. Essa e a maioria das outras formas de yoga só deveriam ser aprendidas junto a um instrutor competente, que tenha a capacidade de perceber as necessidades e as limitações do organismo individual de cada aluno. Embora a maioria das práticas de yoga não deva ser tentada sem um instrutor qualificado, a pessoa sempre pode sair para uma caminhada, praticar alguns exercícios básicos de alongamento e sentar-se para respirar de modo apropriado.

A caminhada de manhã cedo é uma das formas mais benéficas de exercício. Caminhar vagarosa e harmoniosamente, com um padrão respiratório profundo e uniforme, sincroniza todo o corpo com as condições do dia. Uma caminhada longa e sem pressa no ar fresco da manhã promove a clareza mental, o relaxamento físico, a regularidade no funcionamento dos intestinos e um bem-estar geral.

Manter sempre o corpo bem agasalhado do pescoço às coxas, tendo o cuidado especial de protegê-lo contra as mudanças súbitas de temperatura. O choque da transição de um ambiente quente para o ar frio é a maior fonte de resfriados, febres e problemas respiratórios. Se for grande a diferença entre a temperatura dentro de casa e ao ar livre, pode-se evitar um resfriado colocando tampões de algodão nos ouvidos e mantendo o tórax bem agasalhado.

Caminhar depressa demais ou com um ritmo irregular perturba a química do corpo; mas a manutenção de um ritmo lento, com passadas uniformes, permite que o próprio organismo estabeleça um ritmo suave que durará o dia todo. Já correr de manhã cedo constitui o melhor exercício pesado. Nessa hora não há movimento, nenhuma partícula de pó se agita na atmosfera e o ar está carregado de energia vital. Correr num ritmo moderado, sem nenhuma pressa na mente e nenhum sentimento de competição, limpa todo o sistema nervoso e aumenta a força, a resistência e a capacidade pulmonar.

Respirar profundamente é a melhor forma de exercício e pode ser praticado por qualquer indivíduo. (Porém nunca o praticar antes de esvaziar os intestinos.) A pessoa deve sentar-se numa posição confortável, com a coluna ereta. O estômago deve ser esvaziado de todo o ar, de modo que, com a exalação completa, os músculos do abdômen se contraiam, quase tocando a coluna vertebral. O som da respiração não deve ser audível. A respiração ofegante, que é originada por diferenças súbitas na pressão, pode causar dano ao organismo e nunca deveria ser produzida.

O ar deve ser inalado através da narina esquerda, sustentado e depois exalado pela narina direita. A única ocasião em que o ar pode ser inalado através da narina direita é em caso de compressão crônica no peito. O fluxo de ar pode ser regulado por meio de um método simples: usando a mão direita para fechar as narinas direita e esquerda alternadamente. Inalar o ar durante uma unidade de tempo, mantê-lo nos pulmões durante quatro unidades e exalar durante duas unidades. A duração dessa unidade varia de acordo com a capacidade individual, mas a proporção 1:4:2 deveria sempre permanecer. O ar deve ser detido nas narinas, não nos pulmões, permitindo que as costelas se mantenham abertas, em vez de fechadas. Essa prática permite que os músculos usados na respiração gradualmente se libertem dos "padrões de bloqueio" crônicos, possibilitando assim que a respiração se torne mais profunda e uniforme.

Outras formas de exercício

Ao executar qualquer forma de exercício, exceto a caminhada e a respiração profunda, dois princípios básicos devem estar sempre em mente. Primeiro, permitir que o corpo se movimente num ciclo em que ele se sinta mais confortável e relaxado. Segundo, para cada ação executada, também executar a ação oposta a fim de impedir qualquer desenvolvimento desigual do organismo. Além disso, não fazer nenhum exercício que perturbe a respiração, que provoque uma maior sensação de tensão, ansiedade, dor ou confusão, ou que cause fadiga.

De modo geral, os movimentos rítmicos são úteis para as mãos, os pés e o pescoço — torções, ondulações e movimentos circulares, todos lentos. Os sons ajudam a garganta. Para estimular os olhos, lentos movimentos horizontais, verticais e circulares. A respiração profunda é benéfica para todo o organismo.

As pessoas iniciadas em alguma forma de yoga já observaram que todos os exercícios que produzem um aumento de sangue na cabeça deveriam ser evitados durante as horas diurnas. Isso inclui especificamente as posturas invertidas, com apoio na cabeça ou nos ombros.

Quem deve fazer exercício

O exercício é benéfico para qualquer indivíduo com menos de 40 anos, pois durante esses anos o organismo ainda está se estabelecendo. Passada essa idade, porém, a pessoa só deveria praticar formas suaves de respiração profunda e a caminhada matinal. Exercitar-se depois do quadragésimo aniversário impõe um grande esforço sobre o organismo, também criando os alicerces para a senilidade e a doença na velhice.

O exercício é especialmente benéfico para as pessoas que se alimentam com uma dieta sáttvica; é mais benéfico durante a primavera e o inverno; é útil para quem leva uma vida sedentária; e é benéfico para todo aquele cujo padrão respiratório não seja profundo e uniforme.

A pessoa que deseja a verdadeira saúde deveria sempre reservar algum tempo para o exercício diário, mas nunca se exercitar além do ponto em que o corpo começa a sentir cansaço.

Quem não deve fazer exercício

As pessoas que sofrem de doenças no sangue, ou tosse crônica, resfriado ou problemas respiratórios similares, deveriam abster-se de exercício. Ninguém deve exercitar-se quando se sentir cansado ou confuso. Do mesmo modo, ninguém deve fazer exercícios durante as três horas seguintes à refeição, sexo, trabalho pesado ou viagem longa. As pessoas extremamente magras e aquelas que seguem uma dieta de pouca ou nenhuma gordura também deveriam se abster. Para essas pessoas, só a caminhada matinal é benéfica.

Princípios gerais

1. Nunca mascar, morder ou comer coisa alguma enquanto estiver fazendo exercício. Após terminar os exercícios, se sentir uma necessidade real de algum nutriente, a pessoa pode (depois de uma espera de trinta minutos, pelo menos) tomar um pouco de leite morno e comer alguns frutos oleaginosos que tenham sido tostados ou ficado de molho na água durante a noite e depois bem moídos num triturador ou sobre uma pedra áspera.
2. Os exercícios devem ser interrompidos imediatamente quando a pessoa começa a perder o fôlego, quando começa a suar ou quando a boca começa a ficar seca.
3. Os homens devem usar sempre um suporte atlético durante o exercício, para manter os testículos na posição adequada. Caso contrário, o resultado será danos e infertilidade.

4. Depois de completar o ciclo de exercícios, a pessoa deve caminhar na mesma temperatura ambiente durante alguns minutos, sem se dedicar a qualquer outra atividade.
5. Nunca tomar banho logo depois de praticar exercícios. Dar ao organismo pelo menos trinta minutos para ele restabelecer seu ciclo normal.
6. Depois dos exercícios, massagear suavemente com óleo as mãos e os pés é sempre benéfico, pois ajuda a circulação sangüínea e a energia nervosa a neutralizar o ressecamento produzido pela atividade física.
7. A pessoa deve sempre deixar que seus instintos naturais guiem suas ações, levando em conta as condições do tempo, o lugar, a temperatura, a pressão, a idade, a dieta e o estado de saúde, antes de praticar qualquer exercício.

Seguindo esses poucos preceitos básicos, o indivíduo pode estabelecer um padrão diário que irá harmonizar e regularizar seu organismo. Ele deve começar lentamente qualquer prática e ir expandindo aos poucos seu objetivo, mas somente depois que o organismo estiver condicionado e confortável dentro dos novos padrões. Por meio da manutenção de um equilíbrio e uma regularidade adequados, poderá ser estabelecida uma rotina diária que melhorará em grande medida a saúde física e psíquica.

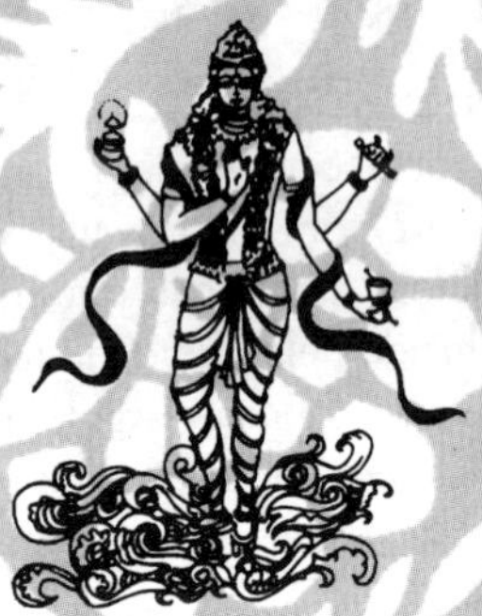

CAPÍTULO 13

Remédios Caseiros

O sistema medicinal seguido pela maioria esmagadora da população da Índia tem suas raízes nos princípios do viver correto que foram transmitidos de geração a geração.

Nessa medicina, a doença não é atribuída à invasão do corpo por microorganismos fora do sistema orgânico, mas a um desequilíbrio da química do corpo causado por alguma deficiência na dieta, por maus hábitos ou por predisposição genética (constitucional). Bactérias e vírus podem estar presentes no corpo doente, mas somente porque a química do corpo em desordem permitiu que eles se desenvolvessem.

Os organismos de fora que a moderna ciência médica lista como "a causa" da maioria das doenças podem ser encontrados a qualquer momento em qualquer ser humano. Contudo, a doença está presente em apenas alguns deles. Como isso seria possível se esses organismos "causam" a doença? A doença e a presença de um número incomum de micróbios, nesse caso, deveriam ser consideradas sintomas de um desequilíbrio mais profundo.

O que a antiga medicina popular procura fazer é tratar tanto os sintomas imediatos quanto as causas originais que permitem o desenvolvimento desses sintomas. Desse modo, a ênfase maior é colocada nas práticas diárias e na dieta correta.

A adoção de duas práticas simples manterá o sistema orgânico humano livre de todas as doenças: levantar-se diariamente bem antes do nascer do sol e limitar toda ingestão de alimentos a uma única refeição diária.

Já discutimos a grande importância de se levantar antes do amanhecer. Limitar a dieta a uma única refeição diária é igualmente importante, pois dá ao sistema digestivo bastante tempo para digerir completamente todos os alimentos e depois repousar. Quanto mais freqüentemente uma pessoa come, com maior freqüência sua energia é solicitada pelo aparelho digestivo para que ele processe a quebra do alimento em componentes utilizáveis. Desse modo, a energia é desviada de todos os outros sistemas do corpo, deixando a pessoa mais propensa a doenças, embotamento, sonolência, fadiga e depressão.

Precisamos de alimento para assegurar a vida, mas freqüentemente deixamos de questionar a quantidade de alimentos que comemos. As prateleiras dos supermercados resplandecem com as enfeitadas embalagens dos petiscos tentadores. Mas as pessoas precisam de pouco alimento para viver, bem menos do que estamos acostumados a acreditar.

Uma prática excelente é primeiro eliminar os lanchinhos, depois eliminar uma refeição, depois outra, até fazer apenas uma refeição diária ou no máximo duas. Essa prática, combinada com o hábito de levantar-se cedo, dará à pessoa uma imensa quantidade de energia e lhe permitirá concluir todas as suas tarefas. Somente os indivíduos que estão realizando trabalho físico pesado precisam comer com maior freqüência.

Essas duas práticas básicas, mais os procedimentos adicionais relacionados à vida cotidiana que são esboçados neste livro, deverão evitar todas as doenças. Entretanto, as mudanças produzidas pela adoção desses simples passos só se desenvolvem ao longo do tempo, devagar e gradualmente — de modo que, até o equilíbrio pleno ser alcançado, alguns problemas ainda surgirão no caminho.

Como este livro é um manual para a vida cotidiana e não um texto médico, limitaremos esta seção a formas específicas de tratamento de males relativamente comuns.

TIPOS DE TRATAMENTO

Os textos hindus dividem os tratamentos médicos em três categorias básicas: *devi*, *manushi* e *asuri* — divino, humano e diabólico.

Devi, a maneira dos deuses tratarem, baseia-se em bênçãos, entoação de mantras e cura "psíquica".

Manushi, a maneira dos seres humanos tratarem, é o método da dieta e das medicações.

Asuri, a maneira do demônio tratar, emprega a dor para curar a dor. Essa categoria inclui picar, injetar, cortar (cirurgia) e dar choques.

Embora os procedimentos e instrumentos cirúrgicos sejam claramente descritos nos textos hindus mais antigos, eles são reservados como medidas desesperadas. Mais de 95% das operações cirúrgicas realizadas no sistema alopático não mereceriam consideração.

Desse modo, devi e manushi são as preferidas dentre as três categorias. As formas mais comuns de tratamento incluem uma combinação de preces, cânticos, *yantras* (métodos para a concentração visual), práticas meditativas, exercícios físicos (a *hatha* yoga é parte desse sistema), ervas medicinais, prescrições dietéticas e princípios gerais de vida.

E já que as preces, cânticos e yantras são os da tradição hinduísta, vamos nos limitar aqui basicamente a manushi. No entanto, jamais será prejudicial você fazer as preces e os cânticos da sua própria tradição religiosa — e talvez eles sejam um grande auxílio no caminho da recuperação.

Para compreender a maneira manushi de tratamento, analise a seção a seguir, sobre os usos medicinais do limão comum.

LIMÃO: O GRANDE AGENTE DE CURA

Os limões estão classificados entre os mais benéficos dos alimentos conhecidos pela humanidade. Ricos em ácido cítrico e vitamina C, prestam uma grande ajuda ao sistema digestivo. Para distúrbios gástricos (gastrite), náuseas, indigestão e diarréia, preparados à base dessa fruta simples são um bom remédio.

Há muito tempo o uso medicinal do limão faz parte da sabedoria médica popular, conforme mostra esta lenda do norte da Índia:

Pouco antes de se formar, um jovem e brilhante estudante de medicina foi procurado por um médico idoso que vivia numa aldeia remota. Esse médico disse ao jovem que estava ficando velho e precisava de um assistente para ajudá-lo no momento e, mais tarde, assumir sua movimentada clínica, quando ele se aposentasse.

O jovem ficou encantado com a oferta e aceitou de imediato, prometendo partir para a aldeia tão logo suas credenciais fossem emitidas.

No dia de sua formatura, o novo médico juntou seus escassos pertences, colocou-os numa carroça puxada a búfalo e iniciou a jornada para uma nova vida.

Enquanto o velho búfalo se arrastava com lentidão pela empoeirada estradinha rural, o jovem médico passava agradavelmente as horas construindo fantasias sobre o brilhante futuro que o esperava: uma clínica estabelecida, bons rendimentos e logo uma esposa, família, lar, reputação e honrarias. Abria-se um novo e radiante capítulo em sua vida.

Mas então ele viu, com o canto dos olhos, uma coisa que o arrancou de seus doces devaneios. Uma mancha verde-claro. Acaso seria...? Sim, era.

"Ah, não," gemeu o rapaz, "estou cercado de limoeiros. Isso quer dizer que a aldeia vive do comércio de limões. E qualquer tolo sabe que onde as pessoas comem limão não há doenças."

Sua ansiedade crescia à medida que cada quilômetro o aproximava das fileiras, cada vez mais densas, de viçosas árvores verdes, pesadamente carregadas de frutos amarelos amadurecendo.

Os sonhos de poucos minutos atrás se dissolveram nas névoas vermelhas da raiva. Com punhos cerrados e os nós dos dedos brancos, ele segurava as rédeas com força.

No momento em que chegou à aldeia, seus dentes estavam firmemente cerrados e a raiva o fazia estremecer. Tamanha era a sua cólera que, quando chegou à casa do velho médico, esqueceu toda a cortesia, todo o respeito devido aos idosos.

"O que significa isso?", perguntou ao saltar da carroça.

O velho, sentado tranqüilamente à sombra de uma árvore, olhou-o espantado. "Exatamente a quê você está se referindo, meu jovem?", ele replicou.

"Por que o senhor me chamou aqui? O que esperam que eu faça aqui? Esta aldeia infernal está rodeada de limoeiros, para que ela precisa de um médico?"

Fez uma pausa, olhando o ar de perplexidade no rosto do velho médico.

"O senhor não me entende? Não sabe que as Escrituras dizem que as pessoas que comem limão nunca ficam doentes? Os *Shastras* dizem que o limão é o remédio mais perfeito da natureza e mantém o corpo livre de quase todas as doenças."

Acendeu-se um brilho de compreensão nos olhos do velho médico enquanto ele contemplava aquele jovem enraivecido. Sorrindo, o velho disse: "Não se preocupe. Não há motivo algum para inquietação."

"Como não? Então eu não tenho motivo algum para me preocupar?", perguntou o jovem, agora na sua vez de ficar perplexo.

"Você lembra o que dizem as Escrituras sobre comer as sementes de limão?", perguntou o velho médico, dando agora um largo sorriso.

Por um breve instante, o jovem ficou mergulhado em pensamentos; sua raiva foi se desvanecendo.

"Sim", foi a resposta. "Os *Shastras* nos dizem que não devemos comer as sementes de limão."*

O veterano médico riu furtivamente. "Vivi aqui toda a minha vida, longe de preocupações e privações. E o mesmo acontecerá com você. Veja só, as pessoas desta aldeia comem as sementes dos limões!"

Remédios à base de limão

A seguir, fornecemos algumas das aplicações médicas do limão, extraídas dos tratados de medicina ayurvédica.

1. Para todo tipo de acidez ou gastrite: Depois das atividades matinais de concentração, tome o suco de um limão num copo de água morna. Se possível, acrescente uma pitada de sal preto (disponível nas lojas de artigos indianos importados).
2. Para todo tipo de indisposição estomacal ou indigestão: tome o suco de um limão num copo de água morna, ao qual se acrescentou uma pitada de sal preto e uma pitada de pimenta-do-reino preta moída na hora. Use sal ou mel para dar sabor.
3. Para todos os tipos de náusea: Corte um limão ao meio e aqueça as metades com a parte aberta sobre uma frigideira aquecida até que ferva o suco dentro da fruta. Salpique sal sobre uma metade, açúcar sobre a outra e chupe o suco de ambas.

---

* As sementes de goiaba e romã (que devem ser engolidas inteiras) e as sementes de tomate e pimenta são boas para limpar o organismo; mas o mesmo não ocorre com as sementes de sabor desagradável. As sementes de limão são notoriamente amargas e irritam os tecidos delicados do sistema digestivo.

4. Para diarréia: Aqueça o suco de um limão até amornar e acrescente o suco de um limão espremido na hora e uma pitada de pimenta-do-reino preta. Beba imediatamente.
5. Para casos graves de gastrite, sugere-se o seguinte remédio: Encha um pote de argila ou vidro com limões frescos inteiros, que foram antes lavados em água quente e enxugados com uma toalha limpa. Cubra completamente os limões com sal grosso, feche o pote hermeticamente e conserve-o na luz solar direta durante quarenta dias, revolvendo os limões todos os dias com uma colher de madeira perfeitamente limpa e seca. Depois dos quarenta dias, retire os limões, lave-os e coloque-os num pote limpo. Cubra-os então com mel (que é um conservante natural) e guarde-os para uso conforme necessário. Coma ¼ de limão quatro vezes por dia até a condição melhorar.
6. Um pedaço de picles de limão diariamente, ingerido com a refeição, evita todos os distúrbios estomacais. Eis a receita:

PICLES DE LIMÃO

Lave 25 limões em água quente e enxugue-os com um pano seco.
Corte cada limão em 8 partes iguais.
Separe metade dos limões cortados e reserve. Da outra metade, esprema o suco e reserve esse suco.
Coloque então todos os limões cortados (os com suco e os sem suco) num pote grande de argila ou vidro. Acrescente a eles a seguinte mistura de especiarias, misturando bem:

- 30g de cominho moído
- 30g de coentro moído
- 15g de cardamomo preto (ou vermelho) moído
- 8g de pimenta-do-reino preta moída na hora
- 4g de noz-moscada
- 2 colheres de sopa de sal
- 4 colheres de sopa de açúcar

Acrescente então o suco reservado, mexa e cubra. Mantenha a mistura na luz solar direta por quarenta dias.

Esse remédio só melhora conforme amadurece, e impede o desenvolvimento de problemas gástricos no organismo. Assegure-se de que nenhuma água ou utensílio úmido entre em contato com a mistura. Se isso acontecer, é provável que haja formação de fungos na superfície; nesse caso, tire os fungos com uma colher limpa e seca, jogue fora todos os pedaços de limão que tenham se descolorido e recoloque os picles no sol até desaparecerem todos os sinais de fungos.

Como regra geral, o limão só deve ser guardado em recipientes de vidro ou cerâmica. Nunca o conserve em vasilhas de metal ou sobre superfícies de metal. O limão, e especialmente seu suco, dissolve os óxidos metálicos em soluções. Esses óxidos podem ser prejudiciais ao organismo.

Assim como ocorre com todos os produtos alimentícios, o limão torna-se mais benéfico quando amadurece naturalmente e é cultivado sem aditivos químicos, pesticidas, corantes e ceras.

Eis outro conto folclórico da Índia sobre o limão, ilustrando o uso mais comum dessa excelente fruta:

Era uma vez um jovem que dominara a arte de comer do bom e do melhor em todas as estalagens e restaurantes — sem nunca pagar um único centavo.

Qual seria o segredo dele? O limão, é claro!

Aquele rapaz simplesmente entrava num estabelecimento elegante e sentava-se perto de alguém que estava começando a ser servido.

Sorrindo, ele tirava um limão da bolsa presa à cinta. E então, com um ritual elaborado, limpava e secava a brilhante fruta amarela — sempre com uma expressão de intensa concentração que certamente atraía o interesse de seu "alvo" na mesa ao lado. Finalmente, ele colocava de novo a mão na bolsa, tirando uma faca adornada com belas pedras preciosas, e, com a precisão e habilidade de um mestre lapidador de diamantes, cortava o limão ao meio — seguindo, é claro, o mais minucioso e cuidadoso plano de corte.

A essa altura dos acontecimentos o alvo já teria recebido seu prato. Aí o rapaz mencionava o costume hindu de que uma refeição nunca é completa sem uma boa porção de *dahl*, um tipo de lentilha. E o dahl, como todos os feijões, é um notório produtor de gases.

Terminado o ritual, o rapaz oferecia metade do limão ao vizinho, com um sorriso radiante no rosto.

"Por favor", dizia ele com o tom de voz mais encantador, "ponha um pouco de limão em suas lentilhas. O limão é o alimento mais maravilhoso da natureza e, se o senhor comer as lentilhas com suco de limão, nunca será afligido por indisposições estomacais ou problemas digestivos. Permita-me espremer um pouco de suco de limão em seu prato."

Lisonjeado, o alvo inevitavelmente aceitava e, também inevitável, era a conversa que se seguia.

"Você não vai comer agora?"

"Agora não, talvez mais tarde."

"Você precisa me acompanhar. Foi muito gentil da sua parte me oferecer o limão."

"Mais tarde talvez..."

"Eu insisto."

"Bem, se o senhor insiste, seria deselegante da minha parte não aceitar."

É dessa história que provém a expressão coloquial "espremedor de limão", o equivalente indiano ao nosso "malandro".

A PIMENTA-DO-REINO PRETA

Muitos devotos vivem à base de uma dieta que consiste apenas de sete grãos de pimenta-do-reino por dia, engolidas com um copo de água morna. Como isso é possível? A pimenta-do-reino contém todos os cinco elementos em igual medida, de modo que estimula o corpo a reciclar as substâncias químicas já presentes no organismo; assim, nenhum outro alimento é necessário. É por isso que, há muito tempo, os yogues consideram a humilde pimenta-do-reino como um dos alimentos mais perfeitos da natureza.

Para prevenir todas as doenças, a pimenta-do-reino deve ser ingerida logo depois das atividades matinais de concentração. Ela pode ser engolida inteira; ou então triturada e misturada com mel e tomada como um tônico.

Para preparar o tônico de mel e pimenta-do-reino, moa sete grãos inteiros e secos de pimenta até obter um pó fino. Num pires pequeno, misture ao pó meia colher de chá de mel, mexendo em sentido horário com o dedo anular da mão direita. (O Tantra recomenda 108 voltas completas enquanto se repete mentalmente o som "vishnu"; e afirma que essa prática energiza ainda mais o tônico.)

Logo a seguir, tome a mistura lentamente, deixando que ela se dissolva na boca e desça pela garganta. Continue repetindo mentalmente "vishnu", até toda a mistura ter sido ingerida. Evite todo alimento ou bebida quente durante pelo menos cinco minutos, para permitir que o organismo absorva o preparado.

Essa mistura contém uma forma perfeitamente balanceada de energia sáttvica e pode ser ingerida aos primeiros sinais de qualquer doença — particularmente febres e resfriados. Quando misturamos os dois ingredientes da maneira descrita acima, estamos literalmente reduzindo a pimenta-do-reino a átomos, convertendo-a na forma em que pode ser mais facilmente assimilada pelo sistema digestivo.

Esse tônico pode ser ingerido diariamente e é um excelente auxiliar na promoção de maior energia vital, de uma boa saúde e de uma memória mais acurada.

As pessoas casadas podem acrescentar ¼ de colher de chá de manteiga clarificada (ghi) antes de misturar. Essa combinação aumenta a energia e o vigor sexuais — sendo, portanto, perigosa para as pessoas que praticam o celibato.

Como acontece com todos os condimentos, a pimenta-do-reino em excesso pode causar distúrbios na química do corpo. Muita pimenta aumenta o calor, a raiva e o ressecamento. Ninguém deveria ingerir mais do que o equivalente a nove grãos de pimenta por dia, exceto em casos de doenças, quando o tônico de mel e pimenta-do-reino poderá então ser tomado até quatro vezes por dia.

Tratamentos específicos

Listamos abaixo alguns remédios ayurvédicos para as enfermidades e problemas mais comuns.

Anemia, Fraqueza

Deixar grãos de trigo integrais e frescos de molho num copo de água durante a noite. Coar a água num outro copo e bebê-la misturada a uma colher de chá de mel. Esse líquido é um excelente tônico e restaura a força orgânica. (Essa mesma água, com uma pitada de sal e uma colher de sopa de ghi, pode ser administrada a qualquer pessoa que tenha ingerido veneno, a fim de induzir o vômito. As substâncias químicas contidas nesse remédio purificam o aparelho digestivo.)

Os sucos de beterraba e de cenoura preparados na hora (*não* os engarrafados) ajudam a medula óssea a aumentar a produção de sangue e podem ser ingeridos várias vezes ao dia. Esses sucos também estimulam o fluxo de energia elétrica através do organismo e, assim, servem para combater a fraqueza associada à anemia. Esses dois vegetais devem fazer parte da dieta do paciente anêmico.

Angina

Comer uma pasta feita com vinte bananas maduras misturada a 10g de mel.

APETITE, PERDA DO

Esmagar 5g de gengibre e salpicar uma pitada de sal. Usar essa mistura uma hora antes das refeições durante oito dias. Acrescentar um pouco de suco de limão, se necessário. Esse remédio irá liberar os gases intestinais e melhorar o apetite e o sistema digestivo.

ARTRITE

Duas medicações mostraram ser particularmente úteis para pacientes com artrite:

Metade de um dente de alho de tamanho médio, engolida inteira com água morna uma hora antes da refeição matinal, fornece calor e lubrificação para as articulações. Repetir a dose diariamente durante quarenta dias, pelo menos.

Comprar cera de abelha pura e fresca e enrolá-la formando quarenta bolinhas do tamanho de um grão-de-bico. Se possível, cobrir as bolinhas com *silver paper* (um medicamento indiano que pode ser encontrado em lojas de especialidades da Índia), usando meia folha para cada uma delas. Toda manhã, ingerir uma bolinha com leite morno, durante quarenta dias.

AZIA

Espremer um limão num copo de água fresca — e beber.

CABELOS, CRESCIMENTO DOS

Durante seis meses, comer ininterruptamente ao meio-dia um rabanete branco com sal e pimenta-do-reino preta. Isso irá melhorar a textura do cabelo e fazê-lo crescer.

CATARATA

No estágio inicial dessa doença, quando a catarata começa a se desenvolver, usar como colírio o suco de limão com uma pitada de sal, duas vezes por dia durante vários dias.

COLITE

Tomar três vezes por dia um copo de água fresca com o suco de meio limão.

CONSTIPAÇÃO

O problema da prisão de ventre pode ser atacado simultaneamente em três frentes de batalha: princípios gerais de vida, dieta e medicação. Como não há dois organismos humanos idênticos, cada pessoa terá de encontrar a combinação mais adequada para si. Em geral, todas as práticas da vida cotidiana e da dieta podem ser seguidas simultaneamente. Mas somente uma medicação deveria ser tentada de cada vez, e é melhor interromper uma prática medicinal no fim de quarenta dias para que o organismo, uma vez funcionando adequadamente, possa se tornar auto-suficiente. A primeira regra, em todos os casos, é levantar-se antes do amanhecer.

Práticas gerais:

1. Manter um pote de cobre ou prata, sólido e inteiriço, com água fresca a cerca de trinta centímetros da coroa da cabeça durante o sono. Cobri-lo com um tecido de algodão para evitar que caia poeira. Durante o sono, o cérebro gasta considerável quantidade de energia elétrica ao sonhar. Tanto a água quanto o cobre (ou a prata) são condutores, e irão apanhar e armazenar grande parte dessa energia. Depois dos rituais do despertar, beber a água do pote antes de ir ao banheiro, para recuperar a energia vital. Essa é uma boa prática para toda a vida e deve restaurar os movimentos intestinais dentro de poucos dias.
2. Depois de beber a água do pote, dar uma longa e vagarosa caminhada ao ar matinal. Isso dá início ao fluxo descendente dos gases, que é essencial para o movimento intestinal adequado, além de oferecer à pessoa o ar fresco e a beleza tranqüila do começo da manhã.
3. Sentar-se na posição agachada (de cócoras) com tanta freqüência quanto possível, mantendo toda a planta dos pés no chão. Essa posição abre os músculos da região pélvica e também favorece o relaxamento para a postura mais adequada à defecação.
4. Nunca usar roupas ou cintos apertados. Eles bloqueiam o fluxo descendente dos gases e perturbam o ciclo natural da respiração.
5. Tomar regularmente banhos de banheira com água morna. Não ficar tempo demais na banheira nem deixar que a mente vagueie. Nunca usar água quente na cabeça.
6. Reduzir ou eliminar o uso de tabaco. Fumar resseca o organismo, impedindo a passagem das fezes.
7. Durante o sono, deitar-se sempre sobre o lado esquerdo; porém não se enroscar. Essa prática mantém aberta a narina direita, que é a melhor para a digestão. Também alivia a pressão sobre o aparelho digestivo, ajudando o bolo alimentar a descer sem encontrar obstruções.
8. Nunca dormir durante o dia ou nas três horas seguintes a uma refeição.

Práticas dietéticas:

1. Os hábitos irregulares de alimentação talvez sejam a maior causa (a não ser dormir depois do amanhecer) da constipação matinal. As escrituras hindus dizem que a pessoa que faz uma refeição por dia nunca adoece; a que faz duas refeições raramente adoece. Mas aquela que come com freqüência está bem de saúde só ocasionalmente. Alguns princípios gerais a ser seguidos são: (a) nunca comer mais de duas vezes por dia, e (b) evitar todos os lanches entre as refeições.

   Comer com freqüência mantém o sistema digestivo num estado de excitação constante, sem deixar tempo para o repouso ou para a digestão completa.
2. Jejuar um dia por semana, de preferência no mesmo dia da semana em que a pessoa nasceu. Beber apenas leitelho, limonada com mel ou água pura, durante o dia do jejum.
3. Comer somente quando a narina direita estiver funcionando. Beber somente quando a narina esquerda estiver funcionando.
4. Beber muita água durante o dia — recomenda-se cerca de 3½ litros — para manter o organismo bem umedecido e drenado.
5. Evitar café e chá. Eles ressecam o organismo e deveriam ser ingeridos com a menor freqüência possível. Mas, se for necessário ingeri-los, acrescentar ¼ de colher de chá de manteiga ou uma colher de sopa de creme de leite a cada xícara.
6. Nunca tomar chá ou café meia hora antes ou depois das refeições.
7. Alimentos apimentados retiram a água do organismo e, de modo geral, devem ser evitados. Os cereais (especialmente o triguilho e a aveia) deveriam constituir itens da dieta. Depois de dourar os cereais numa panela seca, acrescentar água e deixar ferver até eles ficarem totalmente cozidos; adicionar leite e açúcar somente na hora de servir.
8. Nunca beber leite que tenha fervido por mais de alguns segundos. O leite que levantou fervura duas vezes, ou que ferveu por mais de alguns segundos, provoca constipação. O leite integral fresco, por outro lado, ajuda a prevenir a constipação.
9. Somente comer e beber quando estiver sentado e relaxado. O alimento que é ingerido quando a pessoa está de pé — ou quando está tensa ou ansiosa — não é digerido adequadamente.
10. Depois da refeição matinal, repousar sobre o lado esquerdo durante vinte minutos. Isso mantém aberta a narina direita e ajuda a digestão.
11. Dar uma caminhada longa e tranqüila depois da refeição da tarde.

12. Nunca comer depois do pôr-do-sol ou nas três horas antes de dormir. Isso permite que o alimento tenha tempo de ser digerido adequadamente antes do sono, quando as energias são levadas para a cabeça durante os sonhos.

Constrição no peito, Respiração inibida

Quando há sensação de aperto e dor muscular na região do peito, causadas por problemas de gases, polvilhar sementes de cardamomo vermelho, moídas na hora, sobre duas colheres de chá da espuma do leite que ficou fervendo por uma hora ou mais. A tensão desaparecerá em cinco minutos.

Para a respiração curta e outros problemas respiratórios, ficar parado próximo a uma massa de água ao amanhecer para absorver a radiação ultravioleta; isso é de grande ajuda nesses males.

Outros remédios são:

1. Mel e suco de gengibre fresco, ½ colher de chá de cada, ingeridos três vezes por dia, quando necessário.
2. Aferventar folhas de eucalipto numa panela grande. Quando o vapor começar a subir, cobrir a panela com uma toalha, deixando uma abertura pela qual os vapores possam escapar. Inalar profundamente esses vapores até os sintomas melhorarem.
3. Massagear o peito com uma mistura de óleos de eucalipto e mostarda. Usar de duas a cinco gotas de óleo de eucalipto para cada meia xícara de óleo de mostarda.
4. Banhar-se com água morna toda manhã, evitando essa água na cabeça.
5. Cantarolar "zumbindo" durante as primeiras horas da manhã, emitindo sons baixos e semelhantes aos da abelha.
6. Praticar natação com freqüência para exercitar e abrir os músculos peitorais.
7. Dedicar uma hora, cada manhã, a sentar-se diante de um fogo de lenha.
8. *Pranayama*: Inalar durante uma unidade de tempo, reter o ar nos pulmões durante quatro unidades e exalar durante duas unidades, aumentando gradualmente a duração de cada unidade de tempo. Inalar com a narina direita e exalar através da narina esquerda.
9. Diz-se que o melhor tratamento é vomitar. Depois da evacuação matinal, beber ½ litro ou mais de água morna salgada e induzir o vômito até o estômago esvaziar. Isso abre os músculos e nervos da região peitoral e também é uma excelente prática para tratar os casos de asma crônica.
10. Nunca beber líquidos gelados — somente de mornos a quentes. Evitar rabanetes.

Coqueluche

Ferver a casca de uma romã em 250ml de leite. Beber. Essa bebida vai curar a coqueluche.

Cor e emoção

A exposição à luz de diferentes cores — com lâmpadas ultravioletas filtradas e no período de aproximadamente quarenta minutos que antecede o amanhecer — ajuda a criar freqüências emocionais específicas no organismo humano. O corpo deve ser completamente exposto à luz. Deitar-se nu, na posição de cadáver, com os olhos centrados na região entre as sobrancelhas e as pálpebras abertas apenas o suficiente para permitir que a cor seja percebida.

Vermelho: Concentrar-se na cor vermelha estimula freqüências úteis para trabalhos curtos e árduos a fim de ganhar dinheiro. Essa cor também alivia distúrbios digestivos e ajuda a curar a constipação.

Laranja: Aumenta o vigor sexual.

Azul: Induz à tranqüilidade, afastando a pessoa das autoritárias "viagens do ego".

Verde ou *cinza*: Ajuda a resolver problemas emocionais arraigados.

Vestir roupas dessas mesmas cores também produz os efeitos desejados, embora num grau menor. Usar roupas de determinada cor pode, às vezes, produzir efeitos indesejáveis. Por exemplo, vestir azul produz freqüentemente constipação. O azul reduz o calor no organismo, assim diminuindo a capacidade digestiva. Crianças que vestem azul com freqüência costumam desenvolver problemas digestivos no decorrer da vida, enquanto as crianças que vestem vermelho comem com grande apetite e conseguem digerir qualquer alimento.

Cortes

Imediatamente depois de se cortar, a pessoa deve comprimir a pele logo acima do ferimento para que o sangue não aflua. Depois derramar açúcar sobre o corte para estancar a hemorragia.

Açúcar grosso ou mascavo, misturado com óleo de mostarda suficiente para dar liga, deve ser colocado sobre um ferimento aberto, que será então coberto com uma atadura. Um pano limpo embebido em água fresca, óleo de mostarda ou óleo de coco também funciona bem. O pó de pedra-ume polvilhado sobre um corte facilita a coagulação e detém a hemorragia.

Triturar junto uma medida de sementes de orégano e uma medida de jagra (açúcar mascavado produzido da seiva de palmeiras da Índia). Essa mistura é muito útil quando há farpas que não podem ser removidas facilmente com uma agulha. Apenas aplicar a mistura e pôr uma bandagem. A farpa ou lasca sairá sozinha da noite para o dia.

DIGESTÃO — *CHOORAN*

O chooran é um pó geralmente usado para melhorar o sistema digestivo.

Receita: Moer 20g de sementes de erva-doce, 20g de sementes de orégano e 1g de sal-gema até se tornar pó. Acrescentar suco de limão, formando uma pasta. Secar e pulverizar a pasta. Conservar numa garrafa. Usar uma colher de chá desse pó seco com um copo de água morna.

DISTÚRBIOS DA FALA

Triturar junto os seguintes ingredientes: 60g de amêndoas, 10g de canela, 10g de cravo-da-índia, 25g de pistache, 10g de prata em folhas e 3g de açafrão. Misturar com 150g de mel. Dividir em trinta doses. Tomar uma dose por dia com um copo de leite morno.

DISTÚRBIOS DO BAÇO

Tomar o suco de um limão com uma pitada de sal-gema, regularmente durante cerca de uma quinzena. Evitar frituras.

DOENÇAS DA PELE

A grande maioria das doenças da pele pode ser diretamente atribuída às impurezas do sangue. Leucodermia, líquen, furúnculo, acne, brotoeja, sarna e odores desagradáveis do corpo são o resultado de desequilíbrios químicos do sistema circulatório.

A aplicação de farinha de grão-de-bico e óleo de mostarda (ubtan), conforme descrito no capítulo sobre massagem, é extremamente benéfica para todos os problemas de pele.

A pessoa com doenças de pele ou facilmente suscetível a elas deveria evitar o uso de bebidas alcoólicas, sal, óleo de gergelim, batata, vegetais verdes, coalhada, vinagre e todos os alimentos com cheiro fétido.

Dormir durante o dia, comer em excesso, comer com freqüência e comer depois do anoitecer deveriam ser sempre evitados, assim como a raiva, a exposição prolongada ao sol, trabalhar até o ponto de fadiga e aquecer-se diante do fogo.

Beber grandes quantidades de água à temperatura ambiente ajuda a purificar o organismo, eliminando as toxinas. Deve-se beber pelo menos 3½ litros de água por dia.

A aplicação diária de uma fina pasta de argila também ajuda em casos de acne, brotoejas, sarna, ictiose e doenças dermatológicas similares, pois essa pasta retira e absorve as toxinas. Aplicar a pasta, deixar secar (ao sol, se possível), remover com os dedos e enxaguar.

Para os importunos terçóis e espinhas, aplicar cravo-da-índia moído na hora. Ele alivia a dor e cura a infecção.

DOENÇAS DO CORAÇÃO

Além de adotar as práticas para a vida diária esboçadas em outras partes deste livro, os pacientes que sofrem de doenças do coração deveriam adotar a dieta básica para os casos de gastrite [ver mais adiante]. Especialmente útil é a rotina de engolir inteira a metade de um dente de alho médio juntamente com água quente no início de cada manhã. O funcionamento regular dos intestinos também é necessário.

Nunca reprimir as funções naturais, especialmente a defecação, flatulência, arroto, tosse e espirro. A retenção desses processos naturais permite que os gases em transtorno subam e afetem o coração.

Na medida do possível, evitar todos os medicamentos injetáveis. A porção deles que não é assimilada pelo corpo tende a solidificar-se nas paredes arteriais perto do coração — podendo agravar seriamente os problemas do coração.

Evitar a ansiedade, o pesar, o medo e a excitação sexual. Esses estados emocionais provocam um desequilíbrio na química do corpo, o que enfraquece o coração.

Falar somente a verdade. O ato de dizer uma mentira acelera os batimentos cardíacos e gera o medo. Do mesmo modo, a pessoa deveria evitar todas as ações que julga imorais ou que produzem culpa.

Não ler jornais ou revistas de notícias, nem ouvir noticiários no rádio e na TV. Isso contribui para a ansiedade.

Evitar o sexo. Durante o ato sexual a velocidade do coração aumenta dramaticamente e pode induzir ataques cardíacos (como todos nós já ouvimos falar).

Basicamente, os pacientes de doenças do coração nunca deveriam permitir que sua paz de espírito fosse perturbada — mesmo à custo de toda riqueza pessoal.

Práticas úteis para pacientes cardíacos incluem:

1. Caminhar descalço na grama verde e fresca com a maior freqüência possível. Essa é uma experiência bastante relaxante, excelente para acalmar os nervos.
2. Manter flores em torno de si, tanto quanto possível. As flores proporcionam imagens visuais tranqüilizadoras e seu aroma exerce um efeito

químico muito benéfico sobre o sistema nervoso e o coração. Visitar jardins sempre que possível.

3. Beber água conservada numa jarra de prata. Os íons da prata penetram na água e fortalecem o organismo.
4. Eliminar o uso de tabaco, café e chá. Em vez disso, beber glicose pura, uma colher de chá para um copo de água morna. Usar ferro e cálcio na forma orgânica.
5. Evitar sempre as mudanças súbitas de temperatura, incluindo os banhos demasiado quentes ou demasiado frios. No inverno, não deixar de manter bem agasalhada a região que vai do queixo às coxas. Nunca tomar banhos de sauna.
6. Ingerir duas ou três folhas de *silver paper* (disponível nas lojas de importados indianos) com frutas frescas (mamão é o ideal) no início da manhã.

Doenças renais

1. Adicionar 10g de folhas de parreira a 50ml de água. Fazer uma pasta, polvilhar com sal-gema, filtrar e dar para o paciente. Essa pasta alivia as dores renais imediatamente.
2. Aquecer a polpa de uma abobrinha italiana depois de transformada em pasta. Aplicar essa polpa, tão aquecida quanto possa ser tolerada, sobre a área afetada.
3. Beber o leitelho de iogurte (ver receita no início do Capítulo 10) pelo menos três vezes ao dia: um copo pela manhã, um segundo copo no começo da tarde e o terceiro com o jantar. Essa bebida estimula o processo de cura e trata a depressão e o pessimismo que costumam ser causados pelas doenças renais, incluindo os que são atribuíveis ao uso excessivo de álcool.
4. Chá, café e outras bebidas estimulantes devem ser eliminados da dieta; tampouco se deve tomar qualquer suco que contenha alto teor de açúcar. Beber tanta água quanto possível para manter forte o fluxo de saída das toxinas do corpo. Vinagre e cebola, preparados em saladas e servidos com as refeições, são muito eficientes.

Dor de cabeça

Ao primeiro sinal de dor de cabeça, observar imediatamente qual narina está funcionando e então deitar-se sobre esse mesmo lado, para mudar a respiração. Esse método afastará os piores aspectos das enxaquecas. Se alguns sintomas ainda persistirem, amarrar um torniquete no cotovelo do mesmo lado do corpo em que a cabeça dói, e mantê-lo até a dor desaparecer.

Se a pessoa ignorou os primeiros sinais de alerta e a dor de cabeça evoluiu, há diversas medidas que podem ser tomadas:

1. Aplicar na testa uma pasta de argila esmagada na hora. Deixar secar completamente, depois remover com a mão e lavar a testa. Também se pode usar, da mesma maneira, uma pasta feita com cascas moídas de cardamomo vermelho.
2. Igualmente boa, senão melhor, é a pasta feita de sândalo moído na hora. Triturar um pedaço de sândalo numa pedra levemente áspera com algumas gotas de água até formar uma pasta espessa. Acrescentar uma pitada de açafrão e uma de cânfora, e esmagar até ficar completamente misturado. Aplicar conforme descrito acima.
3. Se não houver sintomas de resfriado, beber uma colher de chá de mel num copo de água quente, ou
4. Encher completamente o estômago com água, ou
5. Massagear a testa, as têmporas, o pescoço e os músculos dos ombros usando os procedimentos descritos no capítulo sobre massagem. Não deixar de usar um pouco de óleo orgânico nas mãos, para evitar atrito e queimação.
6. Se for antes do amanhecer ou depois do anoitecer e o estômago estiver vazio, ficar numa postura invertida. Essas posturas aumentam o fluxo de sangue na cabeça e eliminam quase todos os tipos de dor de cabeça.
7. Para a dor de cabeça causada pelo calor, descascar uma abobrinha italiana e fazer uma pasta com a polpa. Aplicar a pasta na testa.

DOR DE DENTE

Para eliminar dores e infecções dentárias, mastigar lentamente um cravo-da-índia, permitindo que o suco penetre na região afetada. Para repelir a infecção, comer pimentas vermelhas e beber suco fresco de laranja; ambos contêm elevadas quantidades de vitamina C. Comer tanto gengibre quanto possível, especialmente no inverno.

Também se pode pegar 50g da polpa de uma abobrinha italiana e acrescentar 10g de uma pasta feita com dentes de alho. Adicionar dois copos de água e deixar ferver até metade da água evaporar. Tirar do fogo e coar. Usar o líquido morno para enxaguar a boca, repetindo o processo até ele acabar. Dar um gole de cada vez e bochechar próximo ao dente afetado.

Os dentes devem sempre ser escovados duas vezes por dia. Para mantê-los fortes e evitar problemas futuros, sempre apertar os maxilares tanto quanto possível durante a urinação e a defecação.

Dor de estômago

1. Pegar 30g de sementes de romã, polvilhá-las com sal e acrescentar uma pitada de pimenta-do-reino preta. Mastigar bem e engolir.
2. Pegar 2g de cada: sementes de orégano, sementes de cominho e sal-gema. Fazer um pó fino e espremer meio limão sobre ele. Engolir a mistura com um copo de água morna.

Dor de ouvido

Cozer uma cebola no forno. Espremer o suco da cebola assada. Usá-lo para pingar no ouvido.

Dor nas costas: Lumbago

Para impedir e tratar esse problema, deve-se seguir estes procedimentos:

1. Fazer refeições regulares, não mais do que duas por dia, e evitar todos os lanches intermediários. Leite e frutas só devem ser ingeridos com as refeições; chá ou café, somente meia hora mais tarde.
2. Evitar todos os alimentos frios e que produzem gases. Os seguintes alimentos estão proibidos: coalhada, iogurte, tanchagem, óleos hidrogenados, óleo de amendoim, frituras em geral, pratos pesados, comidas apimentadas e bebidas geladas, enlatados, alimentos velhos e requentados, lentilha, feijões, arroz, berinjela e couve-flor.
3. Bons alimentos para este caso incluem: leite fresco de vaca, abóbora, sal-gema, gengibre, curcuma, melão amargo, cereais e comidas leves.
4. Comer apenas o suficiente para satisfazer metade do apetite.
5. Comer apenas em intervalos regulares e preestabelecidos.
6. Repousar depois das refeições, evitando atividades exaustivas durante pelo menos duas horas.
7. Nunca dormir durante o dia ou nas três horas que se seguem às refeições.
8. Se necessário, fazer uso de fomentações (fricções medicamentosas na epiderme) e massagens (com sal no óleo). Banhos de água quente também são úteis — embora a água quente nunca deva ser usada do pescoço para cima.

Dor no peito

Cozer algumas cenouras no forno, esmagá-las depois de assadas e colocá-las num pedaço de pano novo e limpo. Espremer cerca de 20g de suco dessas cenouras, acrescentar 10g de mel enquanto o suco ainda está quente e lambê-lo vagarosamente.

Dores musculares, torceduras e contusões

Para dores espasmódicas causadas por torceduras ou contusões, aplicar a seguinte cataplasma:

Ferver junto meia xícara de óleo de mostarda, uma colher de sopa de curcuma, 1/8 de colher de chá de hidróxido de cálcio e uma pitada de sal de cozinha. Primeiro, a mistura ficará vermelha e, depois, marrom. Quando estiver marrom, remover do fogo e embeber um pano limpo nessa solução. Deixar o pano esfriar um pouco, até ficar numa temperatura tolerável, e aplicá-lo sobre a pele na área afetada. Deixar o pano permanecer aí por duas ou três horas; enquanto a cataplasma estiver sobre o corpo deve-se respirar pela narina esquerda.

Não usar essa cataplasma mais do que duas vezes sobre qualquer ferimento, pois o resultado poderá ser prejudicial aos tecidos sensíveis da pele.

Uma variação dessa mesma solução também funciona bem. Preparar todos os ingredientes conforme descrito acima, mas eliminar o sal e acrescentar dois dentes de alho. Cozinhar até o alho ficar completamente queimado. Tirar a mistura do fogo e coá-la num recipiente de vidro ou cerâmica. Usar o óleo para massagear a área afetada, depois cobri-la com um pano limpo e seco e descansar por uma ou duas horas.

Se nenhuma das fórmulas acima puder ser preparada, ferver palha comum em água, coá-la e, quando ela estiver numa temperatura tolerável, aplicá-la sobre a superfície da área afetada.

Envenenamento

Em caso de envenenamento por via oral, ferver uma xícara (ou mais) de germe de trigo numa panela grande com água, até a água ficar totalmente vermelha. Coar o germe de trigo e despejar a água em tantos copos quantos forem necessários. A cada copo adicionar uma colher de sopa de ghi e uma colher de chá de sal. Beber um ou dois copos imediatamente. O vômito virá quase que em seguida. Repetir esse procedimento cinco ou seis vezes, até que o estômago esteja totalmente purgado.

O vômito esvazia o estômago dos conteúdos tóxicos e as substâncias químicas do germe de trigo e do ghi purificam o organismo ao retirar e neutralizar as toxinas.

Ingerido imediatamente, o leite é um antídoto muito benéfico para diversas variedades de envenenamento. Os agentes mais prejudiciais das toxinas atacam o leite, diminuindo seus efeitos sobre o organismo humano.

Escaras, Ulcerações da pele

Para as escaras e outras infecções epidérmicas abertas, embeber uma bola de algodão em óleo de mostarda, salpicar uns grãos de sal e borrifar algumas gotas de água. Aquecer o algodão numa frigideira até a água chiar, tirar do fogo e deixar esfriar até chegar a uma temperatura tolerável e, então, aplicar sobre a ferida. O óleo de mostarda permite que o máximo possível de calor penetre na ferida, sem produzir rachaduras nem ressecamento. Deve-se usar bem pouco sal, porque seu excesso produz uma dor intolerável e o paciente não conseguirá suportar essa fomentação sobre a ferida.

Eis um ungüento que também é muito bom:

Aquecer 30g de cera de abelha pura até derreter. Quando a cera tiver derretido, acrescentar nessa ordem: 120g de óleo de mostarda, 60g de óleo de gergelim e 60g de óleo de coco. Não deixar aquecer até o ponto em que o óleo começa a chiar.

Depois de cozinhar por cinco minutos, retirar do fogo e deixar esfriar por três minutos. Acrescentar então 8g de óleo de sândalo (certificar-se de comprar o óleo puro, e não a essência) e despejar numa vasilha de vidro de boca larga. Esse ungüento faz milagres nas escaras e em infecções abertas similares.

Esquizofrenia

A esquizofrenia não é um distúrbio isolado, mas um conjunto de sintomas resultantes de séria perturbação dos elementos do corpo. Pode ser descrita como um desequilíbrio energético que produz na pessoa uma incapacidade de se concentrar, uma ansiedade extrema e comportamentos bizarros (aberratórios).

Em todos os casos de distúrbio emocional extremo, a primeira coisa que a pessoa deve fazer é garantir o funcionamento regular dos intestinos toda manhã. Em praticamente todos os casos de esquizofrenia há retenção de fezes, em geral durante vários dias a cada vez. (Ver os remédios específicos para a constipação.)

Com freqüência também se constata que o paciente mentalmente perturbado está sofrendo de formas agudas de gastrite; é aconselhável a adoção do tratamento específico (descrito mais adiante) para essa enfermidade.

A aplicação diária de pasta de sândalo na parte posterior da cabeça (numa forma circular), nos lóbulos das orelhas, na garganta, nos mamilos e no umbigo ajuda a aliviar a tensão nervosa e romper os padrões compulsivos de comportamento. Para preparar essa pasta, triturar um pedaço de madeira de sândalo sobre uma pedra ligeiramente áspera, usando algumas gotas de água. Acrescentar uma pitada de açafrão e uma de cânfora, continuando a triturar. Aplicar essa pasta espessa e deitar-se durante trinta minutos na posição de cadáver, respirando profunda e lentamente através da narina esquerda num ciclo 1:4:2 (inalar durante um tempo, reter o ar durante quatro e exalar durante dois). Fazer isso toda manhã até as condições melhorarem.

Outra medicação útil que alivia o calor excessivo encontrado no cérebro dos esquizofrênicos é preparada da seguinte maneira: colocar óleo de mostarda num frasco azul e expô-lo à luz solar direta por um período que pode variar de quinze a quarenta dias. Massagear o topo da cabeça com uma pequena porção desse óleo todos os dias. Óleo de coco, ao qual foram adicionadas algumas gotas de óleo puro de sândalo (não a essência), também funcionará.

O paciente deve evitar toda música perturbadora e de ritmo rápido; em vez disso, ouvir os sons tranqüilizadores dos instrumentos que emitem notas graves, prolongadas e invariáveis, preferencialmente o *tambura*, um alaúde indiano. O sal e todas as substâncias que ressecam devem ser eliminados da dieta. O café, o chá e o tabaco são nocivos. Do mesmo modo, as drogas que alteram o estado da mente também agravam muito os sintomas e devem ser evitadas sempre.

Banhar-se em água fria, poucos graus abaixo da temperatura ambiente, ou num riacho ou fonte de água fresca também é muito benéfico. Mas o paciente mentalmente perturbado não deve, sob nenhuma circunstância, banhar-se em água salgada, pois ela resseca o organismo.

O *malai*, espuma do leite que ficou em fogo brando por uma hora ou mais, é de grande ajuda para aliviar o ressecamento interno. Tomar duas colheres de chá de malai, com uma pitada de açúcar e uma de cardamomo vermelho moído na hora, toda noite antes de se deitar. Mas de maneira alguma beber o leite no qual o malai foi preparado — ele produz ressecamento e constipação.

Sincronizar-se com os ciclos naturais do Sol e da Lua é de importância fundamental. Os dois primeiros passos devem ser: regularidade em levantar-se antes do amanhecer e sincronizar as narinas com os ciclos lunares nos três primeiros dias após as noites de lua nova e lua cheia.

A esquizofrenia é uma doença cíclica. Descobriu-se que o esquizofrênico apresenta maior tendência à violência durante o ciclo lunar crescente e fica mais deprimido durante o ciclo lunar decrescente.

Descobriu-se também que o sistema orgânico do esquizofrênico tem menor teor de enxofre. Essa carência pode ser corrigida com o uso da seguinte medicação:

Derreter 30g de enxofre orgânico em fogo de lenha, mas não deixá-lo queimar. Mergulhar o enxofre num pote com leite que tenha uma gaze de algodão revestindo o fundo. Quando o enxofre esfriar, retirar a gaze e remover o enxofre congelado. Reaquecê-lo e repetir o processo. Isso deve ser feito exatamente 108 vezes, trocando-se o leite do pote a cada quinze operações.

No final desse processo, a estrutura molecular do enxofre se transformou, tomando uma forma facilmente assimilada pelo organismo. Uma dose toda manhã, durante quarenta dias, restaurará a umidade normal do sistema orgânico. Calcular a dose da seguinte maneira: dos 5 aos 8 anos de idade, duas porções; dos 9 aos 16 anos, três porções; e quatro porções para um adulto.

Preparado desse modo, o enxofre constitui um remédio excelente para todas as doenças relacionadas ao ressecamento do organismo, incluindo eczemas, alguns casos de lepra e o ressecamento causado pela retenção de fezes.

Repetindo: a esquizofrenia não é uma doença isolada e, por isso, é impossível esboçar um programa específico de tratamento sem conhecer as variações da química do corpo de cada indivíduo. Os procedimentos aqui esboçados destinam-se a aliviar os sintomas mais comuns associados à esquizofrenia.

Febre

Nos casos em que há febre, o organismo está tentando se purgar de substâncias tóxicas que se infiltraram nos tecidos e no sistema circulatório. Todas as energias são necessárias para dirigir contra a doença os mecanismos de limpeza do corpo.

O velho provérbio que diz "alimente um resfriado e mate de fome uma febre" deveria se tornar a regra geral. O alimento exige que o corpo desvie a energia do local da doença para os órgãos digestivos; desse modo, com cada refeição, a doença se reafirma.

Se a febre é prolongada, a pessoa pode recorrer a caldos para fornecer nutrição ao organismo. De maneira nenhuma ela deve ingerir laticínios ou alimentos sólidos. Os laticínios criam um excesso de muco.

O paciente com febre deveria beber tanta água morna quanto possível, vários litros por dia, para ajudar o sistema orgânico a irrigar continuamente os tecidos. Repouso e relaxamento são essenciais.

Em geral, deve-se permitir que a febre siga seu curso sem recorrer a antibióticos ou medicamentos similares. A febre é um dispositivo de limpeza que pode livrar o organismo de toxinas e matérias residuais acumuladas ao longo de meses ou até mesmo anos.

Porém, a febre prolongada ou extremamente alta é prejudicial; nesses casos, deve-se consultar um médico.

Para a febre mais leve, os remédios abaixo mostraram-se benéficos:

1. O óleo de amêndoa frio — aplicado no alto do crânio, seja por meio de massagem suave ou colocando-se tiras de algodão embebidas nesse óleo — abaixa a febre e alivia a tensão na cabeça. A massagem tal como descrita no capítulo sobre massagens é proibida durante a febre.
2. Vinagre misturado com água gelada pode ser aplicado no topo do crânio, usando tiras de algodão conforme descrito anteriormente. Isso ajuda a baixar a temperatura.

FRAQUEZA DO CORAÇÃO

1. Comer 50g de geléia de maçã (*murrabba*) com folhas de prata, toda manhã durante trinta dias.
2. Pegar 20g de uva passa e uma pitada de açafrão. Esmagar as passas e o açafrão num pote de argila, com cerca de um copo de água. Cobrir com um pano fino e deixar ao ar livre durante a noite. De manhã, comer as passas como primeiro alimento e beber a água.

GARGANTA INFLAMADA

Aquecer junto 250g de suco extraído de rabanetes brancos frescos e 10g de sal-gema. Usar essa mistura para gargarejos.

GARGANTA IRRITADA

Quando a garganta fica irritada por causa de infecção, fumo ou ressecamento do organismo, a pessoa pode fazer gargarejos com pó de pedra-ume para aliviar os sintomas imediatos. Misturar uma colher de chá do pó num copo com água morna e gargarejar. Se a pedra-ume não estiver disponível, uma colher de sopa de sal também é eficiente.

Quando a garganta estiver irritada, evitar todos os alimentos azedos, pois eles causarão maior irritação. Isso inclui iogurte, sucos cítricos e todas as frutas. Alimentos quentes, alimentos frios e tabaco também criam irritação adicional.

A mistura de mel e pimenta-do-reino (descrita na seção "A pimenta-do-reino preta" no início deste Capítulo) será útil nos casos mais brandos, mas não deve ser utilizada quando os tecidos da garganta estiverem extremamente sensíveis. Chupar um cravo-da-índia fresco ajudará nestes casos, porque o suco do cravo-da-índia constitui um anestésico suave.

GASTRITE

"Gastrite" é usado aqui como um termo genérico para vários distúrbios intimamente correlatos, todos eles causados pelo bloqueio do fluxo descendente de gases no trato intestinal. Os gases que se acham no baixo-ventre são os responsáveis pela tarefa de obrigar as matérias residuais a sair do organismo. Os processos de eliminação que dependem do fluxo de gases incluem: urinação, defecação, ejaculação, flatulência e as contrações que forçam o bebê a sair do útero no parto. A fisiologia yogue chama esses gases de *apana*.

Nos casos de ansiedade crônica, o esfíncter anal se contrai e o apana não consegue mais fluir livremente para baixo. Quando a pressão aumenta, os gases são obrigados a se mover e assim eles começam a subir através do organismo. Em vez de sair sob a forma de flatos, o apana abre caminho à força até o estômago, onde fica retido ou é expelido como arrotos.

Já que o apana veio da parte inferior dos intestinos, ele está misturado com os resíduos que foram descarregados pelo corpo no sistema excretor, especialmente se não houve evacuação. Esses resíduos são substâncias químicas tóxicas, muito destrutivas aos tecidos sensíveis do trato superior e capazes de produzir um amplo espectro de distúrbios no estômago, nos intestinos, no coração, no sistema respiratório, na garganta, na cabeça e no cérebro (incluindo muitas formas de esquizofrenia e epilepsia).

A gastrite é uma doença universal nas sociedades que comem carne. Ela seria produzida pela tensão crônica resultante da superestimulação do sistema nervoso causada por grandes quantidades de adrenalina e neuroestimulantes similares que são encontrados na carne. Os sintomas comuns incluem, entre outros: fome contínua (que na verdade aumenta depois que a pessoa come uma refeição de tamanho médio), constipação matinal, arrotos e soluços freqüentes, hiperacidez crônica, distensão abdominal, úlceras, regurgitação ácida e esofagite.

O tratamento da gastrite pode partir de três abordagens fundamentais: estilo de vida, dieta e medicação. O tratamento básico para esta e outras doenças é acordar bem antes do amanhecer. Acordar tarde é a causa direta do distúrbio crônico dos gases. Nenhuma cura dos problemas relacionados aos gases é possível sem que a pessoa acorde cedo.

A constipação matinal foi discutida detalhadamente no final do capítulo sobre o despertar e esse aspecto da doença deveria ser tratado conforme esboçado naquela seção. Regularizar o funcionamento intestinal é a chave para a cura da gastrite; a pronta evacuação de manhã cedo descarrega todos os gases nocivos.

O paciente com gastrite deve evitar todos os alimentos que produzem quantidades excessivas de gases. Uma lista parcial inclui: carne, ovos, peixe, enlatados, industrializados, sobras de comida, pratos gordurosos e frituras, leite que tenha sido cozido por muito tempo ou refervido, frutos oleaginosos crus, quantidades grandes de frutos oleaginosos torrados (qualquer número acima de cinco), repolho, couve-flor, lentilhas, leguminosas em geral, arroz, picles, pimenta vermelha e verde, gorduras e óleos, queijos e coalhadas, e grandes quantidades de sucos cítricos. O uso de gengibre na cozinha é muito útil, porque esse tempero elimina os gases quando utilizado de maneira apropriada. Uma pitada de assa-fétida nos alimentos também é bom para eliminar os gases, mas seu abuso resseca o organismo e piora a situação.

Grandes quantidades de café e chá devem ser evitadas. Em nenhuma circunstância a pessoa com gastrite deve ingerir vegetais crus, frutos oleaginosos crus, sementes cruas ou frutas cruas (especialmente maçãs). As únicas exceções são o coco — especialmente a água de coco — e o abacaxi. Todos os vegetais devem ser bem cozidos para assegurar uma fácil digestão.

Os alimentos permitidos são: abóbora, espinafre que foi aferventado com alho, uma pequena quantidade de pêras doces e frescas (não congeladas), batata em pequena quantidade, tomate (cozido), pepino que foi aferventado, cereais (especialmente triguilho, creme de trigo e mingau de aveia — os cereais devem ser dourados numa frigideira quente e seca antes de cozinhar e nunca cozidos em leite), mamão, romã, limonada e chá de camomila.

Dois alimentos podem ser cozidos em leite: mamão e abóbora de pescoço reto. Ambos devem ser descascados e ralados antes de cozinhar. Ao mamão pode-se acrescentar açúcar grosso. Depois de cozinhar o mamão ou a abóbora, adicionar uma pitada de sementes esmagadas de cardamomo vermelho antes de servir.

Para promover a digestão adequada, a pessoa pode tomar um copo de limonada, conforme necessário, no período de trinta minutos a uma hora após as refeições. Espremer o suco de um limão num copo de água morna, assegurando-se de que nenhuma semente permaneça no copo. Acrescentar uma pitada de sal preto e beber.

A substância gelatinosa encontrada no interior das folhas de babosa (*aloe vera*) é um ótimo remédio para a gastrite. O conteúdo de uma folha, ligeiramente salpicado com pimenta-do-reino moída na hora, deve ser tomado diariamente antes que qualquer outro alimento ou bebida seja introduzido no organismo.

O puro e simples suco de limão com água é uma excelente bebida matinal quando as condições se agravam, mas não deve se transformar numa medicação regular e nunca deveria ser ingerido quando houver qualquer sinal de hiperacidez. Se houver hiperacidez, antes de beber acrescentar uma colher de chá de bicarbonato de sódio.

Uma prática que pode ser realizada diariamente é engolir sem mastigar a metade de um dente de alho de tamanho médio com um copo de água morna. Quando feita toda manhã antes do desjejum durante quarenta dias, essa prática é de grande ajuda nos casos de gastrite crônica.

Como medida de emergência sempre que os gases estiverem subindo, misturar sobre um pedaço de papel (de aproximadamente 8x8cm) ½ colher de chá de bicarbonato de sódio e ½ colher de chá de sementes de orégano (*ajwain*) e salpicar com uma pitada ou duas de sal. Inclinar a cabeça para trás e engolir a mistura a seco; depois, ajudá-la a descer com um copo de água morna. Essa fórmula elimina os gases imediatamente.

Como prática geral, seguir as normas descritas para a constipação matinal e nunca se alimentar, meditar ou se ocupar com atividades físicas árduas antes da evacuação matinal. Caso contrário, o fluxo dos gases será seriamente perturbado, podendo resultar numa infinidade de doenças.

Gengivas inflamadas

Tomar 2½g de gengibre seco em pó juntamente com um copo de água uma vez por dia durante quatro dias.

Gravidez e cuidados com o bebê

A gravidez não é algo a ser temido. O mais antigo milagre da vida — a preservação da espécie — satisfaz as mais profundas necessidades biológicas e psíquicas do organismo humano.

A medicina popular hindu oferece alguns conselhos específicos para as futuras mães. Esses conselhos podem ser divididos em: funções biológicas, atitudes e coisas a ser evitadas.

Dieta: A dieta da mãe é de importância decisiva durante os nove meses da gravidez. É do alimento consumido pela mãe que provêm as substâncias químicas que formarão o corpo de seu filho. Claro está que uma dieta estritamente vegetariana é a primeira regra fundamental a ser seguida.

O sangue da mãe é a única fonte de nutrição para a criança e, portanto, deve ser mantido puro e saudável — rico em ferro, oxigênio, fósforo e açúcares. Os alimentos doces são muito úteis.

Os sucos da amêndoa, extraídos pelo organismo a partir da pasta de amêndoa, garantem uma boa fonte de nutrição para o desenvolvimento do cérebro da criança. Diariamente, triturar até o ponto de pasta, sobre uma pedra levemente áspera e com algumas gotas de água, dez amêndoas cruas que ficaram de molho em água durante a noite à temperatura ambiente. Comer a pasta, pronunciando "vishnu". A criança, nutrida dessa maneira durante a gravidez, desenvolve uma memória infalível.

Assim como a amêndoa ajuda no desenvolvimento do cérebro, o cálcio orgânico facilita o desenvolvimento dos olhos e do sistema esquelético; por isso, a mãe deve ingerir leite e iogurte.

A cor do corpo depende da quantidade de ferro existente na corrente sangüínea da mãe. O ferro é essencial, mas deve ser ingerido em pequenas quantidades (caso contrário, a criança engorda e o parto ficará difícil).

Embora os órgãos sensoriais da criança (bem como seu caráter, intelecto e memória) sejam determinados em grande parte pelos karmas de vidas passadas, o desenvolvimento mais pleno possível dela depende de sua mãe consumir os tipos certos de alimento nas quantidades certas. Uma mãe deve comer parte do alimento que seu apetite exige, mas não se satisfazer completamente.

Do mesmo modo, a mulher grávida só deve consumir alimentos frescos preparados no próprio dia. Ela nunca deveria ingerir comida velha ou ressecada. Somente alimentos saborosos, cozidos no dia, devem ser consumidos.

Movimento do corpo: Como os ossos e tecidos do feto em desenvolvimento são delicados e facilmente lesados, a mãe deve tomar muito cuidado com os movimentos de seu corpo. Ela não deve permanecer sentada numa mesma posição por muito tempo. A cada meia hora, precisa se levantar, mover-se por alguns minutos e então se deitar e repousar por mais alguns minutos. Depois do sétimo mês de gravidez, ela deve evitar subir escadas por causa da tensão empregada nos músculos abdominais já expandidos. Do mesmo modo, precisa evitar ficar constantemente curvada ou mesmo sentada numa posição difícil. A futura mãe deve passar o máximo de tempo possível em casa, sem passear muito. (Também as viagens freqüentes de carro devem ser abandonadas.)

Funções naturais: A mulher grávida deveria prestar atenção nos sinais emitidos por seu corpo e cuidar das funções naturais tão logo perceba a necessidade de atendê-las.

A primeira regra diz respeito ao sono. A mulher grávida nunca deve dormir durante o dia. Ela deve estar sempre de pé antes do amanhecer e manter-se consciente durante o dia. Os jejuns de sono precisam ser evitados, pois algum sono é necessário todas as noites durante o período de gravidez.

Sejam quais forem as circunstâncias, ela deve ir ao banheiro, espirrar, arrotar e expelir flatos sempre que sentir necessidade. Caso contrário, haverá um distúrbio em seus gases, afetando o desenvolvimento e o temperamento da criança.

Atitudes a serem adotadas: O estado emocional da mãe está sincronizado com o estado de sua química do corpo. Portanto, ela deve sempre observar seus próprios sentimentos e, se necessário, mudá-los. As emoções negativas afetam não só os sentimentos dela como também a química do corpo da criança que ela carrega no ventre. A mãe nunca deveria se entristecer ou ficar preocupada. Por que se entristecer quando uma nova vida está chegando ao mundo? E por que se preocupar? Aconteça o que acontecer, será sempre a vontade de Deus, independentemente de todas as preocupações deste mundo. A mãe tampouco deve ter medo, pois o que há a temer? E o mesmo vale para a raiva.

Em vez disso, ela deveria estar sempre feliz, vestindo-se bem e dedicando seus pensamentos a Deus e ao milagre que ocorre dentro de seu corpo. Para ajudar a manter essa atitude, ela precisa evitar todas as pessoas desagradáveis e importunas (incluindo as pessoas raivosas, tristes, preocupadas, violentas e briguentas).

Coisas a serem evitadas: Temos a seguir categorias gerais de coisas e atividades que a futura mãe deve evitar para facilitar a gravidez e o parto.

- Tomar qualquer remédio de natureza purgativa.
- Fazer doação de sangue (provoca um choque no organismo e retira nutrientes vitais).
- Fazer massagem com óleos.
- Ficar sozinha (para evitar que abrigue e remoa pensamentos e sentimentos negativos).
- Visitar cemitérios (para evitar pensamentos sobre a morte e os mortos).
- Repousar debaixo de árvores.

Trabalho de parto e parto: O parto natural em casa, tendo somente mulheres atendendo, é sem dúvida a forma mais eficaz e fisicamente mais fácil de dar à luz. Os hospitais, evocando imagens relacionadas à morte e aos mortos, deveriam ser evitados.

O trabalho de parto prolongado deve ser evitado porque representa uma provação tanto para a mãe quanto para a criança.

Depois do parto, não se deve dar à criança nada mais do que algumas gotas de mel até que as fezes pretas dos seus intestinos tenham sido eliminadas. Nesse momento, pode começar a amamentação no peito. Tanto durante a gravidez quanto no pós-parto, a mãe deve focalizar suas leituras e seus pensamentos na saúde, na felicidade e na positividade. Seus pensamentos tornam-se parte do mundo da criança e, por isso, a negatividade precisa ser evitada.

Amamentação

O leite materno é o melhor alimento para o bebê em crescimento, aquele criado pela natureza expressamente para atender às necessidades orgânicas do bebê. A criança deve ser alimentada com esse néctar vital durante os doze a dezoito primeiros meses de vida. O leite materno sempre deve ser testado antes da amamentação. Colocar algumas gotas num copo de água. Deixar a criança mamar somente se o leite se misturar com a água; nunca se o leite afundar, flutuar ou apresentar uma espuma ou conteúdo fibroso. Se o leite da mãe não fluir ou se for regularmente impuro, pode-se dar à criança leite de vaca ou de cabra que tenha levantado fervura e depois deixado esfriar. O ideal é que esse leite seja ordenhado no próprio dia. Nunca ferver o mesmo leite mais de uma vez, nem deixá-lo no calor depois de ferver — senão a criança sofrerá de gases.

Nunca se deve dar a um bebê alimentos enlatados, engarrafados ou congelados. Trata-se de alimentos já velhos, que são difíceis de digerir e nunca conseguirão substituir a energia vital do leite fresco.

O bebê não deve mamar ou ser alimentado mais do que quatro vezes por dia. Também se deve evitar a alimentação no meio da noite, porque ela tende a promover distúrbios digestivos no decorrer da vida.

Alimentos bons para a mãe que amamenta incluem lentilhas, feijões comuns, leite de vaca, manteiga clarificada, leite de cabra e sal-gema. Ela deve evitar carnes e comidas gordurosas, bem como dormir durante o dia. Tomado de manhã e ao anoitecer, o chá preparado com cardamomo, grãos inteiros de pimenta-do-reino, casca de amora preta (*blackberry*) e raiz de alcaçuz purifica o leite da mãe (ferver ½ colher de chá de cada ingrediente em duas xícaras de água até reduzir à metade). O uso de cominho, sementes de funcho ou erva-doce nos alimentos aumenta a produção de leite.

A mãe que está amamentando seu filho no peito deve tomar cuidado para estar sempre alegre. Por meio do leite, as substâncias químicas que ela produz em seu organismo são transmitidas diretamente para a criança. De modo geral, ela nunca deveria amamentar quando está raivosa, cansada, triste, ansiosa, tensa, nervosa ou febril.

Sempre se deve oferecer primeiro o peito direito à criança, depois o esquerdo.

A mãe deve parar de amamentar a criança quando esta completar 18 meses de idade, ou se engravidar de novo.

A amamentação pode ser uma experiência alegre para a nova mãe, satisfazendo profundas necessidades emocionais dela e do recém-nascido. Muitos dos distúrbios emocionais da geração atual talvez estejam ligados ao uso da mamadeira e ao fato de os bebês serem colocados num berço separado logo depois do nascimento.

Regras gerais para os cuidados com o bebê

1. Levantar o bebê com cuidado. Seus ossos e músculos ainda não se desenvolveram plenamente e um manuseio negligente pode provocar danos permanentes. Nunca arrastar um bebê ou atirá-lo para cima.
2. Nunca assustar ou despertar bruscamente um bebê.
3. Não forçar o recém-nascido a ficar sentado, pois poderá produzir corcunda ou sérios distúrbios nas costas.
4. Sempre falar suavemente com o bebê, nunca em tom áspero ou raivoso.
5. Proteger o bebê contra ventos fortes, luz solar intensa, luzes ofuscantes, luzes fortes e choques elétricos.
6. Nunca deixar o bebê sozinho.
7. Roupas e lençóis sedosos deixam o bebê mais feliz. Nunca usar fibras sintéticos no bebê ou perto dele. Usar somente seda ou algodão.
8. Nunca permitir que o bebê fique com muito calor ou com muito frio. Nos dias quentes, nunca usar ventilador elétrico sobre o bebê; um leque de folha de palmeira ou bambu funciona bem melhor.
9. Manter uma lamparina a óleo acesa sempre perto do recém-nascido durante os primeiros quarenta dias de vida, para estimular o funcionamento da glândula pineal e a coordenação dos olhos.
10. Não tirar o bebê de dentro de casa durante as quatro primeiras semanas de vida.

11. Começar a dar alimentos sólidos, com cereais frescos e bem cozidos, depois dos primeiros seis meses.
12. Cortar o cabelo do bebê depois do primeiro ano, para reduzir o calor no cérebro e permitir o pleno desenvolvimento das faculdades mentais. Essa prática também proporciona cabelos mais fortes na idade adulta.
13. Manter uma banheira com argila no quarto do bebê, na qual ele possa se deitar e brincar. Usar argila pura e fresca e não se assustar se ele comer um pouco. Isso é bom para o seu organismo em desenvolvimento.
14. Deixar o bebê vestir pouca ou nenhuma roupa durante o dia, para que sua pele possa respirar completamente.
15. Usar somente fraldas de algodão puro, nunca calças plásticas nem de papel. Jamais limpar o ânus do bebê com papel higiênico; lavá-lo delicadamente com água pura e fria.

NOTA ESPECIAL: Para prolongar a vida do bebê e dar a ele uma memória infalível, esfregar, toda manhã, um pedaço de ouro puro (24 quilates) sobre uma pedra lavada estando de frente para o leste, até juntar uma quantidade equivalente ao peso de um grão de arroz. Misturar essas limalhas de ouro com mel e manteiga bovina clarificada e dar ao bebê, diariamente, durante os seis primeiros meses de vida.

Perturbação emocional: Uma pequena mancha de fuligem sobre a testa da criança, logo acima do centro da linha das sobrancelhas, afasta dos olhos do bebê a atenção das outras pessoas e evita que o bebê receba o mau-olhado de alguém. Se o bebê se mostrar perturbado e esse estado persistir, uma das mulheres da família pode remover as vibrações negativas passando em volta da cabeça do bebê, enquanto ele dorme, qualquer um dos três itens abaixo. A mulher sempre deve meditar primeiro.

1. Uma pedra, que depois será levada para fora de casa e jogada ao solo.
2. Sete cristais de sal, que depois deverão ser lançados a um curso d'água.
3. Pimentas vermelhas secas, que depois serão lançadas ao fogo.

Choro: Chorar é uma função natural, causada por um desequilíbrio das substâncias químicas do corpo que afetam o fígado. Quando o bebê começa a chorar, deve-se permitir que ele expresse suas emoções. Mas é sempre preferível que, se houver possibilidade, a atenção do bebê seja desviada para alguma outra atividade. Nunca se deve dar doces a qualquer pessoa que esteja chorosa. Nunca subornar com doces uma criança que chora. O açúcar estimula o fígado e acaba aumentando a vontade de chorar.

Pesadelos: Se a criança (ou qualquer outra pessoa) estiver sofrendo pesadelos nos quais ela suspira ou geme profundamente, simplesmente retirar as mãos da criança de sobre a região do peito e o pesadelo acabará de imediato.

Para modelar a cabeça: Para permitir que a cabeça do recém-nascido se desenvolva no formato mais benéfico, usar somente travesseiro com capa de seda e enchimento de sementes de mostarda. As sementes de mostarda se adaptam ao formato do crânio e também fornecem calor aos tecidos em desenvolvimento. Também massagear com óleo de mostarda o topo do crânio do bebê diariamente. É somente nesse período da vida que a lubrificação pode ser administrada diretamente aos tecidos do cérebro (porque as fissuras do crânio ainda estão abertas).

Para evitar resfriados: Durante o inverno, dar ao bebê um pequeno estame de açafrão misturado com mel, seguindo os princípios delineados na seção "A pimenta-do-reino preta" no início deste capítulo. O açafrão fornece um calor facilmente utilizável, numa forma que é segura para o delicado organismo em desenvolvimento.

Um sinal de alerta: Se uma criança, de qualquer idade, é vista chupando o lábio inferior (ou seja, puxando-o para dentro da boca), os pais podem ter certeza de que alguma doença está começando a tomar forma no organismo dela. Fazer essa criança parar de chupar o lábio e imediatamente mudar a narina operante, a fim de evitar a doença.

Dentição: Para um bebê, os brinquedos feitos de cera de abelha oferecem um meio seguro em sua fase de dentição. Eles fornecerão tanto o calor como a nutrição necessários ao seu organismo. A cera também possui propriedades medicinais que curam a irritação nas gengivas causada pelos dentinhos afiados. Brinquedos feitos de madeira também são benéficos.

HEMORRÓIDAS

Hemorróidas são pequenas massas carnosas que surgem na abertura da passagem anal, caracterizadas por dor, coceira, ardência e freqüentemente sangradura. No caso de hemorróidas que sangram, deve-se deixar que o sangue saia completamente antes de aplicar qualquer medicamento (caso contrário, o sangue impuro ficará preso dentro da ferida, permitindo que uma infecção se desenvolva e se espalhe). As práticas gerais para os pacientes que sofrem desse mal tão comum incluem:

1. Não ficar sentado num assento duro durante muito tempo. O ideal é uma almofada com enchimento de algodão, de preferência com uma capa de couro de veado coberta por um pano branco.

2. Nunca ignorar o impulso natural de defecar, urinar, tossir, espirrar, arrotar e soltar flatos.
3. Nunca ficar muito tempo sentado no vaso sanitário. Usar a postura de cócoras para a defecação.
4. Evitar comer com freqüência. Limitar a ingestão de alimentos a uma ou duas refeições diárias e eliminar todos os lanches entre as refeições.
5. Comer alimentos que tenham consistência e sejam facilmente digeríveis. Trigo, cevada e aveia são excelentes, adicionando-se um pouco de leite após seu cozimento. A abóbora e os amarantos, descascados e bem cozidos, também são indicados.
6. Evitar comidas gordurosas, frituras e tudo o que tenha sido congelado ou seja servido diretamente da geladeira. Eliminar completamente da dieta: carne bovina, peixe, porco, carne-seca, coalhada, queijos, gergelim, enlatados e quaisquer alimentos cozidos por mais de quatro horas.
7. Tomar diariamente um ou dois copos de leitelho de iogurte (ver pág. 146).
8. Seguir as práticas gerais esboçadas na seção sobre a limpeza do trato inferior no capítulo sobre o despertar.
9. Ingerir toda manhã, durante quarenta dias, uma bola de cera de abelha mais ou menos do tamanho de um grão-de-bico. Mastigar muito bem e engolir, fazendo-a descer com leite apenas morno — *nunca quente*.
10. Secar a casca de uma romã doce e fazer um pó fino. Ingerir 5g desse pó duas vezes por dia (de manhã e no fim da tarde). Usar esse pó regularmente durante dez dias. Evitar alimentos quentes e secos.

ICTERÍCIA

Eliminar imediatamente da dieta todos os alimentos com alto teor de proteínas e passar a ingerir tanto amido quanto possível. De maneira alguma comer carne, peixe ou ovos. Os queijos também devem ser eliminados.

Uma colher de sopa de glicose pura (nunca o açúcar comum, que deve ser evitado a todo custo) acrescentada a um copo de água morna e misturada com o suco de um limão fresco constitui uma bebida que será especialmente benéfica para o fígado e os rins. Essa bebida deve ser tomada de dezesseis a trinta vezes por dia, enquanto os sintomas persistirem. O limão elimina o excesso de bílis do organismo.

Comer rabanetes com a maior freqüência possível. Esse alimento ajuda a purificar o organismo de toxinas. Uma boa idéia é começar o dia com ½ xícara de suco de rabanete fresco e uma colher de chá de mel. Outra excelente bebida é o caldo de cana fresco. Melado e água também são úteis.

1. Tirar as sementes de uma romã doce e fresca. Mantê-las numa panela de ferro durante a noite, ao ar livre (o ideal é no telhado, se não estiver chovendo). De manhã, adicionar um pouco de açúcar-cande em pó, dissolvê-lo e beber. O uso desse remédio por um período de quinze a vinte dias cura todos os distúrbios que causam icterícia.
2. Extrair o suco de rabanetes e de suas folhas. Juntar 125g desse suco com 100g de açúcar grosso. Essa quantidade deve ser ingerida regularmente uma vez por dia, somente de manhã, por quinze a vinte dias. Evitar alimentos açucarados, incluindo frutas.

INDIGESTÃO CRÔNICA

Comer somente uma ou duas vezes por dia (nunca depois do anoitecer) e evitar todos os lanches entre as refeições aliviará a grande maioria das indigestões crônicas. A pessoa deve comer apenas quando a narina direita estiver operando e, depois da refeição, deitar-se sobre o lado esquerdo por vinte minutos pelo menos. Para aqueles que conseguem se sentar na postura de lótus, trinta minutos diários nessa posição (enquanto contemplam o umbigo) trará em poucos meses a resolução permanente do problema de indigestão. É recomendado fazer jejum à base de suco de limão e água ou leitelho de iogurte. Esse jejum deve ser feito pelo menos um dia por semana, de preferência no dia da semana em que a pessoa nasceu. Outros remédios incluem:

1. Uma colher de chá de vinho fresco de uvas, trinta minutos antes das refeições.
2. Uma pequena quantidade de abacaxi fresco após as refeições.
3. Vomitar uma vez por mês. Beber ½ litro de água salgada morna depois da defecação matinal e induzir o vômito até esvaziar o estômago.
4. Beber 1/3 da água de um coco de tamanho médio, de manhã antes do desjejum, como uma prática regular.
5. Beber a mistura de ½ colher de chá de cada, bicarbonato de sódio e sementes de orégano (*ajwain*), com uma pitada de sal, seguida por um copo de água morna, para aliviar os sintomas imediatos.
6. Reduzir ou eliminar o consumo de café, chá e cigarros.
7. Beber o suco de um limão, toda manhã, num copo de água morna.
8. Evitar arroz, feijões, lentilha, couve-flor e berinjela, e ao mesmo tempo aumentar o consumo de leitelho.
9. Evitar frituras, óleos e manteiga.

10. Comer apenas metade da refeição usual, e só comer quando estiver com muita fome.
11. Comer pães feitos com fermento.
12. Comer somente alimentos preparados na hora da refeição.

Insônia

Para as pessoas com dificuldade de dormir, há várias práticas que são empregadas comumente pelos terapeutas ayurvédicos:

1. Fazer uma boa refeição logo antes do anoitecer, seguida duas horas mais tarde por um banho em água morna. Depois do banho, ir para a cama, de preferência ouvindo instrumentos com sons monótonos e repetitivos ou o som de folhas farfalhando.
2. O leite de uma mulher que está amamentando traz o sono imediato quando se pinga uma gota desse leite em cada narina da pessoa insone.
3. Lavar os olhos com água de rosas e depois pingar uma gota de ghi (manteiga clarificada) em cada olho. Manter os olhos fechados e dormir.
4. Pentear os cabelos antes de se recolher.
5. Massagear os pés, as panturrilhas, a nuca e os ombros.

As práticas citadas acima servem para a insônia ocasional. Se o estado for crônico, é porque as células cerebrais estão recebendo uma quantidade insuficiente de fluidos e o sistema nervoso está sofrendo uma superabundância de calor. Esse estado ocorre freqüentemente nas fases mais agudas da esquizofrenia.

Nos casos crônicos de insônia, deve-se administrar imediatamente a medicação de enxofre descrita na seção "Esquizofrenia". Além disso, a pessoa deve consumir diariamente de oito a doze litros de água morna e aplicar generosamente pasta de sândalo na testa, lóbulos das orelhas, topo da cabeça, mamilos e umbigo. Combinadas, essas práticas retirarão o excesso de calor e restaurarão o equilíbrio sistêmico.

Irritação cutânea por contato com plantas venenosas

Quando ocorrem irritações dolorosas da camada externa da epiderme (causadas por contato com sumagre ou outras plantas venenosas similares), a pessoa deve evitar sal, açúcar, batatas e todos os alimentos que produzem calor.

Um remédio muito eficaz pode ser feito com iogurte comum e um punhado de moedas de cobre. Colocar vinte moedas de cobre numa tigela com meia xícara de iogurte. Mexer para misturar bem e deixar repousar. Em minutos o iogurte começará a ficar azulado, pois as moedas soltam sulfato de cobre. Quando o iogurte tiver adquirido um tom azul médio, aplicá-lo sobre a pele afetada. Haverá um minuto de dor moderadamente aguda, enquanto a mistura de iogurte e cobre retira o calor da erupção cutânea. Deixar secar e depois esfregar para remover a mistura.

A seguir, massagear a pele com ghi que tenha passado pelo seguinte tratamento:

Colocar três colheres de sopa de manteiga clarificada numa tigela, acrescentar gelo moído ou cubos de gelo juntamente com água fria suficiente para cobrir. Bater bem com os dedos e mudar a água depois que o ghi começar a ficar de cor mais clara.

Não usar mais gelo, mas continuar batendo com água fria, trocando-a freqüentemente, até que a mão tenha completado 108 revoluções. Nesse momento, o ghi terá perdido toda a coloração amarela, tornando-se uma substância branca, leve e esponjosa. Esse ghi é agora um excelente ungüento para ser friccionado sobre erupções cutâneas causadas por sumagre ou outras plantas venenosas similares, sarna e outras infecções cutâneas persistentes em que existe vermelhidão. Sob nenhuma circunstância o ghi preparado desta forma deve ser usado por via oral ou pingado nos olhos, pois ele se tornou tóxico.

Até que a vermelhidão desapareça, a pessoa deve evitar umedecer a área infectada da pele. Antes do banho, o óleo de mostarda pode ser aplicado, formando assim uma camada protetora sobre a área afetada, ou então o ungüento descrito no final da seção "Quedas".

Depois do banho, a aplicação de iogurte com cobre seguida de ghi é muito benéfica. Esse tratamento pode ser repetido uma ou duas vezes por dia até a vermelhidão desaparecer. O óleo de *khus*, aplicado sobre a área afetada, alivia quase imediatamente a sensação de ardência e coceira.

Irritação dos olhos

Quando os olhos ficam irritados devido ao excesso de trabalho ou à presença de uma substância estranha, primeiro encher a boca com água fria e depois borrifar água na mesma temperatura nos olhos abertos, enquanto faz a água silvar entre os dentes. Borrifar os olhos sete vezes parece ser a prática mais eficaz.

Se a ardência ou irritação persistir, algumas gotas de água de rosas podem ser usadas em cada olho. Uma gota de ghi (manteiga clarificada) ou mel em cada olho também é um bom agente de limpeza. Se você quer manter água de rosas pronta para uso como medicamento para os olhos (uma boa idéia!), conserve-a na geladeira dentro de um frasco azul.

Caso substâncias tóxicas tenham queimado os olhos, primeiro lavar muito bem, conforme descrito acima, e depois enxaguar com um chá que esfriou até ficar na temperatura ambiente. Os olhos devem então ser cobertos com fatias de batata crua até desaparecerem todos os vestígios da dor. As fatias de batata retiram as toxinas dos olhos e, à medida que agem, vão ficando marrons.

Outra substância que retira toxinas dos olhos pode ser preparada deste modo: Fazer uma bola de farinha de trigo, do tamanho de uma ameixa pequena, e dividi-la em duas partes iguais. Aplicar algumas gotas de ghi a cada parte e achatá-las, fazendo discos com tamanho suficiente para cobrir completamente os olhos. A seguir, fechar os olhos, cobri-los com a massa de farinha e repousar durante quarenta minutos.

MAU HÁLITO

1. Fazer gargarejos com água na qual foram fervidas cascas de romã.
2. Medir 50ml de água de rosas e espremer nela meio limão. Enxaguar a boca com essa mistura. Ela cura ferimentos nas gengivas, fortalece-as e elimina o mau hálito. (Ver também a seção "Gengivas inflamadas").

MEMÓRIA, MELHORA DA

Deixar dez amêndoas de molho em água durante a noite, descascá-las e esmagá-las num pilão até formar uma pasta fina. Acrescentar a essa pasta 10g de manteiga sem sal e 2g de açúcar-cande. Usar este remédio regularmente durante pelo menos trinta dias. É um tônico para o cérebro e melhora a memória. (Ver também a seção "Vista".)

MENSTRUAÇÃO

Ferver sementes de cenoura bem moídas em 250g de água até restar somente metade da água. Beber essa água, acrescentando um pouco de açúcar. Essa mistura deve ser ingerida regularmente durante dois ou três dias. Ela ajuda o fluxo menstrual e purifica o corpo.

PEDRAS NOS RINS

Providenciar 20g de sementes de rabanete e 20g de sementes de cenoura. Pegar um rabanete branco, retirar seu interior e colocar as sementes dentro da cavidade que se formou; tampar o rabanete com a mesma parte que foi cortada, envolver em papel-alumínio e assar no forno. Depois que estiver assado, retirar a mistura de sementes de rabanete e cenoura de dentro do rabanete oco. Ingerir 5g dessas sementes duas vezes por dia (de manhã e no fim da tarde). Este é um diurético potente e fará os cálculos renais saírem com a urina.

Pele do rosto

Loção de beleza: Filtrar duas vezes 20g de suco fresco de limão. Misturá-lo com 20g de água de rosas e 20g de glicerina. Conservar a mistura numa garrafinha. Usá-la no rosto antes de dormir. Friccionar bem e dormir. Esta loção deve ser usada regularmente durante vinte dias. A pele do rosto ficará macia e bela. Todos os cravos e espinhas desaparecerão.

Para remover a aspereza e embelezar a pele: Extrair 20g de suco fresco de cada um destes ingredientes: cenoura, tomate, laranja e beterraba. Misturar bem. O uso regular desta mistura durante dois meses limpa as espinhas e as marcas do rosto, elimina o ressecamento e torna o rosto luminoso, claro e belo.

Espinhas: Pegar 10g de malai (creme) e misturar com suco de ¼ de limão. Passar no rosto durante cerca de um mês. Essa mistura cura espinhas e cravos, deixa a pele do rosto macia e lhe dá um brilho luminoso.

Polução noturna

Para os casos de emissão involuntária de sêmen durante a noite, devido a sonhos de natureza geralmente sexual, secar a pele de uma romã doce e transformá-la num pó fino. Tomar com água 2½g desse pó duas vezes por dia (de manhã e no fim da tarde). Usá-lo regularmente durante dez dias. Evitar alimentos azedos, incluindo frutas. Não beber leite à noite.

Problemas intestinais

Comer duas bananas maduras com 250g de iogurte, durante uma semana. Evitar frituras, alimentos apimentados e gorduras.

Pus nos ouvidos

Extrair o suco de uvas azedas. Quando tiver cerca de 250g de suco, pôr numa panela de porcelana em fogo baixo. Ferver até engrossar, ficando na consistência de mel fino. Conservar o suco num frasco.

Sempre que surgir o problema de pus nos ouvidos, misturar essa solução espessa de uvas azedas com duas vezes a quantidade de mel. Aquecer a mistura e pingar algumas gotas no ouvido todo dia, durante cerca de uma semana. Verificar se o problema desapareceu por completo. Se não tiver desaparecido, continuar até o pus ser totalmente eliminado.

Quedas

Se a pessoa sofrer uma queda, pular de pé imediatamente caso não haja sinais de algum osso quebrado. Esse pulo restaura o fluxo de energia através dos nervos e impede o choque e as reações colaterais.

Caso o corpo tenha sofrido contusões, superficiais ou profundas, o calor oferece a forma mais eficaz de tratamento. Uma almofada elétrica é excelente, devendo estar tão quente quanto a vítima a possa suportar com conforto.

O óleo de mostarda, aquecido até o ponto de chiar e depois deixado para esfriar à temperatura ambiente, pode ser friccionado na área afetada e é especialmente benéfico se antes lhe for acrescentada uma pitadinha de sal.

Caso haja uma contusão dolorosa, uma torção ou qualquer sinal de inchaço, aquecer ½ colher de sopa de curcuma em ½ xícara de óleo de mostarda, com uma pitada de sal e dois dentes de alho. Aquecer em fogo de médio para alto até a curcuma e o alho se carbonizarem completamente. Filtrar o óleo, deixar esfriar até alcançar uma temperatura tolerável e aplicá-lo delicadamente na área ferida. Essa mistura faz parar a dor e elimina o inchaço.

Um excelente ungüento pode ser feito com 1/3 de xícara de cada um dos seguintes óleos: coco, gergelim e mostarda. Misturar em fogo baixo e juntar 30g de cera de abelha pura, ¼ de colher de chá de curcuma e uma pitada de açafrão. Depois de tudo bem misturado, retirar do fogo, deixar esfriar e aplicar na região machucada. Este é um ungüento fantástico que deve estar sempre à mão para emergências.

Quistos

A seguinte fomentação é um bom tratamento para quistos, gânglios e outras infecções subcutâneas:

Usar o mesmo par de meias de algodão ou lã, quando acordado e dormindo — e sem lavá-las — durante 14 dias. (Parece terrível, não é? Mas eu lhe garanto que funciona!) Esse par de meias deve ser usado o tempo todo, exceto quando a pessoa estiver no banho, meditando ou comendo. No fim das duas semanas, pôr de lado uma das meias para uso posterior, se necessário. Encher a outra meia com sal-gema que tenha sido aquecido em fogo de lenha até a temperatura mais quente tolerável. Usar cerca de 60g de sal.

A seguir, aplicar a meia na área sobre o quisto até que o calor desapareça. Os textos tântricos recomendam que a pessoa fique repetindo mentalmente o som "vishnu" o tempo todo em que a meia estiver sobre a pele. Fazer isso toda manhã até o quisto desaparecer.

O uso das meias durante duas semanas permeia as fibras com o sal produzido pelo corpo na transpiração. O sal-gema aquecido, por sua vez, puxa a transpiração do corpo para as meias, dissolvendo parte desse sal. A água salgada conduz o calor e a eletricidade melhor do que qualquer outro veículo. O calor e a eletricidade podem alcançar a região debaixo da pele, diretamente no local da afecção, acelerando significativamente o processo de cura.

A área afetada também pode ser massageada com óleo de mostarda ao qual se acrescentou uma pitada de sal, friccionando no sentido horário com o dedo indicador da mão direita.

Também se pode usar a bola de algodão e a fomentação com óleo descritas na seção "Escaras, Ulcerações da pele".

Raiva

A manifestação da raiva é uma função natural, mas só quando a situação o merece. Quando a raiva se torna um estado crônico, habitual, ela cria um desequilíbrio químico no organismo e deve, portanto, ser encarada como uma doença.

Os alimentos "quentes" (apimentados) devem ser evitados pelas pessoas raivosas, bem como as quantidades excessivas de açúcar e os alimentos que produzem calor. O ideal para elas são os alimentos frios, como o iogurte e a abóbora.

Um terço da água de um coco de tamanho médio ingerido em jejum todas as manhãs, durante quarenta dias, irá curar a raiva crônica.

Há também algumas providências emergenciais que podem ser tomadas conforme a situação:

1. Esmagar argila fresca, misturar com água e enrolar formando bolas. Embrulhar as bolas numa toalha úmida e mantê-las disponíveis para uso, conforme necessário. Quando a raiva surgir, pegar duas bolas — uma em cada mão — e brincar com elas. A argila absorve toda a energia da raiva e esfria o organismo.
2. Colocar alguns grãos de arroz branco cru debaixo da língua e ficar sem falar durante dez minutos. O arroz absorverá imediatamente toda a raiva.
3. Inspirar profundamente pelas narinas e exalar pela boca, produzindo um som profundo como um zumbido de abelhas.
4. Franzir os lábios como se fosse assobiar, mas em vez disso inalar profundamente pela boca até sentir frio no fundo da garganta. Continuar até a raiva desaparecer.

Em todos os casos de distúrbios emocionais, o padrão respiratório também fica perturbado. Ao primeiro sinal de ansiedade e tensão nervosa, mudar a narina operante e continuar respirando pela outra narina até desaparecerem todos os vestígios da perturbação.

A respiração profunda é sempre útil, especialmente durante as crises de ansiedade, quando a respiração se torna superficial. Para tornar este processo mais eficaz, manter sempre a boca fechada, encher completamente os pulmões e zumbir quando exalar. Tentar produzir tons profundos e ressonantes, como os da abelha.

A pessoa também pode produzir um som que é especialmente útil para libertar seu corpo das substâncias químicas produzidas durante as crises de ansiedade, raiva e outros estados psíquicos similares. É o som "ram". Encher completamente os pulmões de ar, de preferência inalando pela narina direita. Depois dizer "ráää", exalando dos pulmões todo o ar desoxigenado. Quando todo o ar tiver saído (e, com ele, sob a forma de vapor, todas as substâncias químicas nocivas), fechar os lábios e exalar o pouco ar que ainda resta enquanto faz o zumbido "mmmmm".

A seguir, inalar novamente pelas narinas e repetir o processo por tanto tempo quanto necessário. "Ráää ... mmmm." O "r" deve soar como na palavra "cara". Esse som do "r" tem origem no plexo nervoso do umbigo, a sede dos sentimentos de ansiedade e tensão; ele libera os nervos.

Dentre outros remédios para a ansiedade, temos:

1. É benéfico tomar banho em água abaixo da temperatura ambiente; a natação é uma prática especialmente útil.
2. Tomar um copo de água na temperatura ambiente, ao qual se acrescentou o suco de um limão fresco.

REDUÇÃO DE GORDURA

Beber o suco de um limão num copo de água, toda manhã em jejum. Ao meio-dia, preparar uma bebida com 10g de mel em meio copo de água. Usar esse tratamento durante dois meses no verão.

REGULADORES INTESTINAIS

O tratamento médico só deveria ser utilizado depois que outras abordagens tiverem falhado.

1. *Malai*: Tomar duas colheres de chá da espuma que se forma sobre o leite quente. Aquecer o leite até o ponto de fervura e deixar fervendo em fogo brando até que uma quantidade suficiente de malai te-

nha se formado sobre a superfície. Tomar o malai com uma pitada de pimenta-do-reino preta toda noite antes de se deitar. Este remédio irá restaurar a perfeita movimentação intestinal em dois dias e a total regularidade em quinze dias, devendo ser interrompido após esse prazo.

2. *Sat isabgol*: Este é um remédio indiano disponível apenas nos importadores. Tomar uma ou duas colheres de chá em iogurte ou água antes de dormir. Interromper depois de quarenta dias.
3. Ameixas cozidas em fogo lento: De manhã, ingerir de três a cinco ameixas (que foram cozidas durante quinze minutos ou mais) é um excelente auxiliar para a regularidade intestinal. Figos também podem ser preparados da mesma maneira.
4. *Ajwain*: Uma mistura de ½ colher de chá de sementes de orégano (ajwain), ½ colher de chá de bicarbonato de sódio e uma pitada de sal, engolida com água morna, acalma os distúrbios estomacais que podem levar a irregularidades.
5. Enemas: O clister é um recurso extremo, que nunca deve ser utilizado mais do que uma vez por semana.

Resfriados

Há diversas práticas que são muito úteis para acelerar a recuperação da pessoa que sofre desse incômodo tão pernicioso:

1. A primeira coisa a ser lembrada a respeito de todas as doenças é que, aos primeiros sintomas, você deve deitar-se imediatamente e mudar a narina operante. Se sua narina esquerda está funcionando, deite-se sobre o lado esquerdo até que a narina direita esteja totalmente aberta; e vice-versa. Esse procedimento altera a química do corpo, transferindo de um hemisfério para o outro a predominância do cérebro. Se a narina operante se recusar a mudar, feche-a com um chumaço de algodão. Acima de tudo, nunca respire pela boca.
2. Começar o dia com a mistura mel-pimenta descrita na seção "A pimenta-do-reino preta", no início deste capítulo.
3. Depois da pimenta-do-reino, engolir, sem mastigar, ½ dente de alho de tamanho médio com um copo de água morna. Isso acrescenta calor ao organismo.
4. Tomar o chá preparado com uma colher de sopa de sementes de feno-grego, sete grãos secos de pimenta-do-reino e uma colher de chá de gengibre fresco picado. Deixar ferver os ingredientes em duas xícaras de água até restar a quantidade equivalente a uma xícara.

Se quiser, acrescentar chá preto e também açúcar. Os ingredientes podem ser usados duas ou três vezes em novas fervuras. Tomar esse chá no máximo quatro vezes por dia.

5. Nunca comer alimentos azedos quando estiver resfriado, quando o tempo estiver frio e úmido ou depois do cair da noite. Alimentos azedos irritam a garganta e aumentam a tosse. Não ingerir alimentos ou líquidos frios e beber o máximo possível de água morna. Evitar comer rabanetes.
6. Sentar-se diante do fogo tanto quanto possível. O fogo tem o grande poder de retirar as toxinas do corpo por meio da transpiração. O suor de uma pessoa doente tem mau cheiro porque contém venenos que estão sendo retirados do seu organismo.
7. Manter o corpo bem coberto, desde a garganta até as coxas, para conservar o calor. O ideal é usar roupas de lã. Evitar todos os tecidos sintéticos.
8. Tomar o açúcar-cande preparado em garrafa vermelha, descrito na seção "Tratamentos com luz" (mais adiante).
9. Tomar duas vezes por dia uma mistura feita com ½ colher de chá de cada: suco de gengibre fresco e mel.
10. Massagear a região do peito com óleo de mostarda preparado da seguinte maneira:

    Ferver dois dentes de alho em ½ xícara de óleo de mostarda, até o alho queimar por completo. Retirar o óleo do fogo e deixar esfriar.

    Aplicar algumas gotas do óleo sobre o umbigo, uma gota em cada narina e algumas gotas em cada ouvido.

    Se possível, esse óleo deve ser preparado com antecedência. Conservar metade dele num frasco vermelho e metade num frasco azul, mantendo os dois frascos na luz solar direta durante quarenta dias. Usar o óleo do frasco vermelho para as narinas e ouvidos, reservando o óleo do frasco azul para os olhos.
11. Dormir com a cabeça mais baixa que os pés, para aumentar o fluxo de sangue na cabeça.
12. Fazer as posturas inversas (apoiadas sobre a cabeça) com toda a freqüência possível, mas nunca durante o dia. Depois da postura inversa, pular três vezes a fim de soltar músculos e nervos, caminhar energicamente durante alguns minutos e então deitar-se na posição de cadáver durante vinte minutos.
13. A pessoa resfriada deve tomar banho em água morna. Essa prática impede o desperdício do calor do corpo, que é necessário para combater essa doença.

14. O velho ditado "alimente um resfriado e mate de fome uma febre" continua sendo verdadeiro. A vítima do resfriado sofre perda de energia e precisa de todo o alimento possível para restaurar o calor em seu organismo. Uma febre, por outro lado, consiste num calor excessivo e pouco alimento deve ser ingerido — a pessoa deve tomar principalmente líquidos, para lavar o organismo.
15. Para evitar resfriados, manter os pés agasalhados e aquecidos no inverno e no tempo úmido. Cobrir a região da garganta com um cachecol e manter aquecidos o abdômen e a pelve. Antes de sair no frio, especialmente quando há vento, tampar os ouvidos com pequenos chumaços de algodão. Esses simples procedimentos conseguem evitar a maioria dos resfriados.

TÔNICO GERAL

A partir de um punhado de pequenos feijões, a pessoa pode preparar um tônico para uso diário que supre o corpo com o ferro em sua forma mais benéfica. Essa medicação potente e natural combate a anemia e as deficiências do sangue, fornecendo aos organismos em crescimento uma substância química vital e natural.

Tudo o que a pessoa precisa é *chana* integral (não partido nem descascado). O chana é um feijão pequeno e marrom que pode ser encontrado nas lojas de importados indianos. Somente os grãos integrais são apropriados para a germinação, que é o segredo deste tônico.

Para uma criança, colocar dez feijões numa panela de ferro fundido, com água suficiente para cobri-los. Cobrir a panela apenas com uma peneira ou uma gaze de algodão para garantir que os feijões estejam em contato com o ar e a luz. Dentro de um dia, os feijões devem começar a germinar (embora possa levar mais tempo, dependendo da temperatura e da pressão atmosférica). Deixar os brotos crescerem até alcançar o comprimento de uma unha.

A seguir, despejar num copo a água na qual os feijões germinaram. Dar essa água para a criança beber, após acrescentar mel, ou açúcar grosso, e água de rosas para dar sabor. Depois a criança deve mastigar lentamente os brotos de feijão crus e frescos até ficarem bem triturados (para assegurar uma fácil digestão) e então os engolir.

Um adulto deve usar um punhado maior de feijões germinados. Os idosos usariam a mesma quantidade de brotos (dez) que as crianças.

Este tônico funciona para todas as pessoas, desde os 4 anos de idade até o fim da vida, e é especialmente potente no sentido de corrigir deficiências alimentares. Também estimula os tecidos cerebrais, os pulmões e todo o sistema vascular. É especialmente útil para recém-casados que desejam manter alto seu nível de energia.

Para obter melhores resultados, preparar o tônico regularmente e ingeri-lo toda manhã, cedo o suficiente para que o organismo tenha tempo de digerir os brotos.

Tosse e asma

A 10g de suco de gengibre fresco acrescentar 10g de mel. Aquecer em banho-maria. Beber a mistura duas vezes por dia por aproximadamente oito dias. Evitar alimentos azedos, incluindo frutas e iogurte em qualquer forma.

Tosse forte

As vítimas de tosse forte devem evitar leite e todos os laticínios (que produzem muco), frutas cítricas (que irritam a garganta) e rabanetes, especialmente quando também há bronquite.

Para a tosse forte causada por resfriados, tomar a mistura preparada com uma colher de sopa de cebola esmagada na hora e uma colher de sopa de suco de gengibre.

Outros medicamentos e conselhos:

1. Usar sementes de cardamomo vermelho quando a garganta estiver irritada. Conservá-las na boca, mascando lentamente e deixando o suco deslizar garganta abaixo. Isso alivia a irritação e evita a tosse desnecessária.
2. Preparar chá com raízes de alcaçuz. Manter também lascas de raiz de alcaçuz na boca e mastigá-las, sorvendo seu suco. Cuspir a polpa depois que perder todo o sabor.
3. Sentar-se perto do fogo tanto quanto possível, com o peito voltado para as chamas.
4. Não fumar.
5. Não comer depois do anoitecer. Os problemas de tosse aumentam com o cair da noite.
6. Dormir com a região do peito mais alta que os pés.
7. Vomitar toda manhã depois de defecar, usando ½ litro ou mais de água morna com sal.
8. Manter na boca um pedaço de sal preto (disponível nas lojas de especialidades indianas), deixando que ele se dissolva lentamente e engolindo depois a saliva.
9. Ferver um litro de leite de cabra ao qual se acrescentou ½ colher de chá de curcuma torrada, ½ colher de chá de sementes de orégano e

30g de jagra (*gur*, um açúcar não refinado disponível nos entrepostos de alimentos indianos), até a mistura se reduzir a ¼ da quantidade original. Dividi-la em quatro partes iguais e deixá-la esfriar. Tomar uma dose depois do amanhecer e a segunda dose depois do anoitecer. Se o problema ainda persistir depois de dois dias, repetir o procedimento. Este remédio também cura garantidamente a coqueluche das crianças pequenas.

10. Beber somente água morna. Evitar todas as bebidas frias.
11. Evitar todas as bebidas alcoólicas.
12. Mastigar um dente de alho fresco, inteiro, engolindo o suco para soltar os nervos e acalmar a tosse.
13. Tirar a casca de uma romã e fazer uma pasta usando o pilão. Acrescentar à pasta 20g de sal-gema e fazer bolinhas do tamanho de uma ervilha. Secá-las e, depois de secas, chupar duas dessas pastilhas.

TRATAMENTOS COM LUZ

O corpo é o templo da consciência, construído com cinco elementos básicos, os tattwas. A proporção desses cinco elementos varia de um indivíduo para o outro e, dentro de um mesmo indivíduo, de um momento para o outro. Esse fluxo e refluxo dos elementos é um processo natural.

A doença é o estado resultante de um prolongado desequilíbrio na ação recíproca de terra, água, fogo, ar e éter.

Já analisamos como esses elementos formam a base do sistema ayurvédico, bem como da compreensão da dieta — e sua regulação. Os mesmos princípios de *vata* (vento), *pitta* (bílis) e *kapha* (muco) funcionam quando usamos a luz para tratar os distúrbios físicos e emocionais.

Cada elemento vibra dentro de uma faixa de freqüência que corresponde às harmonias do espectro luminoso visível. As cores são energias luminosas em diferentes comprimentos de onda. Elas podem estimular ou inibir o crescimento e o desenvolvimento de um organismo. A luz influencia a descarga hormonal, a formação da hemoglobina, a atividade da tireóide e a capacidade do fígado de desintoxicar a química do corpo de substâncias estranhas. Todo o sistema nervoso simpático é influenciado pela alternância de luz e escuridão. O estudo do impacto da luz sobre o hipotálamo e as glândulas pituitária, pineal e supra-renais nos ajuda a compreender nossos ritmos hormonais e como eles influenciam outros ritmos da nossa vida. Esses ritmos também podem ser vistos em outros organismos. O momento exato da migração dos pássaros, por exemplo, depende da luz e dos sinais hormonais. A luz também afeta as gônadas; em escuridão total, as gônadas se reduzem a cerca de ¼ de seu tamanho normal e a fertilidade diminui de modo significativo. Isso sugere que a luz desempenha um papel importante no comportamento sexual e influencia a psique, agindo sobre o sistema neuroendócrino. O uso das cores, juntamente com uma compreensão dessas correspondências harmônicas, fornece um meio de estimular a restauração do equilíbrio apropriado, podendo assim curar distúrbios da mente e do corpo.

Quando qualquer substância é exposta a luzes de diferentes cores, diferentes respostas são observadas. Algumas cores são quentes, outras são frias. Também a exposição prolongada a uma única cor de luz altera o equilíbrio dos elementos de uma substância. Essas substâncias podem, então, ser usadas interna ou externamente para se alcançar o equilíbrio adequado da química do corpo. As substâncias utilizadas em medicamentos assim preparados são a água, os sucos de frutas, o açúcar-cànde (açúcar de farmácia) e os óleos.

As cores são obtidas filtrando-se a luz solar através de vidros coloridos ou pelo uso de lâmpadas coloridas. A luz solar é o melhor método, e o vidro colorido deve ser do tipo que recebeu sua cor já na fabricação. A aplicação posterior de cores ao vidro incolor não é tão eficaz. Mas o uso de papel de seda colorido envolvendo uma garrafa branca é um bom método de obter a cor desejada da luz solar. O papel utilizado para esse propósito é fino e permite que a luz solar o atravesse.

A água do rio Ganges, a água de chuva ou a neve derretida, quando expostas à luz solar direta em garrafas de vidro colorido, absorvem energia em poucas horas (cerca de quatro horas). Na Índia, atingem o auge da saturação em três dias; nos países onde a luz solar não é tão potente, levam quatro dias. Essa água é usada por via oral.

Os sucos de frutas absorvem energia ainda mais depressa; uma hora de exposição à luz solar intensa lhes dá um efetivo poder de cura, que é obtido da luz colorida.

A água preparada em garrafas coloridas não pode ser conservada por tempo demasiado longo e os sucos de frutas não devem nunca ser armazenados por muito tempo. A água deve ser consumida dentro de três dias; os sucos de frutas, dentro de uma hora. Porém o açúcar-cande pode ser conservado por um período maior. Depois de ficar exposto à luz solar durante quarenta dias, ele pode ser usado por longo tempo desde que armazenado num local frio e seco. O açúcar-cande mantido em garrafas coloridas durante 21 dias absorve energia suficiente para ser usado como um agente de cura. Os pedacinhos de açúcar-cande são usados por via oral, deixando que se dissolvam na boca. Por meio desse processo, o medicamento presente no açúcar-cande é assimilado pelo sistema vascular por minúsculos capilares presentes na boca.

Os óleos preparados em garrafas coloridas, com exposição direta à luz solar, têm muita utilidade porque são facilmente conservados e usados na massagem das partes doentes do corpo. A luz (filtrada através de vidros coloridos) e a água, os sucos, os óleos e o açúcar-cande (todos eles preparados em garrafas coloridas) podem ser usados sozinhos ou em combinação.

As cores básicas usadas no preparo dos medicamentos são: vermelho, amarelo, laranja-claro, azul-claro, azul-escuro e verde.

Vermelho: Quente por natureza, o vermelho vitaliza todas as matérias vivas. Ele constitui a vibração magnética positiva e age como um maravilhoso agente de cura nas doenças do sangue e do sistema circulatório, na debilidade e depressão, na disenteria, na pneumonia, nas dores articulares e inchaços causados por resfriados. O vermelho retira as toxinas do corpo e pode curar furúnculo, carbúnculo, impotência, paralisia, tumores de todo tipo e tuberculose óssea.

A cor vermelha estimula o sistema arterial, aumenta a quantidade de hemoglobina e melhora a circulação por elevar a temperatura do corpo. O vermelho também provoca liberação da adrenalina.

Por ser quente, a cor vermelha produz vida em órgãos amortecidos ou entorpecidos. Melhora a fraqueza, a anemia, o pessimismo e a insensibilidade geralmente produzidos pela falta de entusiasmo e inspiração. É uma dádiva para as pessoas idosas, pois elas recuperam sua energia com o uso regular de água ou sucos preparados em garrafas vermelhas, após a refeição matinal e a vespertina. A cor vermelha também é útil em casos de problemas menstruais em geral, dor na região da cintura, dores durante ou após a menstruação, período menstrual atrasado ou irregular. A exposição à luz vermelha e o uso por via oral de água preparada em garrafa vermelha é especialmente útil para as pessoas obesas, porque esse tratamento reduz a gordura. Nos estágios iniciais, as manchas da leucodermia podem ser curadas pela água carregada com cor vermelha; a luz vermelha, quando focalizada sobre as manchas brancas da pele, ajuda os pigmentos descoloridos a absorver cor. Essa cor aumenta a quantidade dos glóbulos vermelhos do sangue. Também pode curar a hidrocele e a filariose.

A água, os sucos ou o açúcar-cande provenientes de garrafas vermelhas aumentam a energia e estimulam o sistema circulatório. Mas também podem causar excitação, desassossego, ansiedade, arrogância, irritabilidade, raiva e intensificação das faculdades racionais. Por isso devem ser usados com cuidado e em pequenas quantidades, e só depois das refeições ou com o estômago vazio.

O uso de água preparada com a cor vermelha é prejudicial para crianças e adolescentes com menos de 15 anos. Deve-se dar a eles, se seu organismo necessitar, água exposta à cor laranja.

Para obter melhores resultados e uma rápida recuperação, é necessário purificar o organismo fazendo jejum à base de limonada e por meio da purificação pela água (suor, etc.). É responsabilidade do terapeuta verificar qual método de purificação será mais eficaz para o paciente. Uma combinação de uso oral de medicamentos, aplicação de luz colorida, massagem nas áreas afetadas e dieta apropriada trazem uma pronta recuperação.

Laranja: A cor laranja também é quente por natureza, embora de modo mais suave que a cor vermelha. Ela é indicada para eliminar do estômago as toxinas moderadas; influencia o sistema digestivo e ajuda na assimilação. O laranja estabelece a energia no corpo e cura distúrbios do baço e dos rins, bronquite, congestão na região do peito e asma crônica, debilidade venosa, febres com catarro, gota, tosse com catarro e reumatismo crônico. A cor laranja é especialmente extraordinária na cura de inflação renal, pedras nos rins, prolapsos, debilidade mental, pessimismo, epilepsia e cólera. Também é indicada para induzir a menstruação.

O laranja tem um efeito que aquece, produz alegria e não é elétrico. Essa cor é mais apropriada para homens do que para mulheres. É especialmente benéfica para pacientes que sofrem de indigestão crônica. A cor laranja pode ser utilizada com segurança em pacientes de todos os grupos etários. Limpa o trato digestivo superior e inferior, e remove os resíduos que se depositaram no estômago e nos intestinos. Como sua ação é lenta, ela deve ser utilizada com regularidade durante um longo período. Depois de usá-la por três ou quatro dias, a pessoa sentirá o efeito vitalizador da cor laranja. É uma boa cor para ser administrada como tônico aos pacientes enfraquecidos.

A cor laranja tem um efeito estimulante; quem a usa deve tomar cuidado para não se estimular em demasia. Esse efeito estimulante age sobre as gônadas e a pessoa talvez experimente sensações mais sensuais ou então irritação. É aconselhável reduzir a dosagem se a pessoa sentir uma hiperestimulação.

Água, sucos ou açúcar-cande preparados numa garrafa alaranjada limpam o estômago e os intestinos e eliminam a indigestão. Os pacientes que usam a cor laranja por via oral devem observar suas fezes e reduzir a dosagem se elas forem ficando diluídas.

Para doenças de pele, brotoejas, lepra ou leucodermia, a cor laranja deve ser usada por via oral e o paciente orientado a comer pão de farinha de grão-de-bico com um pouquinho de manteiga. Esse pão é muito saudável e benéfico quando consumido ainda novo e morno. Para remover pedras nos rins, a cor laranja deve ser usada de três maneiras: via oral; expor a região afetada à luz laranja; e massagear a região dos rins com óleo preparado numa garrafa alaranjada. Esses três tratamentos ajudarão a dissolver a pedra e a expeli-la sob a forma de pequenas partículas arenosas pela urina. O paciente deve evitar o consumo de leite, iogurte, queijo, arroz e alimentos azedos, incluindo frutas, espinafre e pimenta vermelha.

A cor laranja pode curar azia, dor de estômago, histeria, aversão, gosto amargo na boca, arrotos e a febre sexual conhecida como *kamajwar* na terminologia ayurvédica.

Amarelo: O amarelo é a mais brilhante e luminosa de todas as cores. Possui vibrações magnéticas positivas, com um potente efeito sobre o sistema nervoso. Essa cor afeta diretamente o cérebro e, por isso, é importante para os terapeutas que estão tratando de pessoas com distúrbios nervosos e doenças mentais.

Na Índia, o amarelo é a cor cerimonial. Os indianos vestem trajes amarelos ao executar seus ritos religiosos. Essa cor também é usada pelos *brahmcharis* (sacerdotes e discípulos), pelos monges budistas e pelos monges da ordem Vaishnava.

A cor amarela tem afinidade com o fígado e os intestinos, pois é a cor encontrada na bílis (pitta). É pitta que proporciona um brilho saudável à pele e, quando pitta sofre algum dano, a pele e os olhos da pessoa ficam amarelados. Desse modo, o amarelo também está relacionado com a pele e tem um efeito curador sobre ela.

O amarelo estimula as faculdades mentais. Também ajuda na visualização. Os hindus e, em especial, os seguidores do Tantra praticam o tratak com uma lamparina de ghi, pois sua chama é de um amarelo luminoso. A cor amarela desperta o otimismo, torna a pessoa alegre e proporciona uma visão equilibrada da vida.

Essa também é a cor de vata (vento). Vata age sobre o sistema nervoso; por isso, um vata (apana) em distúrbio cria enfermidades no sistema nervoso e doenças mentais. A cor amarela, portanto, age sobre dois doshas: vata e pitta. O amarelo tem efeito sobre a pele, o sistema digestivo, os órgãos da região abdominal e o sistema nervoso. Destrói os germes e cura problemas hepáticos, diabetes, hemorróidas com sangradura e lepra. Seu efeito alcalino e não-ácido fortalece o sangue e o sistema nervoso, além de curar a dispepsia quando usado por via oral. Para os casos de dispepsia em que há um aumento do azul (indicado por corpulência, aumento da gordura, falta de exercício ou má circulação), deve-se massagear a região abdominal com óleo preparado numa garrafa amarelada. Nos casos de dispepsia em que há aumento do vermelho, o paciente emagrece, tem irritação estomacal, mãos quentes, cabeça quente e uma sensação geral de calor; a massagem com óleo preparado numa garrafa de cor índigo ajuda nesse tipo de dispepsia e o paciente deveria ter a região abdominal exposta à luz índigo durante curto período de tempo, além do uso por via oral de água, açúcar-cande ou sucos preparados numa garrafa de cor índigo. Os pacientes que sofrem de melancolia serão beneficiados com o uso da cor amarela, mas aqueles que se sentem solitários deveriam manter-se distantes dessa cor.

Durante o tratamento, o terapeuta deve observar cuidadosamente a cor da pele, dos olhos e das unhas do paciente. Se houver excesso de amarelo, deve-se usar o verde para criar equilíbrio.

A cor amarela pode ser usada em casos de asma, inflamações pulmonares, bronquite, congestão do fígado, congestão dos mucos, inflamações nos olhos, gases no estômago, icterícia, constipação, indigestão, acidez, imobilidade, disenteria amebiana, aumento de gordura, tremores dos órgãos ou do corpo todo, perda da fala, indigestão durante a gravidez, retardo no parto e palpitações cardíacas. O amarelo também auxilia a mãe com falta de leite para amamentar.

A cor amarela é boa para os bebês.

Verde: O verde é uma cor fria, refrescante e calmante. É uma mistura do quente amarelo com o frio azul. Essa combinação proporciona uma fresca neutralidade. O verde não aquece nem resfria, não é ácido nem alcalino. É uma cor que oferece equilíbrio e observou-se que os pacientes em hospitais para doenças mentais apreciam essa cor. O verde oferece uma válvula de escape para a ansiedade. Provoca um efeito que repousa e revigora a química do sangue, bem como um efeito calmante genérico sobre todos os órgãos. Devido a seu efeito refrescante, o verde age sobre eczemas, terçóis, hipertrofia dos testículos, sensação de ardência nos intestinos, abcessos no ouvido ou na mama, úlcera (péptica ou intestinal), hérnia, tuberculose intestinal, disenteria amebiana, disenteria hemorrágica, muco nas fezes, colite, sífilis, infecções em geral, manchas escuras na pele, hemorragia em cortes, erupções na pele, sarna, câncer de garganta, vermes, sangue na urina, gonorréia, furúnculo nas gengivas, distúrbios urinários durante a gravidez, hemorróidas com sangradura, obstruções nas vias urinárias, dor e ardência durante a menstruação ou fluxo excessivo, nariz avermelhado, enfermidades nasais, câncer de estômago, rompimento das paredes dos órgãos sexuais femininos, rachadura no bico dos seios após o parto, furúnculo após o parto, comichão no ouvido, dor de dente, sinusite e surdez.

A cor verde pode, com segurança, ser administrada por via oral e em combinação com o tratamento de luz e a massagem.

Somente alimentos não ácidos e com alcalinidade neutra devem ser dados ao paciente durante o tratamento com a cor verde.

VERMES NO ESTÔMAGO

1. Beber suco de cenoura fresca toda manhã, com o estômago vazio; o uso regular durante duas semanas elimina os vermes do estômago.
2. Comer duas maçãs doces (com ou sem casca) toda noite, durante uma semana.
3. Comer dois tomates com sal e pimenta-do-reino toda manhã, em jejum, durante um período de doze a quinze dias.

VISTA

Além da limpeza das narinas e da lavagem regular dos olhos, há outras práticas que ajudarão a corrigir a visão defeituosa e evitar distúrbios oculares nas pessoas que têm olhos saudáveis:

1. Meditar diariamente diante de uma chama, conforme descrito no capítulo sobre o tratak.
2. A fuligem da lamparina de ghi, denominada *kajal*, pode ser acumulada ao manter-se uma colher sobre a chama. Esfregar uma pequena quantidade de kajal sobre as pálpebras inferiores, usando o dedo anelar direito. Isso pode ser feito todo dia, depois da meditação.
3. Usar água de rosas, óleo de mostarda ou mel nos olhos pelo menos uma vez por dia. Talvez você prefira usar o mel ou o óleo de mostarda somente depois de deitar à noite, porque eles ardem por alguns minutos.
4. Evitar usar óculos sempre que possível, para minimizar a dependência.
5. De manhã, caminhar descalço sobre a grama molhada de orvalho.
6. Evitar receber vapor nos olhos e usar água quente na cabeça.
7. Massagear os pés diariamente com óleo de mostarda, especialmente a região entre o dedo maior e o segundo dedo. Os nervos com terminação nessa área estão diretamente ligados ao centro da visão no cérebro.

8. Nunca ficar sentado com os pés expostos ao fogo.
9. Os trabalhos detalhados e precisos devem ser evitados à noite, em condições de má iluminação e na hora do amanhecer e do anoitecer.
10. Secar 125g de amêndoas, fazer um pó e acrescentar quantidades iguais de açúcar-cande e semente de erva-doce. Dividir em quarenta doses. Cada dose deve ser tomada à noite, com um copo de leite morno. Essa bebida não só melhorará a vista como também dará força ao cérebro.

VITALIDADE MASCULINA

Pegar uma maçã madura da melhor variedade. Descascá-la e espetar nela a maior quantidade possível de cravos-da-índia. Manter essa maçã com os cravos espetados num pote de porcelana durante uma semana. No oitavo dia, tirar os cravos e jogar fora a maçã. Manter esses cravos-da-índia numa jarra de vidro. Toda manhã, em jejum, comer quatro cravos com um copo de leite, durante trinta dias.

A pessoa que sofre de polução noturna ou de doenças relacionadas com o sêmen *não* deve comer os cravos-da-índia assim preparados.

Evitar relações sexuais durante trinta dias e não comer alimentos azedos, incluindo frutas, durante esse período. Usar o óleo de cravo-da-índia (conforme descrito a seguir) junto com os próprios cravos, para obter benefícios redobrados e curar distúrbios do pênis.

Tostar 10g de cravos-da-índia em 30g de óleo de *chameli*. O óleo deve ser filtrado e conservado num frasco. Esfregar o óleo no pênis todas as noites, durante cerca de três minutos, e depois enrolar uma folha de bétele no órgão e dormir.

Massagear o pênis durante trinta dias com esse óleo tornará o órgão forte e melhorará a ereção. Os nervos que se tornaram frouxos recuperarão seu bom estado.

VÔMITOS

1. Providenciar 1g de sementes de cominho e 1g de sementes de cardamomo verde. Moer as sementes até transformá-las num pó, acrescentar aproximadamente 50ml de água e espremer o suco de ½ limão. Dar ao paciente de duas em duas horas.
2. Extrair o suco de uma maçã crua, acrescentar uma pitada de sal-gema e beber.
3. Adicionar duas colheres de chá de suco de gengibre fresco a duas colheres de chá de suco de cebola (feito com cebolas frescas). Misturar bem e dar ao paciente.

CAPÍTULO 14

Por que as Jóias Ajudam a Saúde?

Cada poro do corpo humano é um mecanismo que absorve a energia elétrica e magnética para dentro do sistema orgânico. Essa energia fornece cargas iônicas, sejam íons positivos (cátions) ou íons negativos (ânions). As cargas iônicas são diretamente transferidas para os fluidos linfáticos e dali transferidas para o plasma sangüíneo, que contém muitas substâncias químicas condutoras (chamadas de eletrólitos) em solução. Essas cargas elétricas e magnéticas favorecem o fluxo natural e, de acordo com sua natureza, afetam o funcionamento e o desenvolvimento dos muitos sistemas que existem dentro do corpo. É por isso que, desde tempos imemoriais, as pessoas sentem atração pelo uso de pedras preciosas e ornamentos sob a forma de jóias.

Segundo tradicionais fontes hindus, mesmo os aldeões da antigüidade costumavam usar elmos, braceletes e brincos de ouro (esta afirmação também pode ser comprovada nos relatos do grego Menandro e do erudito chinês Fion), bem como muitas variedades de pedras preciosas e minerais.

Às vezes, a seleção das pedras preciosas pode causar mais mal do que bem, pois é comum nós nos deixarmos atrair mais fortemente pelo nosso oposto do que por aquilo que está de acordo com nossa natureza. Mas quem estiver equipado com um verdadeiro conhecimento sobre os metais e as pedras preciosas poderá utilizar o ornamento como uma poderosa ferramenta para equilibrar seu sistema psicofisiológico, evitando assim o desnecessário desperdício de energia e alcançando um senso mais profundo de segurança pessoal em sua vida.

São nove as principais pedras preciosas ou semipreciosas que devem ser usadas para produzir efeitos específicos no organismo humano. São elas: rubi, pérola, coral (vermelho), esmeralda, safira amarela, diamante, safira azul, zirconita e olho-de-gato (crisoberilo). Essas nove pedras correspondem às freqüências energéticas dos nove planetas considerados importantes no sistema astrológico hindu. Rubi é Sol; pérola, Lua; coral, Marte; esmeralda, Mercúrio; safira amarela, Júpiter; diamante, Vênus; safira azul, Saturno; zirconita e crisoberilo são respectivamente nodo lunar norte ("cabeça do dragão") e nodo lunar sul ("cauda do dragão").

De acordo com o Rig Veda (o mais antigo documento humano de que temos conhecimento), as gemas e os diamantes são produtos da ação do calor e do fogo intensos. A qualidade de criar as gemas é atribuída a Agni, o Senhor do Fogo, que as produz a partir da terra. Essa teoria está de acordo com as conclusões da atual mineralogia, segundo a qual o calor intenso e a pressão tectônica no interior da Terra fazem surgir as rochas que produzem as pedras preciosas.

As gemas e os metais representam as mais intensas cristalizações dos íons dos elementos e compostos elementares. Gemas e metais são formados no processo de purificação e concentração dessas formas mais essenciais da matéria. Como tais, possuem um grande potencial para absorver, irradiar e refletir diferentes freqüências de luz. Um diamante lapidado é muito semelhante a uma pirâmide em sua capacidade de concentrar e focalizar a energia.

Essa conexão entre o fogo e as pedras preciosas, como é explicada nos Vedas, deixa claro que o fogo do nosso corpo também reage a esses pequenos transmissores de cristal e que o organismo humano consegue absorver a energia luminosa quando esta é recebida e refratada pelas pedras preciosas que usamos. Isso indica diretamente a possibilidade de utilizarmos os poderes refrativos das várias gemas para aumentar ou contrabalançar certas configurações energéticas dentro do nosso corpo. Segundo os Vedas, a ação recíproca entre os elementos e o fogo interno da Terra converte as substâncias químicas comuns em pedras preciosas. Isso também corresponde às especulações geológicas contemporâneas (as quais sustentam que os vários minerais surgem de uma mesma solução, de acordo com o tempo de esfriamento dessa solução. Um esfriamento rápido cria uma massa indiferenciada, enquanto um esfriamento lento permite que os diferentes elementos se unam conforme sua própria espécie e produzam grandes estruturas de cristal, incluindo as pedras preciosas).

Quanto ao uso terapêutico das gemas, os Vedas o mencionam claramente na sexta Mandala, décimo nono Sutra e décimo Mantra; ali, aconselha-se a humanidade a usar as gemas e os diamantes para que ela possa obter o fogo cristalino que tem sido conservado dentro das pedras pela ação do fogo alquímico do interior da Terra.

A partir dessas indicações podemos ver facilmente que o uso das gemas e metais apropriados representa uma parte importante do nosso trabalho de sincronizar nosso organismo com a energia do planeta e do cosmos.

Voltando, por um momento, às raízes arcaicas do uso de pedras preciosas para transformar os padrões energéticos do indivíduo, a mitologia hindu chama o diamante de *vajra* (o raio) do rei dos deuses, Indra. O deus Indra maneja o vajra para matar o demônio do instinto, dos impulsos básicos. Indra usa o diamante preso ao braço; diz-se que essa prática dá poder extraordinário às mãos e completo domínio dos órgãos da percepção e da ação. No *Agni Purana*, no *Mahabharata*, no *Devi Bhagwat, Garuda Purana*, no *Vishnu Dharmotra Purana* e em diversas outras escrituras antigas podem ser encontradas referências explícitas ao diamante, ao rubi, à safira e à esmeralda, bem como instruções detalhadas sobre o uso de cada uma dessas pedras. Desse modo, o uso de gemas para modificar os campos energéticos humanos recua a pelo menos sete mil anos, segundo estimativas dos estudiosos ocidentais quanto à idade desses antigos textos. Para ter evoluído até esse nível de conhecimento, seria lógico assumirmos que o uso de pedras preciosas já datava de muitos milênios antes daqueles textos. De acordo com evidências arqueológicas, o exemplo mais antigo de pedras engastadas em metal provenientes da Índia é um anel encontrado nas escavações de Mohanjodaro, no vale do rio Indo.

PROPRIEDADES DAS PEDRAS PRECIOSAS

A ciência médica hindu descreve as pedras preciosas e os metais em termos de cinco qualidades básicas:

1. *Ras*: o estado ou efeito.
2. *Guna*: os atributos específicos.
3. *Veerya*: o poder de interagir.
4. *Vipak*: a interação em si.
5. *Shakti*: o resultado da interação.

Essas cinco qualidades básicas estão presentes em todas as gemas, embora seu caráter varie de uma para outra. Assim, algumas pedras preciosas têm *shakti* (o poder de produzir efeitos positivos) apenas quando pulverizadas, carbonizadas e então ingeridas. Outras gemas só produzem efeitos quando são usadas junto ao corpo. As gemas menos poderosas são as que têm maior efeito quando ingeridas. As que agem quando aplicadas externamente em forma de pasta, têm mais shakti. Aquelas que só têm poder quando usadas junto ao corpo em pequeno número ou tamanho são as que possuem maior shakti. As nove gemas analisadas nas páginas seguintes se ajustam nessa última categoria.

A cor é um aspecto importante do poder de ação de uma gema sobre o organismo humano. As cores estão diretamente relacionadas com os três gunas: sattva, rajas e tamas. Do mesmo prakriti resultam três cores: branco (cor sáttvica), vermelho (cor rajásica) e preto (cor tamásica). As outras cores resultam dessas três cores básicas, e as cores das nove gemas principais representam as combinações específicas mais úteis para a vida humana, pois as cores refratadas e refletidas por essas pedras têm os efeitos concentrados mais poderosamente.

As diferentes cores são resultado dos diferentes comprimentos de onda da energia luminosa. Não há dois seres humanos que necessitem exatamente dos mesmos comprimentos de onda da energia luminosa. Para conhecer o tipo de energia de que precisa, a pessoa deve ver a correspondência entre a cor da pedra preciosa e a cor planetária. Essas freqüências cromáticas específicas, que são encontradas nas nove gemas, têm o poder de atrair os comprimentos de onda da energia luminosa e que são característicos dos nove planetas — seja diretamente do planeta, seja do Sol (que é o criador de todos os outros planetas). Fazendo a seleção apropriada, a pessoa poderá compensar deficiências energéticas em seu organismo.

VERDADEIRA OU SINTÉTICA?

Uma das primeiras perguntas que a pessoa deve fazer é: Devo usar pedras preciosas verdadeiras ou as atuais pedras sintéticas, que têm a mesma composição química e aparentemente a mesma cor?

Primeiro, é necessário observarmos como os dois tipos de pedras são produzidos. As pedras preciosas naturais só são encontradas naqueles pontos da crosta terrestre onde houve calor excessivo, seja vindo do interior da própria Terra ou por causa de uma exposição prolongada às radiações solares. Os mais ricos depósitos de pedras preciosas existem dentro de certas áreas bem delimitadas, que poderiam ser denominadas "cinturões solares". Quem estudar a teoria do deslocamento dos continentes descobrirá que a maioria das ricas regiões produtoras de gemas fazia parte de uma única massa contígua. As áreas mais ricas na produção de gemas são o cinturão solar oriental, o sul da África e a América do Sul.

Os geólogos dividem as rochas em três classes principais: ígneas (formadas pela ação do fogo), sedimentares (formadas pelo depósito gradual em ambiente aquoso) e metamórficas (transformadas de um tipo de rocha em outro, pelo calor e pela pressão intensos). Com exceção da pérola e do coral (ambos formados por organismos vivos), todas as pedras preciosas do nosso planeta foram formadas pela ação do fogo e são encontradas nos depósitos de rochas ígneas ou metamórficas. As rochas ígneas surgiram de extensos e indiferenciados "ensopados" de pedras derretidas. À medida que as pedras gradualmente esfriavam em imensos domos subterrâneos (batólitos e lacólitos), os elementos iam começando a se concentrar lado a lado. Com o passar de milhares de anos, os minerais tornaram-se cada vez mais concentrados e começaram a assumir a estrutura do cristal, assim como o açúcar ou sal dissolvido em água começa a cristalizar se ficar em descanso. Mais tempo se passou e os cristais se tornaram ainda mais concentrados, maiores na forma e mais perfeitos. O tamanho, a cor e a qualidade do cristal dependem diretamente do tempo que durou o período de esfriamento.

As pedras preciosas naturais se desenvolveram ao longo de milhares de anos, sendo os produtos finais de um imenso complexo de diferenciação gradual. Elas se formaram de acordo com as leis naturais e universais do depósito e da cristalização.

As gemas sintéticas, por outro lado, são criadas a partir de elementos já diferenciados — o reverso do processo natural. O homem produz rubis artificiais combinando alumínio refinado e oxigênio numa câmara de alta temperatura. Adicionam-se pigmentos químicos para criar a cor vermelha do rubi. As safiras são criadas pelo mesmo processo e com as mesmas substâncias químicas, só que adicionando um pigmento diferente. Essas gemas sintéticas não têm nenhuma unidade cristalina, sendo apenas um agregado produzido rápida e artificialmente. Existe aqui a mesma diferença que encontramos entre o açúcar grosso que cristalizou em cristais maiores a partir de uma solução e o açúcar mascavo produzido pelo derretimento rápido de açúcar refinado num forno para produzir uma grande massa não cristalina de açúcar.

As gemas artificiais não têm a coesão cristalina que é encontrada nas gemas naturais; e é exatamente essa estrutura cristalina que permite à gema natural ser empregada como uma poderosa antena natural para captar as radiações solares e planetárias. As gemas e as contas, tanto sintéticas quanto de vidro, não possuem essa mesma estrutura molecular e cristalina e não conseguem produzir a intensa concentração de radiações energéticas. É somente por meio da energia solar que a gema verdadeira consegue obter a forma cristalina que absorve a luz correspondente à sua própria freqüência, transmitindo-a ao corpo humano através da pele e dos gânglios linfáticos.

Quais pedras usar?

Quando seleciona pedras preciosas para usar junto ao corpo, a pessoa sempre deve fazer esse trabalho baseada em seu mapa astrológico natal. O fator mais importante a ser considerado é a Primeira Casa ou Ascendente. O ascendente é a casa mais importante do mapa astral, pois é a influência presente nela que dá forma ao nosso corpo e temperamento. É nessa casa também que estão determinadas a duração da vida, a riqueza, a fama e a saúde. Quem desejar garantir esses aspectos essenciais da vida faria bem em usar a pedra do planeta que rege seu signo ascendente.

Nota: As indicações contidas neste capítulo referem-se apenas ao ascendente quando calculado pela Astrologia Sideral, ciência que considera os planetas em suas reais posições nas constelações celestes. Embora essa seja a forma de astrologia dominante na Índia, na China, no Japão e no resto do Oriente, não é a astrologia geralmente praticada nos Estados Unidos e na Europa Ocidental. Os astrólogos desses últimos países usam um zodíaco artificial, baseado na mudança das estações e não no movimento das constelações no céu. A astrologia ocidental baseada nas estações é chamada de Astrologia Tropical. Já a astrologia baseada nas reais posições dos planetas e constelações é denominada Astrologia Sideral ou Astrologia Constelacional.

Somente o signo ascendente determinado pela Astrologia Sideral deve ser usado como base para selecionar as pedras preciosas. Caso contrário, a pessoa pode estar usando inadvertidamente uma pedra que, na verdade, traz maior energia negativa para a sua vida.

Todas as pedras preciosas devem ser perfeitas — sem jaça e sem arranhões, arestas, manchas, descolorações, turvações, asperezas e outras imperfeições. Usar junto ao corpo uma pedra com formação ou coloração imperfeitas também pode fazer que a pessoa atraia maior energia negativa.

SIGNO ASCENDENTE	PEDRA PRECIOSA	PLANETA REGENTE	METAL PARA ENGASTE, PESO MÍNIMO REQUERIDO	DIA DA SEMANA PARA COMPRAR E FAZER O ENGASTE
1. Áries	Coral	Marte	Cobre, ouro ou uma mistura de 3 partes de ouro e 4 partes de cobre: 6 quilates	Terça-feira
2. Touro	Diamante	Vênus	Prata, ouro branco, platina: 1½ quilates	Sexta-feira
3. Gêmeos	Esmeralda	Mercúrio	Ouro: 3 quilates	Quarta-feira
4. Câncer	Pérola	Lua	Prata: 2, 4, 6 ou 11 quilates	
5. Leão	Rubi	Sol	Ouro ou uma mistura de 7 partes de ouro e 1 parte de cobre: 2½ quilates	Domingo
6. Virgem	Esmeralda	Mercúrio	Ouro: 3 quilates	Quarta-feira
7. Libra	Diamante	Vênus	Prata, ouro branco, platina: 1½ quilates	Sexta-feira Terça-feira
8. Escorpião	Coral	Marte	3 partes de ouro e 4 partes de cobre: 6 quilates	
9. Sagitário	Safira amarela	Júpiter	Ouro: 3 quilates	Quinta-feira
10. Capricórnio	Safira azul	Saturno	Ferro-aço ou uma mistura de prata e ferro: 5 quilates	Sábado
11. Aquário	Safira azul	Saturno	Ferro-aço ou uma mistura de prata e ferro: 5 quilates	Sábado
12. Peixes	Safira amarela	Júpiter	Ouro: 3 quilates	Quinta-feira

Júpiter tem uma importância especial no mapa astrológico das mulheres, pois ele governa marido e filhos. Um Júpiter fraco indica casamento tardio ou protelado; planetas fortes em oposição a Júpiter, ou em conjunção com ele, também podem protelar ou mesmo impedir o casamento e a maternidade. As mulheres que têm um Júpiter com maus aspectos devem decididamente usar safira amarela. Isso é especialmente verdadeiro se o signo ascendente for Gêmeos ou Virgem, e se Júpiter estiver no mesmo signo que o Sol, Saturno ou os nodos lunares, ou no signo oposto a eles.

COMO USAR A PEDRA PRECIOSA

Para ter efeito sobre o organismo, a pedra preciosa selecionada deve ser colocada num engaste que possibilite que a base da pedra toque a pele do usuário. Esse toque permite que se estabeleça um circuito direto entre o usuário e a gema, assegurando a livre passagem da energia da pedra.

Gemas engastadas em ouro, cobre ou ferro devem ser usadas na mão esquerda; aquelas engastadas em prata, na mão direita.

Seguindo esses princípios básicos, a pessoa é capaz de selecionar apenas pedras que serão visualmente atraentes e servirão como potentes ferramentas para a evolução da energia pessoal.

CAPÍTULO 15

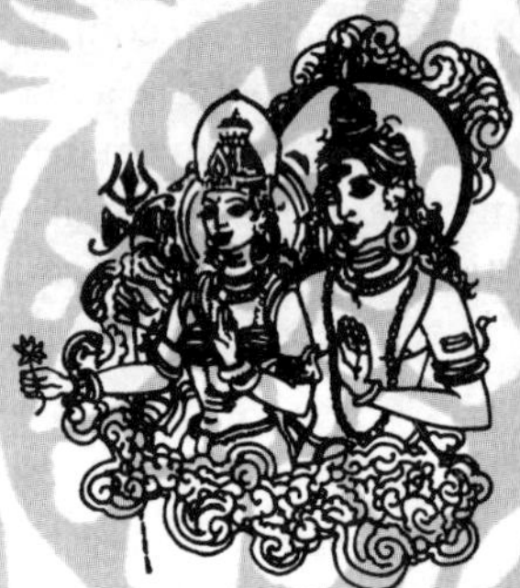

Sêmen, Drogas e Juventude

A consciência não surge sem o sêmen. Dentro do protoplasma germinativo são encontrados todos os elementos constituintes do organismo humano. O sêmen é o portador dos genes, dos arquétipos e do inconsciente coletivo. Nele está a essência, em forma microscópica, do ser encarnado.

O sêmen é a substância mais preciosa do corpo humano. Os componentes das células reprodutoras, bem como o fluido no qual elas flutuam, são extraídos de todos os órgãos do corpo sob o comando da glândula pituitária — o agente controlador do crescimento e da reprodução.

A pituitária e as gônadas desempenham papéis ativos na reunião e na dispersão do sêmen. A pituitária aciona a liberação de substâncias químicas dos diferentes órgãos e as conduz para os testículos e os ovários. Esse processo ocorre por meio do mecanismo dos hormônios gonadotróficos.

A essência do sêmen é *ojas*. Esse fluido maravilhoso representa a vida, a vitalidade, o brilho, o verniz de saúde encontrado na pele luminosa das crianças. Ojas, o fluido viscoso no qual repousam as células germinativas, fornece ao sêmen a força necessária para prosseguir em sua jornada até a fertilização — a união, quando dois se tornam Um. Presente tanto no homem quanto na mulher, ojas vitaliza e nutre o sêmen antes e depois da concepção.

Aquelas atividades e condições que não estão em harmonia com o processo da vida consomem ojas. As doenças, a tensão crônica e a indulgência a comportamentos autodestrutivos causam a retirada de ojas da superfície do corpo para purificar e nutrir os órgãos vitais internos. Nesses casos, o verniz desaparece e a pele se torna seca e pálida. O mesmo fenômeno ocorre como resultado do excesso de satisfação sexual.

A perda de sêmen e de ojas cobra do corpo um pesado tributo. Como ojas vitaliza todo o organismo, sua perda quantitativa significa desequilíbrio e doença. Do mesmo modo, a perda das próprias células germinativas — que são extraídas de cada órgão do corpo e representam todas as substâncias químicas do organismo em seu estado mais puro e refinado — provoca tensão no organismo.

Normalmente, o sistema orgânico produz um excesso de ojas (e também de sêmen no homem)* que é coletado e armazenado no cérebro pela ação da pituitária. Esse excesso de ojas transmite vitalidade a todo o sistema nervoso e é por essa razão que a yoga ensina a retenção e o controle do sêmen.

O CELIBATO

A principal disciplina para o controle do sêmen é o celibato. A prática da abstinência sexual ensina a retenção e o controle do sêmen e de ojas, estabiliza o funcionamento da pituitária e mantém lento o ritmo vibratório, o que permite maior poder de concentração e o aumento da capacidade de meditar.

A perda excessiva de sêmen e de ojas faz com que essas substâncias sejam extraídas dos órgãos genitais e do cérebro, deixando a mente cheia de torpor e vítima de fantasias e divagações.

* Pode-se encontrar aqui uma explicação para o fato de o excesso de satisfação sexual ser mais prejudicial ao homem. O organismo masculino produz novo sêmen a cada relação sexual, enquanto a mulher nasce com um número fixo de células germinativas já formadas.

Para levar uma vida normal no mundo, a pessoa precisa de um ritmo vibratório mais rápido do que o ritmo dos ascetas e renunciantes; vem daí a necessidade do casamento e da descarga sexual controlada depois que essa pessoa completou seu crescimento e formação. Contudo, a moderação é sempre recomendável, e o celibato pode ser indicado quando uma pessoa passa por estados prolongados de suscetibilidade e depressão.

Em todos os casos, indica-se o celibato para os homens até alcançarem a idade de 21 anos e, para as mulheres, até os 18 anos. Em ambos os casos, ojas é uma necessidade vital para sustentar e nutrir esses organismos ainda em desenvolvimento. Qualquer perda pode produzir malformação ou desenvolvimento impróprio de tecidos e estruturas, o que iria afetar a pessoa ao longo de toda a vida.

Adotando algumas práticas simples, pode-se garantir a máxima quantidade de ojas e sêmen:

1. O homem deve evitar sal e alimentos azedos tanto quanto possível, pois eles afinam o sêmen e ojas, os quais devem ser espessos para assegurar a retenção. Quando finos, eles podem sair através das vias urinárias.
2. A mulher deve evitar doces e ingerir mais alimentos salgados. O sal fornece o brilho e o *glamour* da feminilidade.
3. O homem deve evitar, em especial, todos os condimentos e especiarias, exceto quando necessários. Os temperos queimam o sêmen. Eles não devem ser utilizados em clima quente e, no clima frio, somente quando necessário.
4. Evitar comer tarde da noite e encher o estômago durante as refeições. Essas duas práticas reduzem a energia. Não comer nenhum alimento sólido nas três ou quatro horas antes de se deitar e evitar tomar chá e leite quente à noite.
5. Não beber álcool. As bebidas alcoólicas afinam o sêmen, concentram a energia no sistema urogenital e despertam sensações e fantasias de natureza sexual.
6. Nunca encarar diretamente os olhos de uma pessoa do sexo oposto. O olhar intenso produz uma troca de energias que pode acabar reduzindo a energia. As escrituras hindus recomendam que os homens olhem apenas para os pés das mulheres.
7. Ficar na companhia de alguém do sexo oposto somente em ambientes bem iluminados. Os ambientes escuros aumentam a capacidade de fantasiar, especialmente sobre temas sexuais.

8. O homem deve lavar as pernas, dos joelhos para baixo, em água fria imediatamente antes de ir dormir. Essa prática concentra a energia longe dos órgãos genitais, evitando a polução noturna (emissão involuntária de esperma durante a noite).

AS DROGAS E O DESENVOLVIMENTO

Durante os primeiros 21 anos de vida, o corpo masculino dedica ao crescimento e ao desenvolvimento a maior parte de suas energias; o corpo feminino, durante os primeiros 18 anos. Qualquer esforço imposto ao organismo durante esses anos cruciais pode alterar permanentemente a formação do corpo e da mente — o ramo cresce conforme foi vergado quando ainda era um rebento.

Três oitavos da vida estão concentrados nesse espaço de tempo durante o qual o organismo cresceu, desde um bebê recém-nascido até se tornar um jovem plenamente desenvolvido.

Durante esses anos, o acréscimo ao organismo de qualquer fardo externo desvia a energia da tarefa de autodesenvolvimento para a de autopreservação. O processo de maturação é perturbado, impedido de alcançar seu potencial pleno.

O sêmen, os rins e os pulmões desempenham um papel fundamental na formação do corpo juvenil. O sêmen proporciona força, vigor e saúde; os rins limpam o sangue e filtram as impurezas e toxinas do organismo; os pulmões fornecem oxigênio e energia vital (prana). Os três precisam ser preservados até os 21 anos de idade no homem e até os 18 na mulher para assegurar uma vida de bem-estar físico e psicológico.

Cigarro: Os pulmões regulam a entrada de oxigênio e prana. Atualmente, o papel do oxigênio no metabolismo é compreendido com toda clareza. Não tão bem compreendido, no Ocidente, é o fator energético existente na atmosfera, a força que dá vitalidade a todas as formas vivas. Prana é o nome dado a essa força animadora que permeia toda a atmosfera e que inalamos a cada inspiração.

A energia prânica mantém a vida; na verdade, ela é a própria essência da vida. Os yogues usam o prana para manter a presença da vida em seu corpo durante períodos prolongados de sepultamento sob a terra ou sob a água. O prana mantém e nutre a vida. O oxigênio pode ser visto como o veículo gasoso através do qual o prana é sorvido para dentro do corpo — mas o prana não é oxigênio.

Tanto o prana quanto o oxigênio entram no sistema orgânico através de uma imensa rede de capilares microscópicos que revestem a superfície dos pulmões. A fumaça quente do cigarro, cachimbo e charuto tem um efeito ressecante tanto sobre esses capilares como sobre a fina camada de muco que protege os pulmões e serve para capturar substâncias estranhas que tenham escapado da rede de dispositivos protetores existentes nas narinas. Esse efeito ressecante, por sua vez, irrita os nervos e faz que quantidades adicionais de muco fluam de outras partes do corpo para neutralizar o calor e o ressecamento. Esse novo muco se mistura com os resíduos da fumaça, formando nos pulmões uma camada densa que reduz significativamente sua capacidade de absorver oxigênio e prana. Aos poucos, os resíduos se agrupam formando glóbulos. Esses glóbulos fazem os músculos do peito e do abdômen se contraírem de maneira espasmódica a fim de, literalmente, "ejetá-los" do organismo — essa é a tosse do fumante.

A necessidade de muco nos pulmões não reduz apenas a absorção de energia, mas também pode prejudicar seriamente o desenvolvimento de articulações, tecidos e nervos e o funcionamento do sistema digestivo. Para ser levado aos pulmões, esse fluido é retirado das articulações (causando um ressecamento que pode conduzir à artrite), do sistema digestivo (fazendo o alimento digerido ficar seco e compacto, com menor capacidade de percorrer os intestinos e assim provocando prisão de ventre e outras doenças digestivas) e da cabeça (causando rinite crônica e estados correlatos).

Outro fator a ser considerado é a tosse em si. Embora irrite os tecidos sensíveis da garganta e dos pulmões, a tosse não é particularmente prejudicial ao organismo. O problema é que o fumante geralmente quer conter a tosse e, para isso, precisa ir contra os impulsos naturais do corpo, retesando todos os músculos utilizados na respiração. Conter a tosse, por sua vez, cria um desequilíbrio dos gases, o que pode produzir um sem-número de enfermidades. A tosse é o mecanismo natural do corpo para expelir dos pulmões os resíduos presos ao muco. Contudo, a pessoa com tosse crônica nunca deve cuspir aquilo que foi expectorado. Cuspir o muco dissipa a força do organismo. Em vez disso, o material expelido dos pulmões deve ser engolido, para que o muco possa ser reciclado dentro do organismo. Isso é especialmente verdadeiro para as pessoas doentes. Sempre engolir os resíduos da tosse, senão a força vital se perderá e a condição doentia invariavelmente irá piorar.

Tudo o que foi dito até aqui sobre o cigarro se aplica tanto ao tabaco quanto à maconha. Além dos problemas citados, a maconha afina o sêmen, prejudica o equilíbrio hormonal e, por causa de suas propriedades tóxicas, freqüentemente induz fantasias e comportamentos com conotação sexual.

Por todas as razões apontadas, ninguém deveria fumar até que seu organismo tenha amadurecido plenamente — aos 21 anos para o homem e aos 18 anos para a mulher.

Oferecemos aqui algumas sugestões para o fumante poder atenuar os efeitos prejudiciais de seu vício:

1. Não fumar mais de um cigarro antes da evacuação matinal. Caso contrário, o muco dos intestinos será necessário aos pulmões, causando ressecamento do cólon e constipação.
2. Nunca reacender um cigarro apagado. Isso irrita a garganta.
3. Beber muito líquido, pelo menos 3 ½ litros por dia, para umedecer adequadamente o organismo.
4. Evitar alimentos que ressecam o organismo. Todos os ingredientes apimentados e condimentados e muitos alimentos azedos (exceto limonada e iogurte) provocam ressecamento.
5. Todas as manhãs, em jejum, tomar a mistura de mel e pimenta (descrita na seção sobre medicina ayurvédica), ou
6. Antes do desjejum, tomar duas colheres de chá de *malai* (a espuma do leite que ficou fervendo durante uma hora ou mais) com ¼ de colher de chá de pimenta-do-reino moída na hora e, se desejar, açúcar. Essa bebida neutraliza o efeito ressecante do tabaco.

Bebidas alcoólicas: O álcool destrói ojas, intoxica os rins por meio da hiperestimulação, sobrecarrega seriamente o fígado e leva a um comportamento licencioso. Os perigos que acompanham o consumo de álcool já foram discutidos com detalhes em inumeráveis livros, e há amplas evidências de que a bebida alcoólica é um veneno para o organismo humano.

Por intermédio do fígado, o corpo converte parte do álcool em glicose, mas algum álcool sempre passa para a corrente sangüínea juntamente com esse açúcar. O álcool entorpece os nervos, enquanto o açúcar os estimula — esse efeito contraditório é o responsável pelo estupor e coma alcoólicos. A hiperestimulação do fígado, que é exigida para converter o álcool em açúcar, provoca cirrose e doenças do sangue.

O álcool é também um diurético; por isso, impõe um imenso esforço aos rins e à bexiga e provoca fraqueza no trato urinário. A concentração de energia no sistema urogenital, associada ao efeito desinibitório da droga sobre o sistema nervoso, leva a fantasias e comportamentos de natureza sensual. Nenhum desses efeitos é desejável, especialmente no organismo em desenvolvimento.

Masturbação: De todas as práticas a que pode entregar-se um jovem, a masturbação provou ser a mais prejudicial para a saúde física e mental no decorrer da vida. Ojas é de importância fundamental nos anos de formação, proporcionando saúde, resistência e capacidade de concentração. Sua perda significa doenças e fraqueza e faz a mente andar sem rumo. Além disso, a masturbação desperta inevitavelmente sentimentos de culpa e complexos de perseguição. Ela recebeu o nome muito apropriado de "vício solitário", porque quase sempre é praticada na solidão. Quem se masturba tem medo de ser pego em flagrante e isso provoca sentimentos de perseguição. Além disso, é mais fácil para a pessoa, uma vez praticado um ato que ela sabe intuitivamente ser errado, avançar no caminho de outros comportamentos negativos.

O uso das mãos para manipular os órgãos genitais dessensibiliza os dedos, pois a pessoa, ao superar a resistência natural em nome de um prazer imediato, perde a delicadeza do tato.

A energia sexual pode ser canalizada eficazmente para o estudo e a expressão artística — os únicos meios que oferecem plenas possibilidades de sublimação do desejo.

Deve-se evitar todos os estímulos que excitam a sexualidade, incluindo filmes, livros e obras de arte eróticos. Nos tempos atuais, essa é uma tarefa quase impossível: a televisão, o rádio, a mídia impressa e o artificialismo da "nova" moralidade estão continuamente bombardeando-nos com visões e sons excitantes.

Quando se defrontar com esses estímulos perturbadores, desvie o olhar ou afaste-se. Permaneça centrado; mantenha os pensamentos voltados para sua arte, seus estudos, seu deus.

Como o organismo humano está cercado de um campo eletromagnético, as pessoas deveriam estar conscientes dos seus hábitos quando estão sentadas e em pé. Esse campo de energia eletromagnética se prolonga, fora do corpo, até mais ou menos a distância abrangida pelos braços estendidos. A presença de outra pessoa dentro dessas "fronteiras" limita a quantidade de oxigênio disponível para ambas. Como prática geral, nunca se sentar perto de alguém numa distância menor que a dos próprios braços estendidos. Isso cria uma cápsula de energia ao redor da pessoa e permite que ela se mantenha calma e centrada.

Nesse âmbito, os pais são presenteados com um grande desafio e uma oportunidade de orientar o crescimento de um ser em desenvolvimento. Os pais sempre devem evitar as demonstrações abertas de afeição sensual na presença do filho e selecionar cuidadosamente os objetos apresentados a ele. Isso exige um grande esforço, mas, quando cumprido corretamente, assegura que o jovem realizará as mais plenas possibilidades do seu potencial por ter mantido sua atenção afastada do atendimento às gratificações sensuais.

O reconhecimento da extrema importância do fluido seminal e do protoplasma germinativo na manutenção do bem-estar fisiológico e psicológico não está restrito à tradição hindu. Eis a seguir uma história nascida nas próprias fontes da tradição ocidental:

Certa vez, um jovem recém-casado procurou Sócrates, o famoso sábio grego, para pedir conselhos e a conversa acabou girando em torno de sexo.

— Quantas vezes um homem deve desfrutar o prazer do sexo? — perguntou o jovem.

— Uma vez — respondeu Sócrates, num tom calmo e casual.

— Uma vez? — foi a espantada réplica.

— Bem, uma vez por ano não vai lhe fazer nenhum mal.

— Mas, senhor — protestou o rapaz. — Eu acabei de me casar com uma moça linda e encantadora. Certamente, o senhor não está pretendendo que eu faça amor com ela só uma vez por ano?

— Bem, então quatro vezes por ano. Mas tome cuidado para não ficar doente.

— O senhor deve estar brincando! Eu sou um homem jovem, no auge da minha energia. Como é que eu poderia me limitar a quatro contatos por ano, se me casei com uma mulher linda e apaixonada?

— Tudo bem. Tenha então relações sexuais com ela uma vez por mês e evite toda mudança brusca de temperatura; não se exponha à chuva e à neve, não faça nada que sobrecarregue indevidamente o seu corpo e coma alimentos que lhe dêem força.

— Mas... uma vez por mês! — deixou escapar o noivo.

Aborrecido, o venerável Sócrates respondeu: — Certo, tenha relações com sua mulher toda noite, uma vez antes de dormir, outra vez quando acordar. Mas antes você precisa fazer algo.

Encantado, o rapaz perguntou: — O quê?

— Venha comigo até a necrópole para encomendarmos um caixão do seu tamanho. Depois você leva o caixão para casa e quando sua hora chegar, poupará muitos transtornos à futura viúva.

A tradição hindu, felizmente, permite a um homem casado mais do que um único prazer em sua vida. Duas vezes por mês não provocarão uma perda indevida de vitalidade na pessoa que goza de boa saúde. O contato mais freqüente esgotará a energia da mente e do corpo, deixando a pessoa mais vulnerável a fantasias dispersas e a doenças.

CAPÍTULO 16

Conclusão

A vida é uma contínua adaptação interna e externa. Todos nós somos agentes ativos da consciência-em-forma-de-energia, e a vida, no nível celular, é a contínua adaptação de moléculas, as sucessivas destruição e construção no interior do corpo vivo organizado. Cada um de nós é um organismo vivo organizado e precisamos nos submeter às leis que criam essa organização. Não podemos mudar essas leis, mas podemos aprender a atuar dentro delas com a menor resistência possível; basta que cooperemos com o fluxo da energia ou elevemos nosso nível de energia a um patamar tão alto que deixaremos de estar limitados pelas forças naturais. Isso é alcançado pela yoga; ao fazer a adequada adaptação entre o corpo celular e a mente, a yoga consegue tornar o corpo celular leve o suficiente para levitar.

É essencial não confundir a mente com o instrumento da mente, o cérebro. Quando faz essa confusão, a pessoa se torna prisioneira do corpo. E quando aprende técnicas de controle mental, a pessoa rompe a prisão do corpo — mas se torna prisioneira da mente. Pois a mente não é uma entidade em si; é apenas uma ferramenta da consciência. Quando um yogue aprende a parar a mente por ter antes interrompido a respiração por meio do pranayama, ele se torna pura consciência. Mas o controle mental sem o apoio do pranayama não consegue fazer a pessoa parar quando quer suas atividades mentais.

Para a maioria de nós, a mente só desaparece quando estamos num estado de sono profundo; nos estados de consciência desperto e onírico, ela permanece ativa. O sono profundo, porém, é um estado de total inconsciência. Ele é dominado por tamas e, portanto, um estado de ignorância. Um estado similar ao do sono profundo é possível naquelas raras ocasiões em que a mente e o mundo do espaço e do tempo desaparecem por completo, mas a pessoa ainda está consciente de sua existência: não há passado ou futuro, nem aqui ou ali, nem dentro ou fora. Esse estado é puro sattva e a pessoa não é mais um buscador; ela torna-se simplesmente a Verdade.

A natureza imutável da Verdade a faz suprema. Tudo o mais está sempre mudando e constitui Maya — o salão de jogos da mente. Já que prosseguimos nesses jogos, temos de usar os dados kármicos para decidir nossas jogadas e precisamos manter a ilusão de nossa individualidade. Essa ilusão vem da mente; ela não existe no corpo celular. As células estão constantemente morrendo e sendo substituídas. A minha mente, que se prende ao mundo ilusório de Maya, sabe racionalmente que eu sou uma combinação de células em constante mudança, funcionando de acordo com suas próprias matrizes genéticas; ainda assim, estou tão apegado ao "eu" ilusório, que penso em mim como sendo sempre o mesmo, dia após dia. O encadeamento da minha mente (do meu ego, do meu intelecto) mantém tudo junto — mas também me mantém separado da consciência onipotente. A verdade que diz que cada um de nós é uma gota no oceano da consciência-em-forma-de-energia é esquecida pela mente. A gota e o oceano são uma coisa só. Se a gota cai no oceano, ela se torna oceano — e você nunca conseguirá reencontrar essa gota.

A percepção de que o ego é ilusório, de que "eu não sou aquilo que penso que sou", pode fazer desaparecer a armadilha corpo-mente, porque depois dessa percepção vem a pergunta: "O que eu sou, então?" Quando a pessoa compreende que ela não é nem corpo nem mente, que eles são apenas ferramentas, então ela começa a usar eficientemente essas ferramentas com a finalidade de perceber o Verdadeiro Eu. Só então ela consegue compreender a expressão dos sábios, que dizem *aham brahamasmi* — "eu sou a consciência suprema". Consciência pura. Deus.

Para alcançar esse estado de consciência pura, a pessoa precisa treinar o corpo e a mente. Ela precisa de um corpo saudável e de uma mente centrada que seja capaz de contemplar incessantemente a divina unidade de todas as coisas. Mas apenas a contemplação não é suficiente. A pessoa precisa praticar um modo de vida no qual seja amiga e benfeitora dos seres que a cercam e do meio ambiente. Todos os rios, montanhas, plantas e animais são necessários para o nosso desenvolvimento espiritual. Se não agirmos de modo amistoso em relação ao nosso meio ambiente, destruiremos a nossa própria existência. Agiremos como aquela pessoa egoísta e de visão curta que acabou cortando justamente o galho da árvore em que estava sentada.

A jornada da vida segue do egoísmo para o altruísmo. Precisamos praticar a fim de nos tornarmos inofensivos, honestos, leais e verdadeiros em nossas palavras e nossos atos. Precisamos desenvolver hábitos que construam melhores alicerces para nós mesmos e para nosso meio ambiente. Precisamos trabalhar pela paz coletiva. Com austeridade, satisfação, caridade, não-violência, verdadeira fé em Deus, jejum, meditação e yoga, a pessoa aprende a desenvolver a pureza da mente e das realizações. A raiva, a avareza, a inveja, a ganância, a violência e a desonestidade prejudicam a química do corpo, enquanto as práticas antes mencionadas estimulam os hormônios do crescimento e as enzimas. Se vivermos em estado de constante raiva ou ganância, criamos um ambiente corporal demasiado ácido e nossas células acabam sofrendo. Adoecemos e o processo de degeneração é encorajado.

Os sentimentos doentios também esgotam a energia. Fantasias enganosas consomem energia. Comer demais — não o comer para viver, mas o viver para comer — consome desnecessariamente a energia. Qualquer coisa em excesso é má. Sono demais, sensualidade demais ou sexo demais desgasta a energia. Precisamos aprender a usar nossa energia de forma econômica. O empenho para nos libertarmos da armadilha corpo-mente leva-nos a selecionar os desejos que consomem menor energia.

Purificar o corpo e a mente com regularidade também ajuda a manter um saudável equilíbrio eletroquímico interno. Isso pode ser alcançado quando é mantido o equilíbrio entre a mente e o coração. A pulsação cardíaca não deve aumentar; seu ritmo deve ser preservado pela percepção atenta do "eu". O momento em que o desejo penetra na mente deveria ser percebido.

No mundo moderno, somos bombardeados por estímulos indesejáveis; por isso, é necessário purificar o corpo, pelo menos duas vezes por ano, e a mente, pelo menos duas vezes por dia (de preferência de manhã, logo depois de acordar, e à noite antes de dormir). O Ayurveda recomenda a prática do *panchakarma*, os cinco atos de purificação, para a limpeza completa do corpo. Os cinco atos são: *snehan* (tratamento com óleo), *swedan* (suor), *vaman* (vômito), *virechan* (purgação) e *vasti* (clister). A pessoa inicia a purificação com snehan, bebendo um óleo de sementes que seja adequado à sua natureza, misturado com ervas medicinais. Também pode ser usado o ghi, caso necessário. Essa prática, feita durante três dias, é seguida pelo swedan — o suor provocado por fumigação com ervas medicinais — e depois pelo vaman, o virechan e o vasti. Depois do panchakarma, a pessoa deve comer alimentos leves e de fácil digestão, evitando todo tipo de tensão.

A yoga prescreve seis karmas para a preparação e purificação da mente: *dhauti* (limpeza da garganta), *vasti* (limpeza da porção inferior do intestino), *neti* (limpeza das cavidades nasais), *tratak* (meditação diante da luz), *nauli* (exercício abdominal) e *kapalabhati* (exercício de respiração de fole). Para maiores detalhes, veja o meu livro *Chakras*.

A mente pode ser purificada pela meditação, mas a meditação é impossível se o cérebro não estiver calmo. A pessoa precisa praticar muitos exercícios de centralização e visualização antes de alcançar o equilíbrio adequado da química do corpo. Os exercícios de meditação que se iniciam pela concentração mudam o metabolismo e aumentam a melatonina. A concentração resolve os problemas que geram os distúrbios emocionais e também põe fim à ansiedade, à raiva e ao pessimismo. Ela purifica o sistema nervoso e domestica a mente devaneadora. Cria liberdade para a pessoa se elevar acima dos desejos mundanos gerados pelos estímulos à sua volta. Torna a pessoa centrada.

Infelizmente, a meditação está ficando cada vez mais difícil no mundo de hoje por causa da rede de campos elétricos artificiais que influenciam nossos próprios campos eletromagnéticos. O buraco na camada de ozônio, que deixa entrar uma quantidade perigosa de radiação, e mesmo o bombardeio dos desejos gerados pela mídia tornam mais difícil a meditação. Por causa disso, é preciso que meditemos *mais* do que o faziam nossos ancestrais, pois eles viviam num mundo menos poluído por radiações e desejos induzidos pela tecnologia.

Deveria, enfim, ficar claramente compreendido que meditar não significa apenas fazer exercícios de meditação. O ato de escrever, cantar ou dançar pode ser considerado meditação — tudo aquilo que se adapte melhor à natureza de cada pessoa. Use as cores, os aromas ou os sabores em todo tipo de meditação que você fizer. Pintar yantras, mandalas ou retratos da divindade; escrever o nome do Senhor conforme o dia; tudo isso pode ajudar a manter uma saúde perfeita, desde que a pessoa se alimente de modo consciente (não só buscando o sabor), durma adequadamente (sentindo-se revigorada ao despertar) e evite a excitação causada pelos desejos sensuais.

O mais importante é que devemos meditar com amor e amar a meditação. De acordo com os santos sufis e os *bhaktas*, ficar apaixonados é o caminho mais fácil para estar sempre na companhia do nosso verdadeiro bem-amado — Deus. A repetição constante do nome do bem-amado é agradável a quem o ama, e tudo o que se relaciona com o bem-amado se torna significativo. O amor é a espinha dorsal de todas as belas-artes. O amor dá significado à vida.

Com isso em mente, tentei neste livro, *Dhanwantari*, fazer que meus bem-amados amigos, os leitores, voltem sua atenção para as valiosas práticas diárias que podem enriquecer seu desenvolvimento e ajudá-los a amar mais a vida.